Psychiatrie, Psychosomatik und Psychotherapie

AF155202

Jan Philipp Klein • Eva Margaretha Klein

Psychiatrie, Psychosomatik und Psychotherapie

Erfolgreich in die Facharztausbildung starten

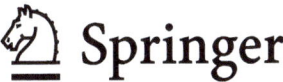 Springer

Jan Philipp Klein
Klinik für Psychiatrie u Psychotherapie
Universität zu Lübeck
Lübeck, Deutschland

Eva Margaretha Klein
Klinik für Psychiatrie u. Psychotherapie
Universitätsklinikum Bonn
Bonn, Deutschland

ISBN 978-3-662-71439-3   ISBN 978-3-662-71440-9   (eBook)
https://doi.org/10.1007/978-3-662-71440-9

Die Deutsche Nationalbibliothek verzeichnet diese Publikation in der DeutschenNationalbibliografie;
detaillierte bibliografische Daten sind im Internet über https://portal.dnb.de abrufbar.

© Der/die Herausgeber bzw. der/die Autor(en), exklusiv lizenziert an Springer-Verlag GmbH, DE, ein
Teil von Springer Nature 2025

Das Werk einschließlich aller seiner Teile ist urheberrechtlich geschützt. Jede Verwertung, die nicht ausdrücklich vom Urheberrechtsgesetz zugelassen ist, bedarf der vorherigen Zustimmung des Verlags. Das
gilt insbesondere für Vervielfältigungen, Bearbeitungen, Übersetzungen, Mikroverfilmungen und die
Einspeicherung und Verarbeitung in elektronischen Systemen.
Die Wiedergabe von allgemein beschreibenden Bezeichnungen, Marken, Unternehmensnamen etc. in
diesem Werk bedeutet nicht, dass diese frei durch jede Person benutzt werden dürfen. Die Berechtigung
zur Benutzung unterliegt, auch ohne gesonderten Hinweis hierzu, den Regeln des Markenrechts. Die
Rechte des/der jeweiligen Zeicheninhaber*in sind zu beachten.
Der Verlag, die Autor*innen und die Herausgeber*innen gehen davon aus, dass die Angaben und Informationen in diesem Werk zum Zeitpunkt der Veröffentlichung vollständig und korrekt sind. Weder der
Verlag noch die Autor*innen oder die Herausgeber*innen übernehmen, ausdrücklich oder implizit, Ge-
währ für den Inhalt des Werkes, etwaige Fehler oder Äußerungen. Der Verlag bleibt im Hinblick auf
geografische Zuordnungen und Gebietsbezeichnungen in veröffentlichten Karten und Institutions-
adressen neutral.

Planung/Lektorat: Katrin Lenhart
Springer ist ein Imprint der eingetragenen Gesellschaft Springer-Verlag GmbH, DE und ist ein Teil von
Springer Nature.
Die Anschrift der Gesellschaft ist: Heidelberger Platz 3, 14197 Berlin, Germany

Wenn Sie dieses Produkt entsorgen, geben Sie das Papier bitte zum Recycling.

Vorwort

Aller Anfang ist schwer. Das gilt auch für den Einstieg in die Facharztweiterbildung in den Fächern Psychiatrie und Psychotherapie bzw. Psychosomatische Medizin und Psychotherapie. Im Studium hat man eine Menge Wissen erworben, vor allem in den Bereichen der Diagnostik und Psychopharmakotherapie. Aber wie soll dieses Wissen konkret angewendet werden? Was ist mit der Elektrokonvulsionsbehandlung? Und wie genau gestaltet man eigentlich eine Psychotherapie?

Das Ziel dieses Buches ist, dass dieser Einstieg für Sie ein Erfolg wird. Daher haben wir Ihnen übersichtlich das wichtigste Grundwissen zusammengestellt und beschreiben Ihnen dann Schritt für Schritt, wie man dieses Wissen anwendet. Diesen Stil kennen Sie möglicherweise bereits aus dem erfolgreichen Buch „Mein Erster Dienst. Psychiatrische Notfälle" und aus dem Vorgänger dieses Buches „Mein Leitfaden Psychiatrie".

Diesen Leitfaden haben wir für das vorliegende Buch noch einmal deutlich weiterentwickelt. Sie finden jetzt neben einer konkreten Beschreibung des verhaltenstherapeutischen Vorgehens auch eine Einführung in die psychodynamische und systemische Therapie. Zudem finden Sie nun auch alle psychosomatischen Störungen, inklusive der Essstörungen und der Somatischen Belastungsstörung. Daneben haben wir alle Behandlungsempfehlungen hinsichtlich der aktuellen Leitlinien aktualisiert und beschreiben neben der Elektrokrampftherapie jetzt auch die rTMS-Behandlung.

Und: Immer, wenn wir in den letzten Jahren mal eine Frage nicht in diesem Buch beantwortet gefunden haben, dann haben wir das fehlende Wissen darin ergänzt. Damit eignet das Buch sich auch hervorragend als schnelles Nachschlagewerk für erfahrene Fachärzt*innen. Zudem können Student*innen hier einen schnellen, praxisorientierten Überblick über die beiden Fächer bekommen.

Wir danken ganz herzlich allen Kolleg*innen, die wir beim Einstieg in unseren schönen Beruf begleiten durften. Auch danken wir unseren Patient*innen, die sich in schwierigen Zeiten in ihrem Leben hilfesuchend an uns gewendet haben. Wir haben von jedem von Euch und Ihnen etwas gelernt. Und wenn es uns gelungen ist, dieses Wissen mit diesem Buch an andere weiterzugeben, dann liegt das sicher auch an der gründlichen Durchsicht des Manuskriptes durch: Ronald Burian (Berlin), Deborah Dasch (Lübeck), Frerike Janßen (Lübeck), Tino Preuss (Lübeck) und Arnim Quante (Berlin). Ihnen gilt unser ganz besonderer Dank.

Jetzt wünschen wir allen Lesenden viel Freude beim Lesen und bei der Arbeit.

Jan Philipp Klein
Eva Margaretha Klein
Lübeck und Bonn, Deutschland
Sommer 2025

Inhaltsverzeichnis

Über die Autoren

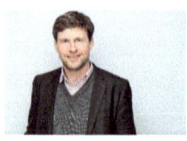

Jan Philipp Klein

ist Oberarzt an den Kliniken für Psychiatrie, Psychosomatik und Psychotherapie der Universität zu Lübeck. Dort hat er zunächst die Akutstation geleitet und dann ein Behandlungsprogramm für chronische Depressionen entwickelt. Seit 2020 leitet er den Bereich Psychosomatik. Sein klinischer und wissenschaftlicher Schwerpunkt liegt in der Psychotherapie, insbesondere in der Behandlung von depressiven Störungen, Essstörungen und Störungen im Zusammenhang mit lang anhaltenden körperlichen Symptomen. Er interessiert sich für moderne Psychotherapiemethoden der Dritten Welle, beispielsweise die Akzeptanz- und Commitment-Therapie (ACT) und das Cognitive Behavioral Analysis System of Psychotherapy (CBASP) und auch für digitale Therapien.

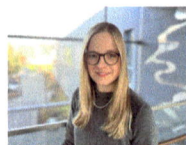

Eva Margaretha Klein

ist Fachärztin an der Klinik und Poliklinik für Psychiatrie und Psychotherapie des Universitätsklinikums Bonn. Dort absolvierte sie ihre Facharztausbildung und arbeitet seither in der stationären und ambulanten Versorgung psychisch kranker Menschen. Aktuell ist sie in der psychiatrischen Ambulanz der Klinik tätig und leitet klinisch den Bereich Hirnstimulation. Die Behandlung affektiver Störungen mithilfe von Hirnstimulationsverfahren wie Elektrokonvulsionsbehandlung (EKT), repetitiver transkranieller Magnetstimulation (rTMS) oder Vagusnervstimulation (VNS) stellt ihren klinischen und wissenschaftlichen Schwerpunkt dar.

Prinzipien der Therapie

Inhaltsverzeichnis

Evidenzbasierte Medizin

© Der/die Autor(en), exklusiv lizenziert an Springer-Verlag GmbH, DE,
ein Teil von Springer Nature 2025
J. P. Klein, E. M. Klein, *Psychiatrie, Psychosomatik und Psychotherapie*,
https://doi.org/10.1007/978-3-662-71440-9_1

1

An dieser Stelle sollen die wissenschaftlichen Hintergründe für die in diesem Buch gegebenen Therapieempfehlungen kurz zusammengefasst werden. Denn während es früher üblich war, einfach darauf zu hören, „was der Arzt sagt" *(„eminence based medicine")*, spielen heute Studienergebnisse für Therapieentscheidungen eine größere Rolle *(„evidence based medicine")*. Das bedeutet jedoch nicht, dass Patienten einfach das machen sollen, „was die Studien sagen". Vielmehr sind die Ergebnisse der Studien zusammen mit den Erfahrungen des behandelnden Arztes eine wichtige Grundlage, um mit dem Patienten gemeinsam zu entscheiden, welche Behandlung gewählt wird. Dabei sollen neben dem medizinischen Wissen auch die Präferenzen des Patienten berücksichtigt werden *(„shared decision making")*. Diese 3 Prinzipien („eminence based medicine", „evidence based medicine" und „shared decision making") sind in ◘ Tab. 1.1 übersichtlich dargestellt.

Um die Studienergebnisse in die Entscheidung einfließen lassen zu können, genügt es jedoch nicht zu wissen, dass eine Behandlung statistisch gesehen wirksamer ist als eine andere. Es ist auch wichtig zu wissen, wie groß der Unterschied zwischen beiden Gruppen ist, das ist die sogenannte **Effektstärke**. Es gibt verschiedene Maße der Effektstärke, und diese können (in gewissen Grenzen) ineinander umgerechnet werden (◘ Tab. 1.2). Am besten klinisch nachvollziehbar ist die sogenannte „number needed to treat" (NNT). Diese gibt an, wie viele Patienten eine bestimmte Behandlung bekommen müssen, damit im Vergleich zur Kontrollgruppe ein Patient mehr von der Behandlung profitiert. Bei Nebenwirkungen wird analog dazu die **„number needed to harm" (NNH)** angegeben. In den störungsorientierten Kapiteln haben wir daher an vielen Stellen Angaben zu Effektstärken integriert, um Ihnen auf diese Weise wichtige Informationen für die Beratung Ihrer Patienten zu geben.

◘ **Tab. 1.1** Definition von „eminence-based medicine", „evidence based medicine" und „shared decision making"

„eminence based medicine"	Entscheidend für die Festlegung des therapeutischen Vorgehens ist die klinische Erfahrung von als Experten anerkannten Ärzten
„evidence based medicine"	Entscheidend für die Festlegung des therapeutischen Vorgehens ist das Wissen über die Wirksamkeit einer Behandlung aus klinischen Studien
„shared decision making"	Das therapeutische Vorgehen wird in einem gemeinsamen Entscheidungsprozess zwischen Patient und Behandler festgelegt; dabei werden u.a. folgende Aspekte berücksichtigt: - klinische Erfahrung des Behandlers und von Experten - Wissen aus klinischen Studien, in Leitlinien zusammengefasst - Werte und Präferenzen von Patient und evtl. auch Angehörigen

◼ **Tab. 1.2** Umrechnung von Effektstärke Cohen's d in „number needed to treat" (NNT). Cohen's d ist eine Form von standardisierter Mittelwertsdifferenz *(„standardized mean difference", SMD)* und näherungsweise vergleichbar mit Hedges' g (Kraemer and Kupfer 2006; Leucht et al. 2012)

Cohen's d		Number Needed to Treat (NNT)	Beispiel aus der Psychiatrie	Beispiel aus der Inneren Medizin
0,2	Klein	8,9	Akutbehandlung der Depression mit Paroxetin $d = 0,24$	Verhinderung kardio- vaskulärer Ereignisse mit ACE-Hemmern (ACE: An- giotensin-Converting En- zyme) $d = 0,16$
0,5	Mittel	3,6	Rückfallprophylaxe der Depression mit neueren AD $d = 0,53$	Blutdrucksenkung mit ACE-Hemmern (ACE: Angiotensin-Converting Enzyme) $d = 0,50$
0,8	Groß	2,3	Rückfallprophylaxe der Depression mit Lithium $d = 0,91$	Behandlung einer Migräneattacke mit Aspirin $d = 0,83$

Ein weiteres, in diesem Buch wiederholt angegebenes Maß der Effektstärke ist die **„odds ratio" (OR)**. Bei der Berechnung der OR werden 2 Quoten miteinander verglichen. Die OR kann man nicht direkt in eine „number needed to treat" umrechnen. Die OR ist ähnlich, aber nicht genau dasselbe wie das relative Risiko (RR) (Davies et al. 1998). Ein RR von < 1 gibt an, dass die Eintretenswahrscheinlichkeit (einer Wirkung oder Nebenwirkung) in der Interventionsgruppe niedriger ist als in der Kontrollgruppe (bei einem RR > 1 ist die Eintretenswahrscheinlichkeit in der Interventionsgruppe größer). So bedeutet ein RR = 0,5 eine halbierte Eintretenswahrscheinlichkeit und ein RR = 1,5 eine um 50 % erhöhte Eintretenswahrscheinlichkeit.

Die Studienergebnisse fließen auch in Leitlinien ein. Wenn möglich, haben wir uns bei den Therapieempfehlungen in diesem Buch an den verfügbaren deutschen Leitlinien orientiert. Beim Lesen der Leitlinien muss man allerdings berücksichtigen, dass nicht alle Empfehlungen auf gleich gut gemachten Studien basieren. Daher werden die Leitlinienempfehlungen auch abgestuft (DGPPN et al. 2015). Diese Abstufungen werden im Folgenden stark vereinfacht dargestellt, denn es geht hier eher um die allgemeinen Prinzipien:

— A: Soll-Empfehlung. Diese basiert auf mindestens einer randomisiert-klinischen Studie. Der Vorteil von randomisierten Studien ist, dass der Einfluss von Störvariablen gering gehalten wird.
— B: Sollte-Empfehlung. Diese geht zurück auf gut durchgeführte klinische Studien, bei denen nicht randomisiert wurde.
— 0: Kann-Empfehlung. Diese basiert auf Meinungen von anerkannten Experten oder indirekten Schlussfolgerungen aus klinischen Studien.
— KKP: Klinischer Konsensuspunkt. Diese Empfehlung basiert nicht auf Studien, sondern auf klinischer Erfahrung der Mitglieder der Leitliniengruppe.

1

Diese Übersicht macht deutlich: Auch Leitlinien kommen nicht ohne Experten-urteile aus. Denn nicht alle klinisch wichtigen Fragen lassen sich durch experimen-telle Studien untersuchen. Der Vorteil der Leitlinien ist jedoch, dass die darin ge-äußerten Expertenmeinungen in einem strukturierten Konsensprozess zustande gekommen sind.

Psychopharmakotherapie: Grundwissen

Inhaltsverzeichnis

© Der/die Autor(en), exklusiv lizenziert an Springer-Verlag GmbH, DE,
ein Teil von Springer Nature 2025
J. P. Klein, E. M. Klein, *Psychiatrie, Psychosomatik und Psychotherapie*,
https://doi.org/10.1007/978-3-662-71440-9_2

2

Das Ziel dieses Kapitels ist es, allgemeine Grundprinzipien kurz zu wiederholen, welche für die alltägliche klinische Praxis relevant sind. Alle darüber hinaus gehende Prinzipien können in den einschlägigen Lehrbüchern nachgelesen werden (Benkert und Hippius 2023). In diesem Kapitel wird viel Wissen stark komprimiert und in zahlreichen Tabellen präsentiert. Das liegt daran, dass es in diesem Kapitel weniger darum geht, Wissen neu zu vermitteln. Das Ziel ist vielmehr, für die alltägliche Arbeit wichtiges Wissen griffbereit zu haben.

2.1 Aufnahme und Ausscheidung von Psychopharmaka

Die Pharmakokinetik beschreibt die Charakteristika der Absorption (Aufnahme), Distribution (Verteilung), Metabolisierung (Verstoffwechselung) und Elimination (Ausscheidung) von Wirkstoffen. Die Bioverfügbarkeit eines Wirkstoffes hängt ab von der Geschwindigkeit und dem Umfang der Aufnahme auf der einen Seite und der Geschwindigkeit der Verstoffwechselung und Ausscheidung auf der anderen Seite.

In diesem Zusammenhang werden einige wichtige *Kennwerte* angegeben:

Die *Bioverfügbarkeit* bezeichnet den Anteil eines Pharmakons, der nach Resorption und Leberpassage (First-Pass-Effekt) dem Organismus zur Verfügung steht.

Die *tmax* beschreibt die Zeitdauer von der Aufnahme des Wirkstoffs bis zum Erreichen der maximalen Plasmakonzentration.

Die *Halbwertszeit (HWZ* oder $t_{1/2}$*)* beschreibt die Zeit von der Aufnahme des Wirkstoffs bis zum Abfall der Plasmakonzentration auf die Hälfte des maximalen Plasmaspiegels. Bei wiederholter Applikation eines Wirkstoffes werden nach etwa 4–5 Halbwertszeiten stabile Plasmaspiegel erreicht. Ein Pharmakon ist üblicherweise nach etwa 5 Halbwertszeiten wieder aus dem Körper eliminiert.

Die *Aufnahme* (Absorption) der meisten Psychopharmaka erfolgt oral. Die Geschwindigkeit der Aufnahme aus dem Gastrointestinaltrakt hängt vor allem ab von der Größe und Fettlöslichkeit des Wirkstoffs. Bei der parenteralen Applikation wird zwischen intramuskulärer (i. m.), subkutaner (s. c.) und intravenöser (i. v.) Gabe unterschieden. Nur bei der i. v.-Gabe gelangt die vollständige Dosis des Pharmakons in den Kreislauf. Bei der i. m.- und der s. c.-Gabe ist die Aufnahme abhängig von der Stärke der Durchblutung in der Applikationsgegend. Um ihren Wirkort im Gehirn zu erreichen, müssen Psychopharmaka die Blut-Hirn-Schranke passieren.

Einmal aufgenommene Wirkstoffe können durch P-Glykoproteine (P-gp) unmittelbar wieder ins Darmlumen zurück transportiert werden. P-gp werden daher auch als Effluxtransporter bezeichnet. Sie beeinflussen maßgeblich die orale Bioverfügbarkeit von Arzneistoffen. P-gp spielen aber auch an anderen Trennflächen im Körper eine Rolle, beispielsweise an der Blut-Hirn-Schranke, wo sie dazu beitragen, Wirkstoffe aus dem Gehirn zurück ins Blut zu pumpen. P-gp haben eine wichtige Bedeutung für interindividuelle Unterschiede in der Arzneimittelwirkung (Pharmakogenetik) und für Arzneimittelwechselwirkungen, weil bestimmte Wirkstoffe (z. B. Johanniskraut) die Aktivität von P-gp steigern und damit die Bioverfügbarkeit von Wirkstoffen vermindern (z. B. orale Kontrazeptiva oder Quetiapin).

Die *Ausscheidung* der meisten Psychopharmaka erfolgt nach Verstoffwechselung des Wirkstoffs in der Leber über die Niere. Die Verstoffwechselung in der Leber gliedert sich in eine Phase I und eine Phase II. In der Phase I spielen bestimmte Enzyme eine entscheidende Rolle, die zur Familie der Cytochrom P 450-Enzyme (kurz CYP) gezählt werden; in der Phase II sind die Glukuronyltransferasen von zentraler Bedeutung. An beiden Enzymgruppen kann es zu Wechselwirkungen zwischen Medikamenten kommen (Interaktionen). CYP-Enzyme beeinflussen darüber hinaus die interindividuellen Unterschiede im Abbau von Psychopharmaka (Pharmakogenetik). Die Verstoffwechselung durch Cytochrome kann auch zur Aktivierung bestimmter Wirkstoffe führen, indem sogenannte *Prodrugs* zu wirksamen Metaboliten umgewandelt werden. Die meisten psychiatrischen Medikamente werden über folgende CYP-Isoenzyme der Leber verstoffwechselt: CYP2D6, CYP3A4 und CYP2C19.

Besonders klinisch relevant sind folgende **Interaktionen an CYP2D6** (Voigt et al. 2019):

- Inhibitoren von CYP2D6
  - Antidepressiva: Fluoxetin, Paroxetin (besonders große Bedeutung) aber auch Venlafaxin
  - Antipsychotika: Melperon
- Risiko von Nebenwirkungen durch Hemmung des Abbaus
  - Betablocker wie Carvedilol, Metoprolol, Nebivolol, Propranolol und Timolol (Substrat): Bradykardie, Blutdruckabfall, Synkope
- Risiko von Therapieversagen durch Hemmung der Überführung von Prodrug zur aktiven Form
  - Opioide (Codein und Tramadolol)
  - Tamoxifen: möglicherweise jedoch dennoch kein erhöhtes Risiko für Mammakarzinommortalität bei gemeinsamer Verordnung von Tamoxifen und Paroxetin/Fluoxetin (Bradbury et al. 2022)

Im **Laufe des Lebens** verändert sich die Verstoffwechselung von Medikamenten. Das hat zur Folge, dass ältere Menschen bei derselben Dosierung höhere Wirkspiegel aufbauen:

- Doppelte Wirkstoffkonzentration bei der selben Dosierung (Tveit et al. 2024)
  - Citalopram: 79 Jahre
  - Escitalopram: 81 Jahre
  - Venlafaxin: 86 Jahre
  - Mirtazapin: 90 Jahre

2

Es gibt darüber hinaus erste Hinweise darauf, dass eine Genotypisierung von CYP-Genen einen Einfluss auf den Behandlungserfolg haben könnte:

- Depressionsbehandlung (Xu et al. 2024): Genotypisierung von 2D6, 2C19 und 2B6 beeinflusst die Wirksamkeit, und zwar für folgende Substrate der jeweiligen CYP-Enzyme:
  - 2D6: Fluoxetin, Fluvoxamin, Mianserin, Mirtazapine, Paroxetin, Vortioxetine, Venlafaxine
  - 2C19: Citalopram, Escitalopram, Sertralin, Moclobemid
  - CYP2B6: Bupropion, Sertralin
- Schizophreniebehandlung (Jürgens et al. 2020): Genotypisierung von 2D6 und 2C19 hat keinen Einfluss auf die Wirksamkeit der Behandlung

2.2 Wirkungsweise von Psychopharmaka

2.2.1 Allgemeine Wirkmechanismen

Die Kenntnis der Wirkungsweise von Psychopharmaka auf Rezeptorebene (*Pharmakodynamik*) erleichtert es, einen Überblick über die im Rahmen der psychopharmakologischen Behandlung zu erwartenden Haupt- und Nebenwirkungen zu bekommen. Zu diesem Zweck werden an dieser Stelle die für die Psychopharmakologie entscheidenden Rezeptorsysteme und entsprechenden Wirkungen aufgeführt. Bei den einzelnen Präparaten werden anschließend im ▶ Kap. 4 jeweils die Neurotransmitter genannt, welche durch die Substanz beeinflusst werden.

Die Rezeptorsysteme können nach der Geschwindigkeit des Eintritts der Signalweiterleitung zunächst grob in 2 Gruppen unterschieden werden (◘ Tab. 2.1). Nur bei Psychopharmaka, deren Wirkung über Rezeptorsysteme mit schneller Signalweiterleitung vermittelt wird, kann im Allgemeinen mit einem rascheren Eintritt der Wirkung gerechnet werden. So erklärt man sich beispielsweise den verzögerten Wirkeintritt der Antidepressiva damit, dass der antidepressive Effekt nicht unmittelbar auf die serotonerge Wirkung zurückgeht. Wichtiger für diesen Effekt sind möglicherweise die sich über Tage bis Wochen entfaltenden biochemischen Veränderungen, beispielsweise im Bereich der Nervenwachstumsfaktoren (z. B. Brain Derived Neurotrophic Factor, BDNF).

2.2.2 Wirkung am Neurotransmitterrezeptor

Die natürlich vorkommenden Neurotransmitter wirken an dem zugehörigen Rezeptor jeweils stimulierend (agonistisch). Die Wirkung von Psychopharmaka auf einen Rezeptor kann grob eingeteilt werden in eine stimulierende (*agonistische*) und eine blockierende Wirkung (*antagonistisch*).

◾ **Tab 2.1** Eigenschaften von Rezeptorsystemen mit langsamer bzw. schneller Signalweiterleitung

Signalweiterleitung		Beispiele	
Geschwindigkeit	Mechanismus	Rezeptorsysteme	Psychopharmaka
Schnell	- Über Ionenkanäle vermittelte Veränderung der Erregbarkeit der Nervenzelle (Millisekunden)	GABA (wichtigster hemmender Neurotransmitter)	Agonist: Benzodiazepine
		Glutamat (wichtigster erregender Neurotransmitter)	Antagonist: Esketamin, Ketamin
Langsam	- Beeinflussen Antwort der Nervenzelle auf folgende Signale (mehrere Millisekunden bis Sekunden) - über „second messenger" (z. B. cAMP) vermittelte biochemische Veränderungen der Zelle (Tage)	Monoamine (Serotonin, Noradrenalin, Dopamin)	Antidepressiva (meist Wiederaufnahmehemmer), Antipsychotika (meist Antagonisten)

Ein **Agonist** bindet an den Rezeptor und stimuliert diesen. Ein **Antagonist** bindet an den Rezeptor, hat jedoch keine eigene stimulierende Wirkung, er verhindert lediglich die Bindung des natürlich vorkommenden Neurotransmitters an seinem Rezeptor. Beispiele für antagonistisch wirkende Psychopharmaka sind Antipsychotika, welche über eine Blockade des Dopaminrezeptors wirken. Aber auch bestimmte Nebenwirkungen, beispielsweise von Antipsychotika oder Antidepressiva, werden über antagonistische Wirkung vermittelt (z. B. Mundtrockenheit oder delirante Syndrome durch anticholinerge Wirkung).

Daneben gibt es auch **partiell agonistisch** wirkende Psychopharmaka. Diese binden an den Rezeptor, wirken jedoch schwächer als der dazugehörige natürlich vorkommende Neurotransmitter. Partielle Agonisten führen somit zu einer gewissen Aktivierung des Rezeptors, diese wird jedoch dadurch limitiert, dass das Psychopharmakon an den Rezeptor gebunden ist und somit der stärker stimulierende natürlich vorkommende Neurotransmitter nur noch in begrenztem Ausmaß an den Rezeptor binden kann. Ein Beispiel für ein partiell agonistisch wirkendes Medikament ist Aripiprazol. Dieses Antipsychotikum führt im Gegensatz zu vielen anderen Antipsychotika zu einer Senkung des Prolaktinspiegels. Diese wird mit den partiell agonistischen Eigenschaften von Aripiprazol in Verbindung gebracht.

2

2.2.3 Veränderung der Neurotransmitterverfügbarkeit

Neben den direkt an den Rezeptoren wirkenden Psychopharmaka gibt es Wirkstoffe, welche die Verfügbarkeit der natürlich vorkommenden Neurotransmitter beeinflussen. Das wichtigste Beispiel sind Psychopharmaka, die an Transportern ihre Wirkung entfalten, welche Neurotransmitter wieder in das präsynaptische Neuron zurückbefördern und so die Wirkung des Neurotransmitters am postsynaptischen Rezeptor beenden. Zahlreiche Antidepressiva sind **Wiederaufnahmehemmer** (z. B. selektive Serotoninwiederaufnahmehemmer, SSRIs). Sie verstärken auf diese Weise die Wirkung der monoaminergen Neurotransmitter Serotonin und/oder Noradrenalin. Andere Antidepressiva verzögern den Abbau der monoaminergen Neurotransmitter durch eine Blockade der Monoaminoxidase (**MAO-Hemmer**, z. B. Tranylcypromin).

Schließlich kann die Verfügbarkeit von Neurotransmittern im synaptischen Spalt durch die **Hemmung bestimmter präsynaptischer Rezeptoren** auch erhöht werden. So hat beispielsweise an einigen monoaminergen Synapsen ein Alpha-2-adrenerger Rezeptor die Aufgabe, die weitere Ausschüttung von Serotonin und Noradrenalin bei steigenden Spiegeln dieser Transmitter im synaptischen Spalt zu bremsen. Diese Bremse kann wiederum durch einen Antagonisten an diesem Rezeptor funktionsuntüchtig gemacht werden. Auf diese Weise bewirkt das Antidepressivum Mirtazapin eine Verstärkung der serotonergen und noradrenergen Transmission. Der Wirkmechanismus von Mirtazapin unterscheidet sich damit von dem der Wiederaufnahmehemmer. Daher gilt Mirtazapin als geeigneter Kombinationspartner in der Psychopharmakotherapie von Depressionen (◻ Abb. 2.1).

Ein Beispiel für ein Psychopharmakon, das seine Wirkung zum Teil auch über eine **allosterische Bindungsstelle** vermittelt, ist Escitalopram. Wenn Escitalopram an die allosterische Bindungsstelle im Serotonintransporter anhaftet, wird der Rückweg für das an die darüber hinaus an die zentrale Bindungsstelle anhaftende Escitalopram sozusagen „versperrt". Auf diese Weise wird die hemmende Wirkung des Escitaloprams auf den Serotonintransporter verstärkt.

▪ **Zusammenfassung**
— Wirkung am Rezeptor des Neurotransmitters
  – Agonist (z. B. Agonisten am Melatoninrezeptor mit schlafanstoßender Wirkung)
  – Antagonist (z. B. Antipsychotika der 1. und 2. Generation wie Haloperidol oder Olanzapin, aber auch bestimmte Antidepressiva wie zum Beispiel Mianserin, Mirtazapin und Trazodon)
  – Partieller Agonist (z. B. Antipsychotika, die mitunter der „3. Generation" zugeordnet werden wie Aripiprazol)

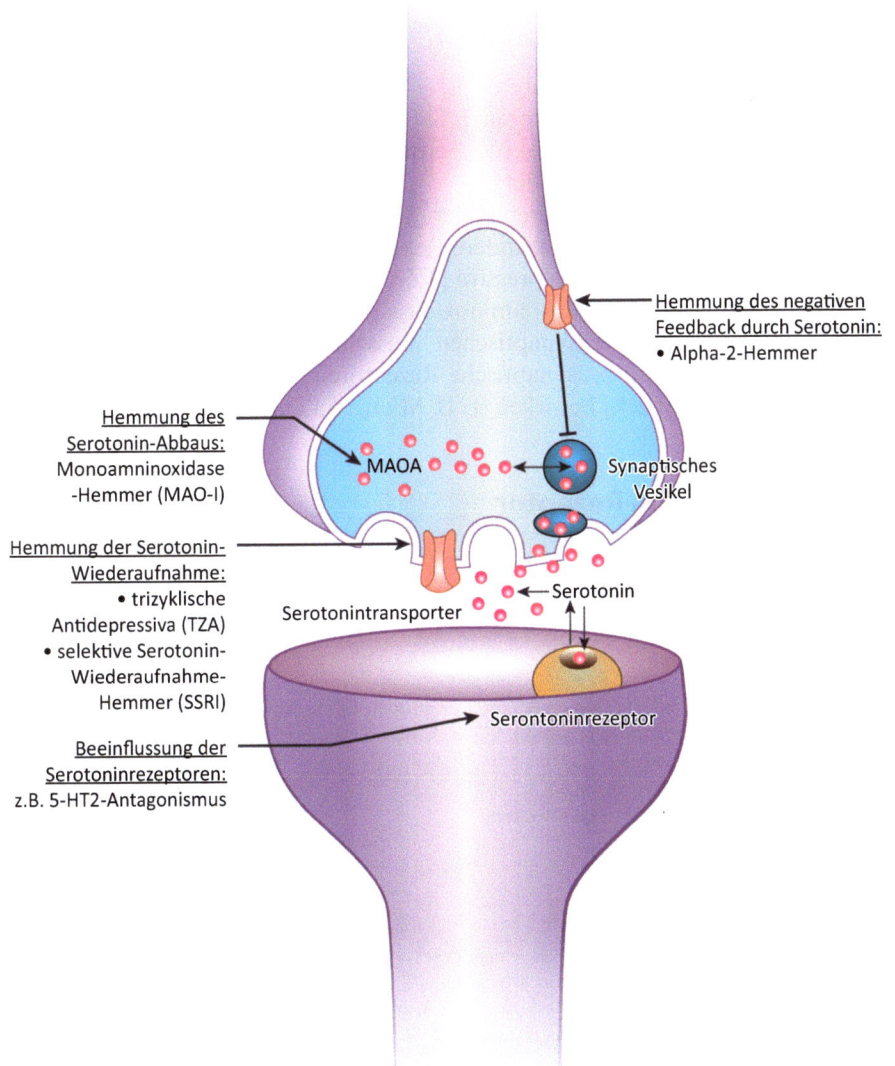

Hemmung des negativen
Feedback durch Serotonin:
• Alpha-2-Hemmer

Hemmung des
Serotonin-Abbaus:
Monoamninoxidase
-Hemmer (MAO-I)

MAOA

Synaptisches
Vesikel

Hemmung der Serotonin-
Wiederaufnahme:
• trizyklische
Antidepressiva (TZA)
• selektive Serotonin-
Wiederaufnahme-
Hemmer (SSRI)

Serotonintransporter

Serotonin

Beeinflussung der
Serotoninrezeptoren:
z.B. 5-HT2-Antagonismus

Serontoninrezeptor

■ **Abb. 2.1** Unterschiedliche Wirkorte von Psychopharmaka am Beispiel der Antidepressiva
(MAOA = Monoaminoxidase)

2

— Wirkung über Modulation der Verfügbarkeit des Neurotransmitters im synaptischen Spalt
  – Wiederaufnahmehemmer
    – selektiv: a) rein serotonerg (z. B. selektive Serotonin- und Noradrenalin-Wiederaufnahme-Inhibitoren, SSRI), b) serotonerg und noradrenerg, d. h. dual wirksam (z. B. selektive Serotonin- und Noradrenalin-Wiederaufnahme-Inhibitoren, SSNRI)
    – nichtselektiv, das heißt neben der Wiederaufnahmehemmung auch antagonistische Wirkung auf andere Rezeptorsysteme wie das cholinerge System (trizyklische Antidepressiva [TZA])
  – Abbauhemmer (z. B. Monoaminoxidasehemmer wie Tranylcypromin)
  – Modulatoren der präsynaptischen Ausschüttung des Neurotransmitters durch Bindung an präsynaptische Rezeptoren, welche eine Hemmung des negativen Feedbacks bewirken (z. B. Mianserin und Mirtazapin)

2.3   Wirkungen am Rezeptor

2.3.1   Dopamin (◘ Tab. 2.2)

◘ **Tab 2.2** Wirkungen der dopaminergen Rezeptoren. FGA: Antipsychotika der 1. Generation („first generation antipsychotics"), SGA: Antipsychotika der zweiten Generation (second generation „antipsychotics")

	Hauptwirkung	Nebenwirkung
Dopamin		
- Allgemein		
- Agonismus (z. B. Bupropion oder MAO-Hemmer)	- Verbesserung der sexuellen Funktion - Antriebssteigerung - Verbesserung von Aufmerksamkeit und Konzentration	
- D2		
- Antagonismus (FGA und SGA)	- Verminderung von Positivsymptomen (Wahn, Halluzinationen, desorganisiertem Verhalten)	- Extrapyramidalmotorische Symptome (EPS) - Hyperprolaktinämie - Malignes neuroleptisches Syndrom (MNS)

2.3.2 Gammaaminobuttersäure (GABA) (◘ Tab. 2.3)

◘ Tab 2.3 Wirkungen des GABA-Rezeptors

	Hauptwirkung	**Nebenwirkung**
Gammaaminobutter-säure (GABA)		
- Agonismus (z. B. Benzo-diazepine)	- angstlösend - schlaf-anstoßend - antikonvulsiv	- Muskelrelaxation (Sturzrisiko) - Abhängigkeitsgefahr, insbesondere bei kurz-wirksamen Substanzen

2.3.3 Noradrenalin (■ Tab. 2.4)

■ Tab 2.4   Wirkungen der noradrenergen Rezeptoren. A1: Alpha-1-Rezeptor. FGA: Antipsychotika der ersten Generation (first generation antipsychotics). SSNRI: selektive Serotonin- und Noradrenalin-Wiederaufnahme-Inhibitoren. TZA: trizyklische Antidepressiva

	Hauptwirkung	**Nebenwirkung**
Noradrenalin		
- Agonismus (z. B. SSNRI)	- antidepressiv - antriebssteigernd - Verbesserung der Konzentration	- Achtung bei Suizidalität: Der antriebssteigernde Effekt setzt vor dem antidepressiven Effekt ein! - Blutdruckerhöhung - Mundtrockenheit - Harnverhalt - Schwitzen - Tremor - Unruhe
- Antagonismus am A1-Rezeptor (z. B. Doxazosin, TZA oder FGA)	- Evtl. Reduktion von Albträumen	- Senkung des Blutdruck - orthostatische Dysregulation

2.3.4 NMDA (⬛ Tab. 2.5)

⬛ Tab 2.5 Wirkungen der NMDA-Rezeptoren

	Hauptwirkung	Nebenwirkung
NMDA (N-Methyl-D-Aspartat)[a]		
- Agonismus	- Normale Aktivie-rung: u. a. Wachheit	- Starke Aktivierung; Symptome einer Manie oder Panik - Extreme (Dauer-)Aktivierung: Nervenzelluntergang (z. B. bei Alzheimer-Erkrankung)
- Antagonismus (z. B. Acamprosat, Ketamin, Memantin)	- Memantin: Neuro-protektion - Ketamin: anti-depressiver Effekt	

[a]Die genaue Funktion des NMDA-Rezeptors ist umstritten.

2.3.5 Serotonin (■ Tab. 2.6)

■ **Tab 2.6**   Auswahl der wichtigsten Wirkungen an den serotonergen Rezeptoren. 5-HT: 5-Hydroxytryptamin, SSRI: selektive Serotoninwiederaufnahmehemmer, EPS: extrapyramidalmotorische Symptome

	Hauptwirkung	Nebenwirkung
Serotonin		
- 5-HT1		
- Agonismus (z. B. serotonerg wirkende Antidepressiva)	antidepressiv, anxiolytisch	
- 5-HT2		
- Agonismus (z. B. serotonerg wirkende Antidepressiva)		- Agitation - Insomnie - Sexuelle Dysfunktion
- Antagonismus (z. B. Clozapin oder Mirtazapin)	- Verstärkung der Wirkung an den anderen serotonergen Rezeptoren - Verbesserung der Negativsymptomatik - Reduktion von EPS	- Evtl. Zunahme des Körpergewichts
- 5-HT3		
- Agonismus (z. B. serotonerg wirkende Antidepressiva)		- Übelkeit
- Antagonismus (z. B. das Antiemetikum Ondansetron)	- antiemetisch	

2.3.6 Andere Neurotransmitter: Histamin und Acetylcholin (◘ Tab. 2.7)

◘ **Tab 2.7** Wirkungen weiterer Rezeptoren TZA: trizyklische Antidepressiva

	Hauptwirkung	Nebenwirkung
Histamin		
- Antagonismus (z. B. TZA und niederpotente Antipsychotika)		- Müdigkeit (z. T. ist dies auch eine erwünschte Wirkung)
Acetylcholin		
- Antagonismus (z. B. TZA und niederpotente Antipsychotika)		- Delirante Symptome - kognitive Defizite - Mundtrockenheit - Miktionsstörungen bis zum Harnverhalt - Obstipation - Anstieg des Augeninnendruckes bis zum Glaukomanfall

Psychopharmakotherapie: Grundfertigkeiten

Inhaltsverzeichnis

© Der/die Autor(en), exklusiv lizenziert an Springer-Verlag GmbH, DE,
ein Teil von Springer Nature 2025
J. P. Klein, E. M. Klein, *Psychiatrie, Psychosomatik und Psychotherapie*,
https://doi.org/10.1007/978-3-662-71440-9_3

3.1 Nebenwirkungsmanagement

Psychopharmaka haben neben den beabsichtigten Hauptwirkungen (z. B. antidepressive Wirkung) immer auch zahlreiche Nebenwirkungen. Es ist kaum möglich, sich diese Nebenwirkungen für die einzelnen Substanzen alle zu merken. Vielmehr braucht es eine Struktur, die einen Überblick über die wichtigsten Nebenwirkungen gibt. Daher wurden in ▶ Abschn. 2.3 zunächst die entscheidenden durch Psychopharmaka beeinflussten Rezeptorsysteme und entsprechenden Haupt- und Nebenwirkungen aufgeführt. Bei der Beschreibung der einzelnen Substanzklassen und der wichtigsten Wirkstoffe (▶ Abschn. 3.5) werden jeweils die Neurotransmitter genannt, welche durch die Substanz beeinflusst werden, sodass schnell ersichtlich wird, mit welchen Haupt- und Nebenwirkungen bei der jeweiligen Substanz zu rechnen ist. In diesem Abschnitt werden weitere wichtige Nebenwirkungen von Psychopharmaka und ihr Management erläutert (z. B. Herzrhythmusstörungen).

3.1.1 Blutbildveränderungen und Agranulozytose

■ **Auftretenswahrscheinlichkeit**
▬ Das Risiko einer Agranulozytose (schweren Neutropenie, d.h. <500 neutrophilen Granulozyten/mm^3) ist unter Clozapin am höchsten. Bei 1–2 % der mit Clozapin behandelten Patienten kommt es zu einem Abfall der neutrophilen Granulozyten, der zum Absetzen zwingt.
▬ Das Risiko einer Agranulozytose ist in den ersten Wochen am höchsten, der Häufigkeitsgipfel liegt in der 6.–14. Behandlungswoche.
▬ Auch unter anderen Psychopharmaka (und unter Metamizol) können Leukopenien auftreten. Dazu zählen:
  – Antipsychotika (z. B. Olanzapin, Quetiapin oder Melperon),
  – Antidepressiva (v. a. Mirtazapin),
  – Antiepileptika (Carbamazepin, evtl. auch Valproat),
  – Benzodiazepine (in seltenen Fällen).
▬ In Bezug auf das Auftreten von Agranulozytose besonders sichere Antipsychotika sind:
  – Antipsychotika der 1. Generation: Haloperidol, Benperidol,
  – Antipsychotika der 2. Generation: Amisulprid, Aripiprazol.
▬ Risikogruppen für das Auftreten einer Agranulozytose sind: ältere Frauen und asiatische Patienten.

■ **Monitoring bei Behandlung mit Clozapin**
▬ Erstbehandlung mit Clozapin
  – BB-Kontrolle wöchentlich für 18 Wochen, dann monatlich bis zu einem Jahr nach Beginn der Behandlung, dann alle drei Monate für ein weiteres Jahr und dann jährlich (monatliche Kontrollen sind nur notwendig, wenn es unter Clozapin eine leichte Neutropenie – 1000–1500/mm3 – aufgetreten ist) (de Leon et al. 2025)

3

- Wiederaufdosierung von Clozapin
  - Patienten, die mindestens zwei Jahre mit Clozapin behandelt wurden, und bei denen nie eine Neutropenie aufgetreten ist, können unabhängig von der Dauer der Unterbrechung ihr Behandlungsschema fortsetzen (jährliche Kontrollen)
  - Andernfalls: sechs Wochen Überwachung bei Unterbrechung von weniger als vier Wochen; Schema wie bei Erstbehandlung bei Unterbrechung von mehr als vier Wochen

■ **Vorgehen bei Auftreten einer Agranulozytose**
- Clozapin muss sofort abgesetzt werden, wenn eine mittelschwere oder schwere Neutropenie auftritt (< 1000/ mm^3).

■ **Vorgehen nach Clozapin-induzierter Granulozytopenie/Agranulozytose**
- Rund 60 % der Patienten mit einer clozapininduzierten Neutropenie konnten erfolgreich wieder aufdosiert werden. Von einer Wiederaufdosierung von Clozapin nach Agranulozytose (< 500 neutrophile Granulozyten/µl) wird abgeraten; hier wurden weniger als 20 % der Patienten erfolgreich wieder aufdosiert (Manu et al. 2012).

❯ **Merke**

Jeder mit Clozapin behandelte Patient muss über folgende Punkte schriftlich aufgeklärt sein (dabei sollte ein standardisiertes Formular verwendet werden, dort sind jedoch die folgenden Punkte handschriftlich einzutragen, um zu dokumentieren, dass über diese Punkte tatsächlich aufgeklärt wurde):
- Agranulozytoserisiko und die Notwendigkeit regelmäßiger Blutbildkontrollen.
- Verhalten bei fieberhaftem Infekt: sofort einen Arzt aufsuchen und Blutbild bestimmen lassen.
- Bei Abfall der Granulozyten unter einen kritischen Wert muss Clozapin abgesetzt werden.

3.1.2 Extrapyramidalmotorische Symptome (EPS)

■ **Einleitung**
- EPS werden zum Teil benannt in Bezug auf den Zeitpunkt des Auftretens nach Beginn der Behandlung.
- Das bedeutet jedoch nicht, dass z. B. eine Akathisie nur bei Patienten auftritt, die zuvor eine Frühdyskinesie hatten.

■ **Auftretenswahrscheinlichkeit**
- Antipsychotika unterscheiden sich darin, welche EPS sie besonders stark hervorrufen (die Angaben zu den Risk Ratios [RR] finden sich bei Huhn et al. 2019):
  - Amisulprid: Frühdyskinesien,

■ **Tab. 3.1** Extrapyramidalmotorische Symptome (EPS) von Antipsychotika, aufgelistet in der Reihenfolge ihres Auftretens nach Beginn der Behandlung

Name	Auftreten in Abhängigkeit von Beginn der Behandlung nach…	Symptomatik	Therapie
Frühdyskinesien	Stunden bis Tage	Vor allem Zungen-Schlund-Krämpfe, schlimmstenfalls lebensbedrohliche laryngeale Dystonie und Dyspnoe	Biperiden (Akineton®) i. v. 2,5–5 mg, bei leichteren Verläufen auch oral (unretardiert t_{max} = 1–2 h, Dosierung: s. Parkinsonoid), Achtung: i. v.-Gabe von Biperiden kann zu anticholinergem Syndrom führen
Parkinsonoid	Tage bis Wochen	Einschränkung der Feinmotorik, verminderte Mitbewegung der Arme, kleinschrittiger Gang	Dosisreduktion oder Umsetzen des Antipsychotikums Biperiden retard (Akineton®, t_{max} = 8 h) 4–12 mg oral, möglichst niedrige Dosis, Absetzen so bald als möglich
Akathisie	Wochen bis Monate	Quälende Sitz- und Stehunruhe und Reizbarkeit	Dosisreduktion oder Umsetzen des Antipsychotikums; Beta-Rezeptorenblocker (Propranolol 30–120 mg/d) oder Mirtazapin (7,5–15 mg/d, Alternativen: andere 5-HT2A-Antagonisten wie Mianserin oder Trazodon) (Hasan und Leucht 2022)
Tardive Dyskinesien	Monate bis Jahre	Stereotype Bewegungen der Zungen-, Mund- und Gesichtsmuskulatur (z. B. Schmatzbewegungen)	Umstellung auf Clozapin

- Haloperidol und andere ältere Antipsychotika (z. B. Fluphenazin und Flupentixol): Parkinsonoid (RR 3,06–6,14),[1]
- Fluphenazin, Zuclopenthixol und Flupentixol: Akathisie (RR 12,16–23,81),
- Clozapin, auch Sertindol, Olanzapin und Quetiapin: besonders selten EPS (■ Tab. 3.1)

---

1 Gemessen als Häufigkeit der Notwendigkeit der Gabe von Medikamenten zur Behandlung eines Parkinsonoids.

3

3.1.3 Gewichtszunahme

■ **Auftretenswahrscheinlichkeit**
━ Antipsychotika:
  – Besonders stark fällt beispielsweise die Gewichtszunahme aus bei Clozapin und Olanzapin (ca. 3 kg), gefolgt von Sertindol, Quetiapin, Paliperidon, Risperidon und Asenapin (ca. 1–2 kg) (Huhn et al. 2019; Pillinger et al. 2020).
  – Die Gewichtszunahme ist dosisabhängig, meist wird bei Standarddosierungen ein Plateau erreicht; bei Clozapin, Olanzapin und Paliperidon gehen steigende Dosierung bis in einen hohen Dosisbereich mit zunehmender Gewichtszunahme einher (Wu et al. 2022).
  – Unter Ziprasidon und Haloperidol (und mit Einschränkungen auch Cariprazin und Amisulprid) wird hingegen kaum Gewichtszunahme beobachtet (Huhn et al. 2019; Pillinger et al. 2020).
━ Antidepressiva (Serretti und Mandelli 2010; Gill et al. 2020):
  – In der akuten Behandlungsphase ist die Gewichtszunahme (ca. 2 kg) besonders stark ausgeprägt bei Mirtazapin und trizyklischen Antidepressiva (v. a. Amitriptylin und Nortriptylin).
  – In der Erhaltungsphase (nach mindestens 4 Monaten) kommt es auch bei bestimmten
  – Selektive Serotonin-Wiederaufnahmehemmer (SSRI) bzw.
  – Selektive Serotonin- und Noradrenalin-Wiederaufnahmehemmer (SSNRI) zu einer Gewichtszunahme (v. a. Paroxetin und Citalopram, aber möglicherweise auch Duloxetin, Escitalopram und Sertralin). Das ist wahrscheinlich dadurch zu erklären, dass die Appetitminderung zu Beginn der SSRI-Behandlung der Gewichtszunahme entgegenwirkt (möglicherweise keine Gewichtszunahme bei Fluoxetin und Venlafaxin).
  – Bupropion führt sowohl kurz- als auch langfristig eher zu einer Gewichtsabnahme.

■ **Behandlung**
━ Aripiprazol (~10 mg/d) und Metformin (~1000 mg/d) sind wirksam in der Behandlung von durch Antipsychotika hervorgerufene Gewichtszunahme (off-label); die Gewichtsabnahme ist unter Metformin möglicherweise stärker ausgeprägt (3,17 kg vs. 2,13 kg) (Mizuno et al. 2014). Eine möglicherweise noch etwas größere Gewichtsabnahme kann erreicht werden mit den Glucagon-like Peptid-1 (GLP-1)-Agonisten Exenatid und Liraglutid (3,71 kg) (Siskind et al. 2019).

3.1.4 Hautnebenwirkungen

An dieser Stelle sind nur die wichtigsten Hautnebenwirkungen aufgeführt (für eine gute Übersicht siehe Lissner und Dobmeier 2006).

- **Arzneimittelexanthem (exanthemische Eruptionen)**
- Aussehen: morbiliforme (masernartige) makulopapuläre Hautausschläge, häufig juckend (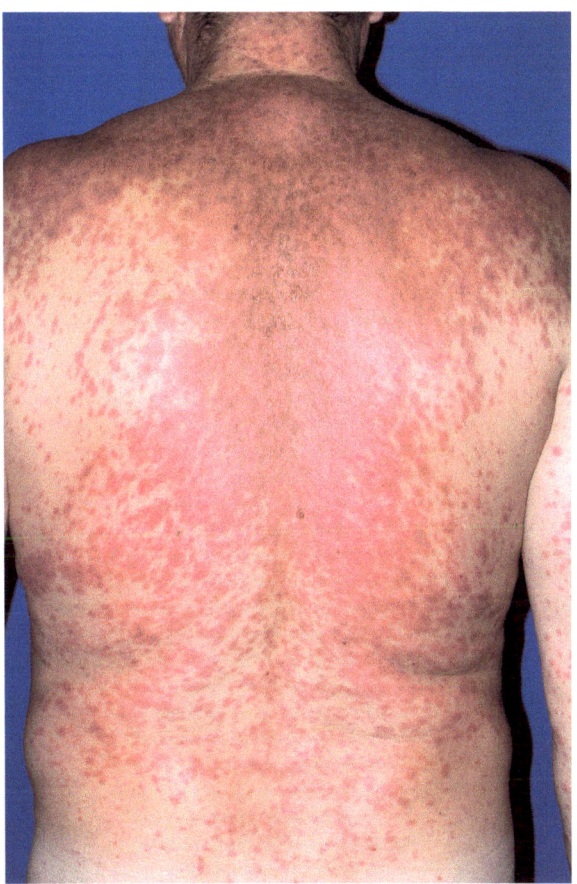 Abb. 3.1).
- Verteilung: symmetrisch, stammbetonter Beginn und sekundäre Generalisierung.
- Zeitverlauf: Beginn 1–2 Wochen nach Therapiebeginn und Ende ca. 2 Wochen nach Absetzen der Medikation.
- Auslösende Medikamente (wichtige Beispiele): Dieses Exanthem kann durch nahezu jedes Medikament hervorgerufen werden. Besonders zu nennen sind Carbamazepin, Oxcarbazepin, Gabapentin, Lamotrigin, Lithiumcarbonat, Topiramat, Valproat; jedoch auch Sertralin, Fluoxetin, Trizyklika, Johanniskraut und Antipsychotika.
- Therapie: Absetzen des auslösenden Medikamentes, Antihistaminika bei starkem Juckreiz, ggf. dermatologische Vorstellung zur Klärung der Indikation zur Kortikoidgabe.

◙ **Abb. 3.1**   Arzneimittelexanthem. (Abbildung: Lissner und Dobmeier 2006, Abdruck mit freundlicher Genehmigung)

3

■ **Urtikaria**
- Zweithäufigste Unverträglichkeitsreaktion durch Medikamente an der Haut.
- Aussehen: erhabene, stark juckende, erythematöse Hautveränderungen, die auf Druck erblassen (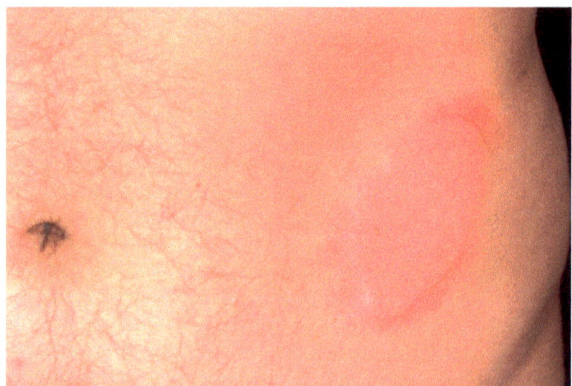 Abb. 3.2).
- Auslösende Medikamente (wichtige Beispiele): Clozapin, Olanzapin, Risperidon, Ziprasidon und Phenothiazine.
- Therapie: Sofort Absetzen des auslösenden Medikamentes und Gabe von Antihistaminika.

■ **Erythema exsudativum multiforme, Stevens-Johnson-Syndrom, toxische epidermale Nekrolyse**
- CAVE: Dies ist eine Gruppe von potenziell lebensbedrohlichen Arzneimittelreaktionen!
- Aussehen des Erythema exsudativum multiforme: symmetrische, schießscheibenartige livide Läsionen (Abb. 3.3) einhergehend mit Fieber und Flush-Symptomatik.
- Verteilung: überwiegend an den Streckseiten der Extremitäten.
- Komplikationen:
  - Stevens-Johnson Syndrom: Befall der Schleimhäute (z. B. Konjunktiven, bukkale Mukosa; Abb. 3.4),
  - toxische epidermale Nekrolyse: starke Ausprägung mit Befall von 30–40 % der Hautoberfläche, diese Verlaufsform hat eine hohe Mortalität!
- Auslösende Medikamente (wichtige Beispiele): Vor allem Carbamazepin und Valproat, auch Oxcarbazepin, Lamotrigin, Gabapentin, Clozapin, Fluvoxamin, Bupropion, Mianserin, Trazodon, Sertralin und Chlorpromazin.
- Therapie: Sofort Absetzen des auslösenden Medikamentes und dermatologische Vorstellung zur Festlegung des weiteren Prozedere.

▫ Abb. 3.2 Urtikaria. (Abbildung: Lissner und Dobmeier 2006, Abdruck mit freundlicher Genehmigung)

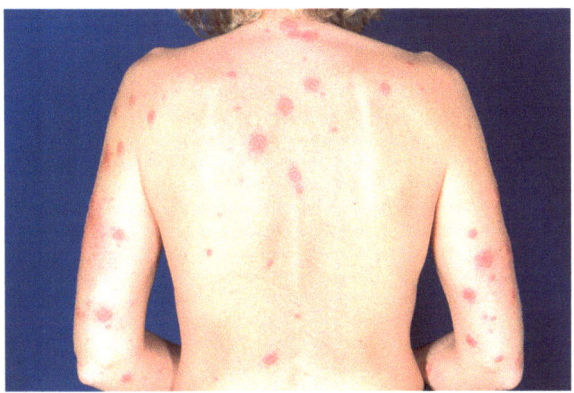

Abb. 3.3 Erythema exsudativum multiforme. (Abbildung: Lissner und Dobmeier 2006, Abdruck mit freundlicher Genehmigung)

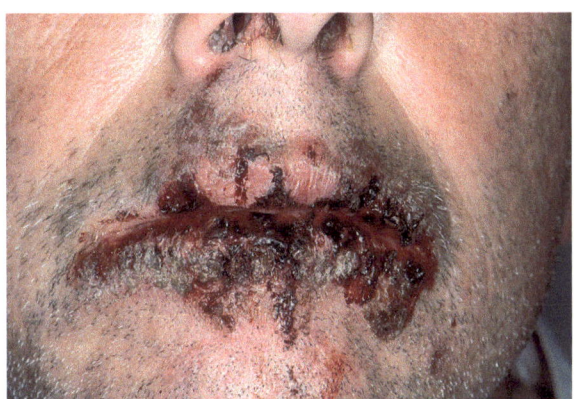

Abb. 3.4 Stevens-Johnson-Syndrom. (Abbildung: Lissner und Dobmeier 2006, Abdruck mit freundlicher Genehmigung)

Vasculitis allergica

- Seltene Form der medikamenteninduzierten Hypersensitivität, charakterisiert durch Entzündung und Nekrosen der Blutgefäße.
- Aussehen: Livide Purpura sowie hämorrhagische Blasen mit Ulzerationen (◘ Abb. 3.5).
- Verteilung: an den unteren Extremitäten.
- Komplikationen: Beteiligung innerer Organe.
- Auslösende Medikamente (wichtige Beispiele): Valproat, Maprotilin, Trazodon, seltener auch Clozapin.
- Therapie: Absetzen des auslösenden Medikamentes, dermatologische Vorstellung und ggf. internistische Untersuchung zum Ausschluss der Beteiligung innerer Organe.

3

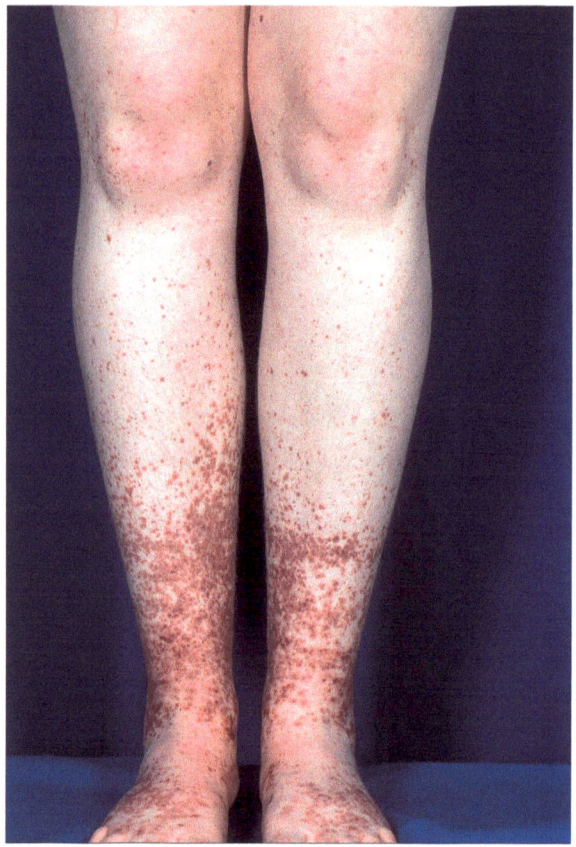

Abb. 3.5   Vasculitis allergica. (Abbildung: Lissner und Dobmeier 2006, Abdruck mit freundlicher Genehmigung)

3.1.5   Herzrhythmusstörungen (HRST)

■ Einleitung
- Eine Vielzahl an Medikamenten kann am Herzen die Repolarisation in den Herzkammern verlängern. Das kann zu gefährlichen Tachykardien führen. Ein häufig gebrauchtes Maß für die Abschätzung des Risikos von gefährlichen Tachykardien ist die Verlängerung der QTc-Zeit.
- Beispiele für derartige gefährliche Tachykardien sind **„Torsade de Pointes"-Tachykardien (TdP)**. Diese sind meist selbstlimitierend und gehen mit Schwindel, Krampfanfällen und Synkopen einher. Sie können aber auch in Kammerflimmern übergehen und zum plötzlichen Herztod führen.

Psychopharmaka unterscheiden sich in ihrem Einfluss auf die frequenzkorrigierte QT-Zeit (QTc-Zeit) und das TdP-Risiko. Einen Überblick über die Risikoeinordnung bietet ■ Tab. 3.3. Weitere Risikofaktoren mit den dazu gehörigen Risikoscores sind in ■ Tab. 3.2 zusammengefasst.

◘ **Tab. 3.2** Risikofaktoren für QT-Verlängerungen und die zugehörigen Risikoscores

	Risikoscore
Allgemein	
Alter > 65 Jahre	1
Weibliches Geschlecht	1
Hypokaliämie	1
Mangelernährung	1
Hypomagnesiämie	2
Kardial	
Bradykardie (Herzfrequenz < 60/min)	2
Bekannte Herzerkrankung (z. B. Herzinsuffizienz oder Herzrhythmusstörungen)	2
Positive Familienanamnese für plötzlichen Herztod (Verwandte 1. Grades)	3
Angeborene oder erworbene QT-Verlängerung (Long-QT-Syndrom, LQTS)	2
Co-Medikation	
Zwei oder mehr QTc-verlängernde Medikamente (eine vollständige und kontinuierlich aktualisierte Liste finden Sie hier: ▶ https://crediblemeds.org/) - Antiarrhythmika (z. B. Amiodaron, Chinidin, Dronedaron, Flecainid, Sotalol) - Antibiotika (Makrolide, Fluorchinolone, Cotrimoxazol) - Andere (Chloroquin, Domperidon, Fluconazol, Propofol)	2

■ **Monitoringmaßnahmen**

(Siehe auch ◘ Tab. 3.2 und Tab. 3.3 zur Berechnung des Risikoscores und zur Einordnung der Wirkstoffe.)

▬ **EKG vor Therapiebeginn**: bei allen Patienten. Allerdings: bei einem Risikoscore von < 2 ist ein EKG nicht zwingend notwendig.

▬ **EKG nach Therapiebeginn** (1 Woche nach Beginn der Behandlung und danach alle 12 Monate): nur bei ausgewählten Patienten:
  – Wirkstoff mit hohem Risiko („known risk" [KR] oder „possible risk" [PR])
  – Bei einem Risikoscore von ≥ 1 und Wirkstoff mit Risiko (KR, PR oder „conditional risk" [CR])

■ **Vorgehen beim Auftreten einer QTc-Verlängerung (Xiong et al. 2020)**

▬ **QTc-Werte von > 450 ms (Männer) oder > 460 ms (Frauen)** sind prinzipiell mit einem höheren Arrhythmierisiko verbunden:
  – Kontrolle nach 2 Wochen.
  – Danach halbjährliche Kontrolle bei stabiler QTc-Zeit.
  – Weitere Kontrollen bei Dosisänderung, Elektrolytstörungen und Neuansetzen eines weiteren QTc-verlängernden Medikamentes.

3

□ **Tab. 3.3** Wirkung von Psychopharmaka auf das Auftreten von QTc-Verlängerungen und Torsades de Pointes (TdP)-Tachykardien (adaptiert nach ► https://crediblemeds.org/). KR: „known risk" – bekanntes Risiko für TdP, PR: „possible risk" – können QT verlängern, keine klare Evidenz für TdP, CR: „conditional risk" – nur unter bestimmten Umständen mit TdP assoziiert (z. B. Intoxikationen)

Risikogruppe 1 „KR"	Risikogruppe 2 „PR"	Risikogruppe 3 „CR"	Alternativen
Antidepressiva			
Citalopram	Desipramin	Amytriptylin	Agomelatin
Escitalopram	Imipramin	Clomipramin	Bupropion[a]
	Mirtazapin	Doxepin	Duloxetin[b]
	Nortriptylin	Fluoxetin	Milnacipran
	Trimipramin	Fluvoxamin	Moclobemid
	Venlafaxin	Paroxetin	Sertralin[c]
			Tranylcypromin
Antipsychotika			
Chlorpromazin	Aripiprazol	Amisulprid	Benperidol
Chlorprothixen	Clozapin[e]	Olanzapin	
Droperidol	Flupenthixol	Quetiapin	
Haloperidol[d]	Melperon	Risperidon	
Levomepromazin	Pipamperon	Ziprasidon	
Sertindol	Promethazin		
Sulpirid	Prothipendyl		
	Tiaprid		
	Zuclopentixol		
Andere			
Acetylcholinesterase-Inhibitoren z. B. Donepezil[f]			
	Atomoxetin		Methylphenidat[g]
Methadon	Levomethadon		
	Lithium		

[a]Möglicherweise sogar Verkürzung der QT-Zeit unter Bupropion (Castro et al. 2013).
[b]Duloxetin und Milnacipran sind vergleichsweise sichere Alternativen zu Venlafaxin (Jasiak und Bostwick 2014).
[c]Sertralin hat im Vergleich zu Placebo bei Patienten mit einer koronaren Herzkrankheit keine Verlängerung der QT-Zeit gezeigt (Glassman 2002).
[d]Allerdings in neuerer Metaanalyse unter Haloperidol nur geringe Verlängerung der QT-Zeit (Huhn et al. 2019).
[e]Clozapin sollte auch wegen des Risikos einer Myokarditis bei kardial vorerkrankten Patienten zurückhaltend eingesetzt werden.
[f]Rote-Hand-Brief vom 13.12.2021: Vorsicht ist geboten, u. a. bei bestehender QTc-Verlängerung.
[g]Bei Long-QT-Syndrom (LQTS) QTc-Verlängerung beschrieben.

- Ab einer **QTc-Zeit von 500 ms (bzw. Erhöhung um 60 ms von Baseline)** steigt das Risiko für den plötzlichen Herztod deutlich an:
    - Dosisreduktion und ggf. Absetzen der Medikation.
    - Erhöhung von Kalium und Magnesium in den oberen Referenzbereich (z. B. Gabe von Kalium 40–80 mmol/Tag bzw. Magnesium 240–480 mg/Tag).
    - EKG-Kontrolle innerhalb von 48 h, bis die QTc-Zeit wieder unter 500 ms (bzw. unter einer Erhöhung um 60 ms gegenüber der Baseline) liegt.

3.1.6 Hyperprolaktinämie

- **Auftretenswahrscheinlichkeit (Rahman et al. 2022)**
- Hoch:
    - viele Antipsychotika der ersten Generation (z. B. Chlorpromazin, Fluphenazin, Haloperidol),
    - bestimmte Antipsychotika der zweiten Generation (v. a. Amisulprid, Paliperidon, Risperidon und Sertindol).
- Mittelgradig
    - Olanzapin.
- Gering
    - Cariprazin, Quetiapin,
    - leichtes Absinken von Prolaktin: Aripiprazol und Clozapin.

- **Vorgehen bei Prolaktinerhöhung > 40 g/ml (Riecher-Rössler et al. 2009; Rahman et al. 2022)**
- Basismaßnahmen
    - Wiederholung der Blutentnahme, wenn der Patient gestresst oder nicht nüchtern war.
    - Ausschluss von Schwangerschaft, Hypothyreose und Nierenfunktionsstörung.
    - Gegebenenfalls Ausschluss eines Prolaktinoms, wenn eine medikamentöse Ursache unwahrscheinlich ist.
- Weitere Maßnahmen in ◘ Tab. 3.4 sind abhängig vom Vorliegen von klinisch relevanten Symptomen bzw. weiteren Risikofaktoren

3

◻ Tab. 3.4   Vorgehen bei Prolaktinerhöhung. AP: Antipsychotikum

In-dikation	Vorliegen von klinisch relevanten Symptomen	Vorliegen von Risikofaktoren	Keine Symptome und keine Risikofaktoren vorhanden
Beispiel	- Galaktorrhö - Amenorrhö - sexuelle Funktionsstörungen	- Osteoporose - vaskuläres Risiko - Mammakarzinom in der Eigen- oder Familienanamnese	
Vor-gehen	- Bei Frauen vor der Menopause ggf. Östrogensubstitution - Reduktion des AP und Kontrolle des Prolaktin nach 2–3 Wochen - Wechsel des AP, wenn weiter Prolaktin ≥ 40 g/ml, weil Osteoporose mit entsprechendem Frakturrisiko und Mammakarzinom als Langzeitfolge droht		- Niedrigste wirksame Dosis des AP verwenden - Kontrolle des Prolaktins im Serum alle 3 Monate - Wechsel des AP, wenn innerhalb eines Jahres weiter Prolaktin ≥ 40 g/ml
	- Bei Dosisreduktion und Wechsel des AP sollten das Rückfallrisiko und evtl. frühere erfolglose Umstellungsversuche berücksichtigt werden		

3.1.7 Hyponatriämie/Syndrom der inadäquaten ADH-Sekretion (SIADH)

▪ Einleitung

Ein Syndrom der inadäquaten ADH-Sekretion (SIADH) kann in seltenen Fällen unter Behandlung mit Antidepressiva auftreten und äußert sich in konzentrierter Harnausscheidung und laborchemisch neben der Hyponatriämie durch verminderte Osmolalität des Serums.

▪ Auftretenswahrscheinlichkeit (besonders in den ersten 2–3 Wochen, aber auch unter Langzeittherapie)(Seifert et al. 2021)
- Antidepressiva
  - besonders hoch: SSRI, SSNRI,
  - seltener: Trizyklika TZA, Mirtazapin,
  - sichere Alternativen: Agomelatin, Bupropion, Doxepin, Mianserin.
- Antipsychotika
  - seltener verschiedene typische und atypische Antipsychotika,
  - sichere Alternativen: Amisulprid, Chlorprothixen, Flupentixol, Fluphenazin, Levomepromazin, Pipamperon, Promethazin.
- Phasenprophylaktika
  - besonders hoch: Carbamazepin,
  - seltener: Valproat.
- Bei anderen Wirkstoffgruppen (z. B. Benzodiazepine) wurde bislang keine Hyponatriämie beobachtet

- **Risikogruppen**
- Höheres Alter,
- weibliches Geschlecht,
- niedriger BMI,
- Substanzkonsumstörungen.

- **Vorgehen**
- Pausieren des Medikamentes,
- Prüfung des Kausalzusammenhangs,
- Prüfung der Indikation für das Medikament,
- ggf. Wechsel auf alternatives Medikament unter engmaschiger Kontrolle der Elektrolyte.

3.1.8 Hypothyreose

- **Auftretenswahrscheinlichkeit erhöht unter**
- Lithium,
- Valproat (Han et al. 2022).

- **Vorgehen**
- Vor Beginn einer Therapie mit Lithium sollte sichergestellt werden, dass eine euthyreote Stoffwechsellage vorliegt durch Bestimmung von TSH, fT3 und fT4, ggf. kann eine Schilddrüsensonografie ergänzt werden.
- Unter Behandlung mit Lithiumsalzen sollte die Bestimmung von TSH, fT3 und fT4 jährlich erfolgen.
- Gegebenenfalls ist die Mitbehandlung durch einen Endokrinologen oder die Substitution von Schilddrüsenhormonen erforderlich.

3.1.9 Leberfunktionsstörung

- **Einleitung**

Veränderungen der Leberfunktionsparameter infolge von Behandlung mit Psychopharmaka treten meist innerhalb der ersten Tage und Wochen, manchmal aber auch erst nach Monaten auf. Ein Anstieg der Transaminasen (GOT und GPT) ist oft vorübergehender Natur, selbst wenn das auslösende Pharmakon weiter gegeben wird (Navarro et al. 2010; Telles-Correia et al. 2017).

- **Auftretenswahrscheinlichkeit**
- Bei folgenden Medikamenten wurde eine schwere oder gar tödlich verlaufende medikamenteninduzierte Leberfunktionsstörung beschrieben. Bei diesen Medikamenten sollte 3, 6, 12 und 24 Wochen nach Behandlungsbeginn eine Kontrolle der Leberfunktionsparameter erfolgen:

3

- – Antidepressiva: Agomelatin, Amitriptylin, Bupropion, Duloxetin, Fluoxetin, Fluvoxamin, Imipramin, Mirtazapin, Moclobemid, Paroxetin, Sertralin, Trazodon, Venlafaxin,
- – Antipsychotika: Chlorpromazin, Clozapin, Haloperidol, Olanzapin, Risperidon, Quetiapin, Ziprasidon,
- – Andere: Carbamazepin, Disulfiram, Valproat.
- ▬ In ▶ Abschn. 3.3 werden Empfehlungen für die Auswahl von Psychopharmaka bei vorbestehenden Lebererkrankungen und Leberfunktionsstörungen gegeben.

■ **Vorgehen**
- ▬ Absetzen des Psychopharmakons ist in folgenden Fällen notwendig:
  - – Transaminasen steigen auf über das 3-Fache des Normbereichs an (GPT stärker als GOT), oder Anstieg von Prothrombinzeit oder totalem Bilirubin (über das 2-Fache des Normbereiches).
  - – Bei Anzeichen einer möglichen Leberschädigung: dunkler Urin, hellgefärbter Stuhl, gelbe Haut/Augen (Ikterus), Schmerzen im rechten Oberbauch, anhaltende, neu aufgetretene und unerklärliche Müdigkeit.
- ▬ Es sollten allerdings immer auch Differenzialdiagnosen für einen Anstieg der Leberfunktionsparameter ausgeschlossen werden, ein De-Ritis-Quotient (GOT/GPT) von >2 spricht beispielsweise eher für eine alkoholtoxische Genese.

3.1.10 Restless-Legs-Syndrom (RLS)/Muskelzuckungen

■ **Einleitung**
- ▬ RLS ist charakterisiert durch imperativen Bewegungsdrang, quälende Missempfindungen der Beine, vor allem in Ruhe, und Besserung bei Bewegung.
- ▬ RLS kann viele Ursachen haben, u. a. Eisenmangel und Niereninsuffizienz, daher bei Auftreten ggf. somatische Differenzialdiagnostik.

■ **Auftretenswahrscheinlichkeit**
- ▬ Restless-Legs-Syndrom (RLS):
  - – Antidepressiva:
    - – verursacht u. a. durch Duloxetin, Mirtazapin und Paroxetin,
    - – Bupropion reduziert u. U. RLS-Beschwerden. Günstig scheint hier auch Trazodon.
  - – Antipsychotika:
    - – verursacht u. a. durch Quetiapin
- ▬ Muskelzuckungen:
  - – Antidepressiva:
    - – verursacht u. a. durch Fluoxetin und Mirtazapin.

3.1.11 Senkung der Krampfschwelle

■ Auftretenswahrscheinlichkeit
— Einige Psychopharmaka senken die Krampfschwelle; dazu zählen beispielsweise folgende Substanzen:
  - Antipsychotika, insbesondere Clozapin, aber auch Olanzapin und Quetiapin.
  - Antidepressiva, insbesondere Bupropion und trizyklische Antidepressiva (in dieser Gruppe vor allem Imipramin und Clomipramin).
  - Stimulanzien

■ Vorgehen
— Bei diesen Wirkstoffen sollte vor Beginn der Behandlung immer nach dem Auftreten einer Epilepsie in der Anamnese gefragt werden.
— Bei Vorliegen einer Epilepsie muss die Gabe eines alternativen Präparates erwogen werden. Bei Unsicherheit kann die Durchführung eines EEG hilfreich sein.

3.1.12 Sexuelle Dysfunktion

■ Auftretenswahrscheinlichkeit
— Antidepressiva:
  - Männer und Frauen reagieren unterschiedlich (▶ Abschn. 24.2):
    - Männern zeigen v. a. Abnahme von sexuellem Interesse und Orgasmus.
    - Frauen zeigen v. a. Abnahme von sexueller Erregung.
  - Häufigkeit (vor allem bedingt durch serotonerge Wirkung) (Serretti und Chiesa 2009):
    - SSRI 70–80 %: v. a. Citalopram, Fluoxetin, Paroxetin und Sertralin; weniger unter Escitalopram (30–40 %).
    - SSNRI: höhere Wahrscheinlichkeit unter Venlafaxin (70–80 %) als unter Duloxetin (25–45 %) und Milnacipran (5–6 %).
    - Seltener: Agomelatin, Amitriptylin, Bupropion, Moclobemid (auf Placeboniveau, ca. 10 %) und Mirtazapin (ca. 25 %).
— Antipsychotika:
  - Sexuelle Dysfunktionen werden bei zahlreichen Antipsychotika beschrieben, möglicherweise ist die Wahrscheinlichkeit geringer unter Antipsychotika, die weniger stark das Prolaktin erhöhen (▶ Abschn. 3.1.6).

■ Vorgehen
Bereits vor Beginn der Behandlung mit Psychopharmaka nach sexueller Funktion fragen, um ggf. beurteilen zu können, ob diese sich im Verlauf der Behandlung ändert (▶ Abschn. 24.3).

3

3.1.13 Thrombozytenaggregationshemmung

■ **Einleitung**

Die Symptomatik äußert sich in verlängerter Blutungszeit und punktförmigen Einblutungen (Petechien) oder (klein-)flächigen Blutungen (Ekchymosen).

■ **Auftretenswahrscheinlichkeit:**

▬ Vor allem bedingt durch SSRIs, daher evtl. auch dem Serotonin zuordnen.
  – Insbesondere bei Kombination von SSRI und nichtsteroidalen Antirheumatika (NSAR): erhöhtes Risiko von
    – intrakranieller Blutung (odds ratio, OR 6,33)(Shin et al. 2015),
    – einer gastrointestinaler Blutung (OR 4,01) (Wang et al. 2014),
    – insgesamt jedoch sehr seltene Ereignisse,
  – auch unter alleiniger Behandlung mit SSRI erhöhtes Risiko (Laporte et al. 2017).
▬ Alternativen: Mirtazapin, Bupropion, Agomelatin.

3.1.14 Zentrales serotonerges Syndrom

■ **Einleitung**

Bei der Kombination von serotonergen Medikamenten kann in seltenen Fällen ein zentrales serotonerges Syndrom auftreten (Trias aus Fieber, neuromuskulären Symptomen wie Hyperreflexie und Myoklonie sowie psychopathologischen Auffälligkeiten wie delirante Syndrome).

■ **Auftretenswahrscheinlichkeit**

▬ Besonders relevant sind SSRI, Trizyklika, MAO-Hemmer und auch Lithium.
▬ Eine sichere Alternative scheint Mirtazapin zu sein (Isbister und Whyte 2003).

■ **Vorgehen**

Wahrscheinlich können Triptane und SSRI bzw. SSNRI dennoch sicher miteinander kombiniert werden, denn es gibt keine sicheren Hinweise dafür, dass unter dieser Kombination tatsächlich gehäuft mit einem zentralen serotonergen Syndrom gerechnet werden muss (Orlova et al. 2018).

3.2 Routineuntersuchungen bei Gabe von Psychopharmaka (Auswahl)

Bei den meisten Psychopharmaka müssen routinemäßig bestimmte Kontrollen durchgeführt werden, um die Sicherheit der Medikamentengabe zu gewährleisten. Diese sind in ▪ Tab. 3.5 und 3.6 übersichtlich zusammengefasst. Bitte beachten Sie auch:
▬ Empfehlungen zu **EKG-Kontrollen** in ▶ Abschn. 3.1.5,
▬ Vorgehen bei Auffälligkeiten in den Routineuntersuchungen in ▶ Abschn. 2.3

Tab. 3.5 Routineuntersuchungen bei Behandlung mit ausgewählten Psychopharmaka (Benkert und Hippius 2023). KG: Körpergewicht, xx: Kontrollen alle 2 Wochen, xxxx: wöchentliche Kontrollen

	vor Beginn	1. Monat	2. Monat	3. Monat	4. Monat	5. Monat	6. Monat	vierteljährlich	jährlich
Carbamazepin									
Spiegel		xx	x	x	x	x	x	x [a]	
Blutbild	x	xxxx	x	x	x	x	x	x [1]	
Kreatinin	x	x		x					x
Elektrolyte	x	x		x			x		x
Leberenzyme	x	xxxx	x	x	x	x	x	x [1]	
Pankreasenzyme	x	x					x		x
Clozapin									
Blutbild	x	xxxx	xxxx	xxxx	xxxx	x	x (für ein Jahr)	x (nach einem Jahr)	x (nach zwei Jahren)
Blutzucker	x	x		x			x	x	
Kreatinin	x	x		x			x	x	
Leberenzyme	x	x	x	x		x	x	x	
Körpergewicht	x	x	x	x	x	x	x	x	
Lithium									
Spiegel		xxxx	x	x	x	x	x	x [b]	
Kreatinin [c]	x	xxxx	x	x	x	x	x	x	

(Fortsetzung)

□ Tab. 3.5 (Fortsetzung)

	vor Beginn	1. Monat	2. Monat	3. Monat	4. Monat	5. Monat	6. Monat	vierteljährlich	jährlich
Natrium und Kalium	x	x		x			x	x	
TSH	x	x							x
Kalzium	x	x						x	
Körpergewicht, Halsumfang	x			x			x	x	
Valproat									
Spiegel		xx	x	x	x	x	x	x	
Blutbild	x	x	xx	x	x	x	x	x	
Kreatinin	x	x	xx	x	x	x	x	x	
GGT, Amylase, Lipase, Quick, INR	x	x	xx	x	x	x	x	x	

[a]Bei langfristig stabilen Patienten sind halbjährliche Kontrollen ausreichend.
[b]In bestimmten Situationen, z. B. bei Durchfällen, häufigere Spiegelkontrollen.
[c]Idealerweise auch Bestimmung der GFR durch Sammelurin vor Beginn der Behandlung und danach jährlich.

Tab. 3.6 Routineuntersuchungen bei Behandlung mit Psychopharmaka (adaptiert nach DGPPN et al. 2015; Benkert und Hippius 2017). KG: Körpergewicht, xx: Kontrollen alle 2 Wochen, xxxx: wöchentliche Kontrollen

	vor Beginn	1. Monat	2. Monat	3. Monat	4. Monat	5. Monat	6. Monat	viertel-jährlich	jährlich
Antipsychotika									
Blutbild	x	x	x	x	x	x	x	x	
Blutzucker	x	x		x			x	x	
Kreatinin	x	x		x			x		x
GGT	x	x	x	x			x	x	
EKG	x	x		x			x	x	
Körpergewicht	x	x	x	x	x	x	x	x	
Antidepressiva									
Blutbild	x	xx	xx	xx	xx	x	x	x	
Kreatinin	x	x		x			x		x
GGT[a]	x	x	x	x			x	x	
Natrium[b]	x	x	x	x			x	x	
EKG	x	x					x	x	

[a]Bei Agomelatin wird darüber hinaus auch eine Kontrolle von GOT und GPT empfohlen.
[b]Hyponatriämie tritt vor allem bei älteren Patienten auf. Bei jüngeren Patienten kann auf die häufige Kontrolle des Na-Spiegels verzichtet werden.

3

3.3 Psychopharmakotherapie bei Nieren- und Leberfunktionsstörung

3.3.1 Antipsychotika

Nierenerkrankung: Als sicher gelten Aripiprazol, Haloperidol und Olanzapin. Amisulprid ist wegen der ausschließlich renalen Elimination kontraindiziert (Dalal et al. 2022).

Lebererkrankung: Als besonders sicher gelten die atypischen Antipsychotika Amisulprid und Paliperidon wegen der ausschließlich renalen Elimination. Ebenfalls vergleichsweise sicher ist Aripiprazol.

3.3.2 Antidepressiva

Nierenerkrankung: SSRI, Milnacipran und Trizyklika sollten vorsichtig eingesetzt werden. Kontraindikationen gibt es nicht (Dalal et al. 2022).

Lebererkrankung: Bei Patienten mit eingeschränkter Leberfunktion gelten wiederum SSRI (insbesondere Citalopram und Escitalopram) und Milnacipran (ausschließlich renale Elimination) und in geringerem Maß auch Bupropion und Venlafaxin als vergleichsweise sicher.

3.3.3 Anxioloytika/Sedativa

Nierenerkrankung: Als sicher gelten Zopiclon und Zolpidem, Benzodiazepine sollten nur mit Vorsicht eingesetzt werden. Kontraindikationen gibt es nicht (Dalal et al. 2022).

Lebererkrankung: Als sicher gilt Pregabalin.

3.3.4 Stimmungsstabilisierer

Nierenerkrankung: Als sicher gilt Lamotrigin, kontraindiziert ist Lithium bei terminaler Niereninsuffizienz (Dalal et al. 2022).

3.3.5 Antidementiva

Nierenerkrankung: Als sicher gilt Donepezil, kontraindiziert ist Galantamin bei terminaler Niereninsuffizienz (Dalal et al. 2022).

3.3.6 **Weitere**

Nierenerkrankung: Als sicher gelten Buprenorphin und Methylphenidat.

3.4 Psychopharmaka in Schwangerschaft und Stillzeit

Grundsätzlich müssen die Risiken der unbehandelten psychischen Erkrankungen abgewogen werden mit den Risiken der Gabe der Medikation. Unbehandelte schwere psychische Erkrankungen können während der Schwangerschaft und Stillzeit mit beachtlichen Risiken für Mutter und Kind einhergehen. Informationen zur Verträglichkeit von Arzneimitteln in Schwangerschaft und Stillzeit und ggf. besser geeignete/untersuchte Alternativen finden Sie auch im Internet unter
▶ https://www.embryotox.de.

3.4.1 **Antipsychotika**

Wenn in der *Schwangerschaft* ein Antipsychotikum verordnet werden muss, erscheinen Haloperidol, Olanzapin, Risperidon und Quetiapin am wenigsten risikoreich. Insbesondere Olanzapin passiert die Plazenta nur im geringen Maße. Im 1. Trimenon sollte wegen möglicher Fehlbildungen (z. B. unter Chlorpromazin oder Aripiprazol beobachtet) wenn möglich auf die Gabe verzichtet werden.

In der *Stillzeit* gelten Olanzapin und Quetiapin als akzeptabel, da sie nur in geringem Maß in die Muttermilch übergehen. Haloperidol, Risperidon und Zuclopenthixol können unter entsprechender Überwachung ebenfalls eingesetzt werden.

3.4.2 **Antidepressiva**

Wenn in der *Schwangerschaft* ein Antidepressivum verordnet werden muss, erscheinen Sertralin und Citalopram am wenigsten risikoreich. Insgesamt ist die Datenlage jedoch nicht eindeutig.

In der *Stillzeit* gelten Sertralin und Paroxetin als akzeptabel. Beide gehen nur in geringem Maße in die Muttermilch über.

3.4.3 **Benzodiazepine**

Es gibt keine eindeutigen Hinweise auf eine teratogene Wirkung von Benzodiazepinen. Dennoch sollte der Einsatz von Benzodiazepinen sicherheitshalber insbesondere im 1. Trimenon der *Schwangerschaft* zurückhaltend erfolgen.

Um die *Geburt* ist bei Kindern von mit Benzodiazepinen behandelten Müttern mit muskulärer Hypotonie, Ateminsuffizienz und Ernährungsstörungen (Floppy-Infant-Syndrom) bzw. Entzugssymptomen zu rechnen.

3

Vom *Stillen* unter Benzodiazepinen wird nicht vollständig abgeraten, es muss jedoch beachtet werden, dass Benzodiazepine in geringem Maße in die Muttermilch übergehen können.

3.4.4 Stimmungsstabilisierer

- **Schwangerschaft**
- Eine Behandlung mit **Lithium** sollte insbesondere wegen der hohen Plazentagängigkeit und des Risikos von kardialen Fehlbildungen nicht während des 1. Trimenon der Schwangerschaft begonnen werden. Eine bestehende Behandlung sollte bei hohem Rückfallrisiko fortgesetzt werden. Vom Stillen unter Lithium wird wegen des Übergangs des Lithiums in die Muttermilch abgeraten.
- **Valproat** muss als eindeutig teratogen betrachtet werden (Fehlbildungsrate über 10 %). Eine Behandlung während der Schwangerschaft und Stillzeit ist daher kontraindiziert. Bei der Verordnung von Valproat sollte schriftlich dokumentiert werden, dass Frauen im gebärfähigen Alter dieses Risiko zur Kenntnis genommen haben und über die Notwendigkeit der Anwendung einer sicheren Verhütung informiert sind. Eine Schwangerschaft muss vor Behandlungsbeginn ausgeschlossen werden. Darüber hinaus sollen die Frauen jährlich ein Bestätigungsformular über die Risikoaufklärung unterzeichnen.[2]
- **Carbamazepin** ist ebenfalls mit einem Fehlbildungsrisiko verbunden (z. B. Neuralrohrverschlussstörungen), insbesondere bei höheren Dosierungen. Diese sind mit einem erniedrigten Folsäurespiegel verbunden, daher sollte Folsäure ab 4 Wochen vor der Empfängnis bis zum Ende des 1. Trimenon in hoher Dosierung gegeben werden (4–5 mg/d).
- **Lamotrigin** ist vergleichsweise sicher, insbesondere in Dosierungen <300 mg/d.

- **Stillzeit**
- Eindeutige Empfehlungen können nicht ausgesprochen werden.
- Möglicherweise ist **Lamotrigin** am sichersten.

3.5 Absetzen von Psychopharmaka

Nach raschem Absetzen von Psychopharmaka können vorübergehende Symptome auftreten, die meist von selbst wieder aufhören, manchmal aber auch die Patienten so stark belasten, dass sie sich deswegen klinisch vorstellen. Dabei müssen diese vorübergehenden Absetzsymptome unterschieden werden von einem Wiederauftreten der Symptome der psychiatrischen Erkrankung, wegen der die Psycho-

---

2   Informationsmaterial und Vordrucke diesbezüglich finden Sie unter: ▶ https://www.bfarm.de/DE/Arzneimittel/Pharmakovigilanz/Risikoinformationen/Schulungsmaterial/Wirkstoff/_node_Wirkstoff.html.

pharmaka verordnet wurden. Am Beispiel der Antidepressiva werden im Folgenden die Auftretenswahrscheinlichkeit, die Symptomatik und das Vorgehen bei Absetzsyndromen beschrieben (Henssler et al. 2019).

3.5.1 Antidepressiva

■ **Auftretenswahrscheinlichkeit von Absetzsymptomen**
- Sehr hohes Risiko: Tranylcypromin, Phenelzin.
- Hohes Risiko: Paroxetin, trizyklische Antidepressiva (insbesondere Imipramin), Venlafaxin.
- Mittleres Risiko: Citalopram, Escitalopram, Duloxetin, Vortioxetin.
- Niedriges Risiko: Fluoxetin, Milnacipran, Sertralin.
- Kein Risiko: Agomelatin.
- Unklares Risiko (unzureichende Datenlage): Mirtazapin, Bupropion.

■ **Charakteristika**
- Zeitliche Charakteristika:
  - Ein Risiko für das Auftreten eines Absetzsyndroms besteht nach ca. 8 Wochen Behandlung.
  - Rasches Auftreten meist innerhalb der 1. Woche nach Absetzen, nach ca. 3–5 Halbwertszeiten.
  - Spontane Rückbildung innerhalb von 2 (–6) Wochen (je nach Halbwertszeit) und rasche Besserung nach Wiederaufnahme der Medikation.
- Symptomatik:
  - Die Symptomatik kann der Grundkrankheit (Depression) ähneln oder sich hiervon unterscheiden.
  - Typischerweise unspezifische Symptomatik (gegebenenfalls spezifisch serotonerge/cholinerge Syndrome), FINISH-Akronym:
    - „flu-like symptoms" (grippeähnliche Symptome)
    - „insomnia" (Schlafstörungen, intensive [Alb-]Träume)
    - „nausea" (Übelkeit, Erbrechen)
    - „imbalance" (Gleichgewichtsstörungen, Schwindel)
    - „sensory disturbances" (Stromschläge, Dysästhesien)
    - „hyperarousal" (Ängstlichkeit, Agitation, Reizbarkeit etc.)

■ **Vorgehen**
- Zur Verhinderung eines Absetzsyndroms sollten Antidepressiva über 4 Wochen und länger ausgeschlichen werden.
- Die Symptomatik ist in den meisten Fällen milde und selbstlimitierend.
- In schweren Fällen kann das Antidepressivum wieder angesetzt werden, was innerhalb von 24 h zu einem vollständigen Abklingen der Symptome führt.
- Wegen der besonders langen Halbwertszeit kann Fluoxetin als „Rescue"-Substanz angesetzt werden (das gilt auch für Beschwerden beim Absetzen von Venlafaxin). Fluoxetin wird dann nach einigen Wochen wieder abgesetzt, meist ohne dass es zu erneuten Absetzsymptomen kommt.

3

3.5.2 Antipsychotika

■ **Charakteristika von Absetzsyndromen**
— Auftreten innerhalb von Tagen bis Wochen.
— Psychische Symptome (z. B. Unruhe, Reizbarkeit, Angst).
— Vegetative Symptome (z. B. Übelkeit, Schwindel, Schwitzen).
— Absetzdyskinesien (z. B. orofaziale Muskulatur), persistieren zum Teil über Monate.

■ **Vorgehen**
— Antipsychotika langsam ausschleichen und niemals abrupt absetzen.
— Dosisreduktion in Schritten von 20 % alle 6–12 Wochen.
— Wenn möglich, minimal effektive Dosis beibehalten (▶ Tab. 4.1).

3.5.3 Lithium

■ **Absetzfolgen**
Erhöhtes Risiko erneuter affektiver Episoden und von Suiziden (unabhängig vom stimmungsstabilisierenden Effekt).

■ **Vorgehen**
Langsames Ausschleichen über Monate hinweg.es Ausschleichen über Monate hinweg.

Psychopharmakotherapie: Wirkstoffe

Inhaltsverzeichnis

© Der/die Autor(en), exklusiv lizenziert an Springer-Verlag GmbH, DE,
ein Teil von Springer Nature 2025
J. P. Klein, E. M. Klein, *Psychiatrie, Psychosomatik und Psychotherapie*,
https://doi.org/10.1007/978-3-662-71440-9_4

In den störungsorientierten Kapiteln dieses Buches werden konkrete Empfehlungen zur Auswahl bestimmter Psychopharmaka bei bestimmten psychischen Störungen gegeben. Dieses Kapitel dient eher als Nachschlagewerk, in dem die charakteristischen Eigenschaften der wichtigsten Psychopharmaka, nach Substanzgruppen sortiert, übersichtlich dargestellt werden.

Bei den **Nebenwirkungen** werden im Folgenden nicht alle bekannten Nebenwirkungen aufgeführt. Vielmehr werden die für dieses Medikament besonders charakteristischen Nebenwirkungen erwähnt. Über die erwähnten Nebenwirkungen hinaus ergeben sich weitere wichtige Nebenwirkungen:

- sich aus dem bei jedem Wirkstoff aufgeführten **Rezeptorprofil** ergebende Nebenwirkungen (▶ Abschn. 2.3),
- **weitere** wichtige Nebenwirkungen (▶ Abschn. 3.1).

Praxistipp: Off-Label-Gebrauch
Wir haben bei den Wirkstoffen jeweils angegeben, für welche Indikationen sie zugelassen sind. Den zugelassenen Dosisbereich haben wir wie folgt gekennzeichnet: mg/d^z.

Das Beachten der Zulassung ist wichtig, denn bei einer Behandlung außerhalb der Zulassung ("off-label") kann die **Gefährdungshaftung** durch den Hersteller wegfallen. Bei einem Off-Label-Gebrauch gilt: Patienten aufklären und gemeinsam Nutzen und Risiken abwägen und beides (Aufklärung und Abwägung) sorgsam dokumentieren.

Eine Off-Label-Behandlung ist nur unter folgenden Bedingungen zulasten der **Krankenkasse** möglich:

- schwerwiegende, lebensbedrohliche oder die Lebensqualität auf Dauer nachhaltig beeinträchtigende Erkrankung,
- keine andere Therapie verfügbar,
- Aussicht auf Behandlungserfolg aufgrund der Datenlage (kurativ oder palliativ).

Die in den Behandlungskapiteln angegeben Indikationen basieren meist auf Leitlinien und, wenn dies nicht gegeben ist, auf Studien, sodass die Kriterien für einen Off-Label-Gebrauch erfüllt sein dürften.

Einige Wirkstoffe, die wir in den Behandlungskapiteln auf Grundlage von Studien und Leitlinien empfehlen, sind nicht Gegenstand der folgenden Abschnitte zu Substanzgruppen der Psychopharmakotherapie. Deren Einsatz erfolgt in der Regel off-label. Beispiele sind:

- Doxazosin in der Behandlung von Albträumen,
- Naltrexon und Nalmefen in der Behandlung von dissoziativen Symptomen.

4.1 Antipsychotika

Antipsychotika werden traditionell eingeteilt in typische und atypische Antipsychotika. Typische Antipsychotika werden auch als Antipsychotika der 1. Generation ("first generation antipsychotics", FGA) bezeichnet, analog dazu werden die atypischen Antipsychotika der 2. Generation zugeordnet ("second generation antipsychotics", SGA).

Drei Eigenschaften bestimmen die **atypischen Antipsychotika**. (1) Sie haben im Vergleich zu typischen Antipsychotika weniger extrapyramidalmotorische Nebenwirkungen, (2) eine bessere Wirkung auf die Positivsymptomatik und (3) eine bessere Wirkung auf die Negativsymptomatik. Die verschiedenen atypischen Antipsychotika erfüllen diese Kriterien in unterschiedlich starkem Ausmaß. Streng genommen hat nur Clozapin alle drei den atypischen Antipsychotika zugesprochenen Eigenschaften. Die Grenze zwischen typischen und atypischen Antipsychotika ist daher eher fließend.

Innerhalb der Gruppe der atypischen Antipsychotika gibt es einige Wirkstoffe, die im Gegensatz zu allen anderen Antipsychotika nicht antagonistisch am D2-Rezeptor wirken, sondern partiell agonistisch (siehe ▶ Abschn. 2.2.1 oben). Diese werden manchmal auch als Antipsychotika der 3. Generation bezeichnet. Dazu zählt neben Aripiprazol auch Cariprazin.

Die typischen Antipsychotika werden wiederum unterteilt in niedrigpotente, mittelpotente und hochpotente. Die Einteilung richtet sich nach dem Verhältnis der sedierenden zur antipsychotischen Wirkung. Die niedrigpotenten Antipsychotika wirken überwiegend sedierend, die hochpotenten überwiegend antipsychotisch und die mittelpotenten Antipsychotika verfügen sowohl über sedierende als auch über antipsychotische Eigenschaften.

Einige Antipsychotika sind auch als Depotpräparate verfügbar. Diese Depotpräparate werden beispielsweise bei mangelnder Adhärenz bezüglich der oralen Medikation eingesetzt. Ein Antipsychotikum, das vor allem als Depotpräparat eingesetzt wird, ist Paliperidon. Paliperidon ist der aktive Metabolit von Risperidon, und das Rezeptor- und Nebenwirkungsprofil ist daher vergleichbar mit dem von Risperidon.

4.1.1 Antipsychotika der 1. Generation (typische Antipsychotika)

Im Folgenden werden ausgewählte Antipsychotika der ersten Generation steckbriefartig vorgestellt.

Wirkstoffname Chlorprothixen

Markennamen z. B. Truxal®.

Einteilung Niedrigpotentes typisches Antipsychotikum.

Pharmakodynamik
- Starke Blockade von 5-HT2 und H1, aber auch von mACh und A1-Rezeptoren.
- Mittelstarke Affinität zu D1-Rezeptoren und niedrige Affinität zu D2- und D3-Rezeptoren.

Pharmakokinetik
- t_{max} = 2–3 h. .
- HWZ = 8–12 h.

Dosierung Einschleichend (z. B. 50 mg Schritte) bis zu 200 mg^z (ambulant), stationär auch bis zu 400 mg^z.

Zulassung Unruhe und Erregung bei akuten psychotischen Syndromen und maniformen Syndromen.

Kontraindikation Kardiale Vorschädigung, QT-Verlängerung, Bradykardie, Hypokaliämie.

Interaktion Vorsicht bei Kombination mit anderen Medikamenten, welche die QT-Zeit verlängern oder anticholinerg wirken.

Bewertung Wird vor allem zur Sedierung eingesetzt.

Wirkstoffname Haloperidol

Markennamen Haldol®.

Einteilung Hochpotentes typisches Antipsychotikum.

Pharmakodynamik Hauptsächlich Blockade von D2-, aber auch A1-Rezeptoren, kaum messbare Blockade von mACh-Rezeptoren (daher auch in der Behandlung eines Delirs gut geeignet).

Pharmakokinetik
- t_{max} = oral: 1,5–3,5 h, Depot: 1–7 Tage.
- HWZ = oral: 12–36 h, Depot: ca. 3 Wochen.

Dosierung
- Akute Erregung: 5–10 mg, oral oder i. m.,[1] maximale Tagesdosis 20 mg^z; ältere Patienten: deutlich niedrigere Dosierung, z. B. beginnend mit 1–2 mg, maximal 5 mg. Medikationsgabe kann nach einer halben Stunde wiederholt werden, bei weiter bestehender schwerer Erregung evtl. Verdopplung der Dosis (z. B. von 5 mg auf 10 mg). Umrechnung von akut i. m. auf oral: 1- bis 1,5-fache i. m.-Dosis als orale Dosis.
- Schizophrenie: 4–8 mg; ist auch als i. m.-Präparat verfügbar (Decanoat), Faustregel für die Dosierung ist 10–15× orale Dosis = Depotdosis für 4-wöchiges Dosierungsintervall.

---

1 i. v.-Gabe ist wegen der Gefahr von TdP-Tachykardien kontraindiziert.

Zulassung   Schizophrenie und schizoaffektive Störung, manische Episode, Delir, akute Erregung im Rahmen von psychotischer Störung oder Manie.

Kontraindikation   Morbus Parkinson, schwere orthostatische Dysregulation, QTc-Veränderungen.

Interaktion   Sedierende Medikamente und Medikamente, die ebenfalls die QT-Zeit verlängern.

4

Bewertung   Zur Dauerbehandlung heute eingeschränkte Bedeutung, für die Behandlung in Notfallsituationen jedoch wegen des raschen Wirkungseintritts sehr gut geeignet.

Wirkstoffname Levomepromazin

Markennamen   Neurocil®.

Einteilung   Niedrigpotentes typisches Antipsychotikum.

Pharmakodynamik   Blockade vor allem von H1, mACh und A1-Rezeptoren, nur schwache D2-Blockade.

Pharmakokinetik
- t_{max} = 2–3 h.
- HWZ = 16–78 h.

Dosierung   Einschleichend (z. B. 50 mg) Schritte bis zu 300 mg (verteilt auf 3 Einzeldosen), maximale Tagesdosis 600 mg^z.

Zulassung   Erregungszustände im Rahmen von psychotischen Störungen oder manischen Episoden.

Kontraindikation   Besondere Vorsicht ist geboten bei Patienten, die sensibel auf Blutdruckschwankungen reagieren, kardiale Vorschädigung, QT-Verlängerung, Bradykardie, Hypokaliämie.

Interaktion   Vorsicht bei Kombination mit anderen Medikamenten, welche die QT-Zeit verlängern, sedierend oder anticholinerg wirken.

Bewertung   Wird vor allem zur Sedierung eingesetzt.

Wirkstoffname Melperon

Markennamen   Melperon®.

Einteilung   Niedrigpotentes typisches Antipsychotikum.

Pharmakodynamik Blockade von D3-Rezeptoren, deutlich weniger 5-HT2-, 2-, D2-artigen Rezeptoren. Kaum messbare Wirkung auf H1- und mACh-Rezeptoren.

Pharmakokinetik
- t_{max} = 1–1,5 h.
- HWZ = 4–6 h.

Dosierung 50–150 mg/d, für die schlafanstoßende Wirkung sind 25–100 mg/d meist ausreichend.

Zulassung Schlafstörung, Unruhe, Verwirrtheit, Erregungszustände.

Charakteristische Nebenwirkungen Vor allem Müdigkeit, Hypotonie bzw. orthostatische Dysregulation. Bitte jeweils auch die bei dem angegebenen Rezeptorprofil zu erwartenden Nebenwirkungen beachten.

Kontraindikation Kardiale Vorschädigung (wegen möglicher Hypotonie).

Interaktion Vorsicht bei Kombination mit anderen Medikamenten, welche die QT-Zeit verlängern, sedierend wirken oder über CYP2D6 verstoffwechselt werden.

Bewertung Wegen der geringen anticholinergen Wirkung und der seltenen Extrapyramidalmotorischen Symptome (EPS) besonders geeignet zur Behandlung von Unruhe bei älteren Patienten.

Wirkstoffname Pipamperon

Markennamen Dipiperon®.

Einteilung Niedrigpotentes typisches Antipsychotikum.

Pharmakodynamik Antagonist am 5-HT2-Rezeptor; deutlich weniger an D2-, D4- und A1-Rezeptoren. Keine Wirkung auf H1- und mACh-Rezeptoren.

Pharmakokinetik
- t_{max} = langsame Resorption.
- HWZ = 17–22 h.

Dosierung Einschleichender Beginn mit 3 × 40 mg; maximale Tagesdosis 360 mg/d; in der Geriatrie initiale Dosisreduktion (etwa 1/3, ggf. auch nur 10 mg).

Zulassung Schlafstörung, Erregung.

Charakteristische Nebenwirkungen Bitte jeweils die bei dem angegebenen Rezeptorprofil zu erwartenden Nebenwirkungen beachten.

Kontraindikation Kardiale Vorschädigung (insbesondere QTc-Zeit-Verlängerung).

4

Interaktion Vorsicht bei Kombination mit anderen Medikamenten, welche die QT-Zeit verlängern oder sedierend wirken.

Bewertung Wegen der geringen anticholinergen Wirkung gut geeignet zur Sedierung bei älteren Patienten.

Wirkstoffname Zuclopenthixol

Markennamen Ciatyl®; i. m.-Präparat Zuclopenthixol Acetat: Ciatyl Acuphase®.

Einteilung Mittelpotentes typisches Antipsychotikum.

Pharmakodynamik Hohe Affinität zu D2-, 5-HT2A-, H1- und A1-Rezeptoren.

Pharmakokinetik
- t_{max} = oral: 3–4 h; i. m.-Präparat Zuclopenthixol Acetat: 36 h.
- HWZ = oral: 15–25 h i. m.-Präparat Zuclopenthixol Acetat: 36 h.

Dosierung
- Oral einschleichend in Schritten von 10 mg bis auf 75 mg/d.
- i. m. 50–150 mg Zuclopenthixol Acetat, 1- bis 2-malige Wiederholung alle 2–3 Tage.

Charakteristische Nebenwirkungen Bitte jeweils die bei dem angegebenen Rezeptorprofil zu erwartenden Nebenwirkungen beachten.

Kontraindikation Mittel- bis schwergradige Leberinsuffizienz.

Interaktion Vorsicht bei Kombination mit anderen Medikamenten, welche die QT-Zeit verlängern, sedierend oder anticholinerg wirken.

Bewertung Als Acetat (Acuphase) gut geeignet als Medikation, deren Wirkung sowohl antipsychotisch als auch sedierend ist, nach der Injektion rasch eintritt und für etwa 3 Tage anhält.

4.1.2 Antipsychotika der 2. Generation (atypische Antipsychotika, ◼ Tab. 4.1)

Im Folgenden werden ausgewählte Antipsychotika der zweiten Generation steckbriefartig vorgestellt.

Wirkstoffname Amisulprid

Markennamen Solian®.

Einteilung Atypisches Antipsychotikum.

Pharmakodynamik Selektive Blockade von D2-Rezeptoren.

▪ **Tab. 4.1** Optimale Dosierung von ausgewählten Antipsychotika. Die Dosierungsempfehlung ist abgeleitet von 2 Dosisfindungsmetaanalysen (Leucht et al. 2014, 2020, 2021), kann bei einzelnen Patienten jedoch höher oder niedriger liegen. Die Dosierungen sind jeweils in die nächste als orale Medikation verfügbare Dosierung umgerechnet worden

Name des Antipsychotikums	Äquivalenzdosis zu 1 mg Risperidon	Akutbehandlung der Schizophrenie	Rezidivprophylaxe der Schizophrenie	Minimal effektive Dosis
Amisulprid	85,77 mg	Positivsymptome: 550 mg, Negativsymptome 75 mg		
Aripiprazol	1,84 mg	12,5 mg	10 mg	10 mg
Cariprazin	1,22 mg	7,5 mg		1,5 mg
Clozapin				300 mg
Haloperidol				4 mg
Olanzapin	2,42 mg	Positivsymptome: 15 mg, Negativsymptome: 7,5 mg	12,5 mg	7,5 mg
Quetiapin	77,01 mg	500 mg	400 mg	150 mg
Risperidon	1	6 mg	5 mg	2 mg

Pharmakokinetik
- t_{max} = 2 h
- HWZ = 12–24

Dosierung
- Positivsymptomatik: 400–800 mg/d (max. 400 mg als Einmalgabe bereits zu Beginn möglich), max. 1200 mg/d[z].
- Primäre Negativsymptomatik, chronische Depression: 50–300 mg/d[z].
- Rezidivprophylaxe: mind. 400 mg.

Zulassung Akute und chronische schizophrene Störungen, auch bei primärer Negativsymptomatik.

Charakteristische Nebenwirkungen Bitte jeweils die bei dem angegebenen Rezeptorprofil zu erwartenden Nebenwirkungen beachten.

Kontraindikation Schwere Nierenerkrankungen, da ausschließlich renale Elimination.

Interaktion Keine Kombination mit L-Dopa.

Bewertung   Gut belegte Wirksamkeit, auch bei Negativsymptomatik, rasche Aufdosierung möglich. Aber hohes Risiko für Hyperprolaktinämie (Kontrollen nötig!).

Wirkstoffname Aripiprazol

Markennamen   z. B. Abilify®.

Einteilung   Atypisches Antipsychotikum.

Pharmakodynamik   Partieller Agonist an D2-, D3- und 5-HT1A-Rezeptoren, Antagonismus an 5-HT2A-Rezeptoren.

Pharmakokinetik
- t_{max} = 3–5 h.
- HWZ = 5–7 d.

Dosierung
- Schizophrenie/Manie: Anfangsdosis 10–15 mg/d (in Einzelfällen auch 5 mg), Erhaltungsdosis meist 15 mg/d, Maximaldosis 30 mg/d^z (Schizophrenie).
- Augmentation bei Depression (off-label): 2,5–5 mg/d.

Zulassung   Schizophrenie, Manie (Akutbehandlung und Rezidivprophylaxe, wenn überwiegend manische Episoden und Ansprechen in der Akutbehandlung).

Charakteristische Nebenwirkungen   Bitte jeweils die bei dem angegebenen Rezeptorprofil zu erwartenden Nebenwirkungen beachten.

Kontraindikation   Krampfanfälle in der Vorgeschichte.

Interaktion   Gegebenenfalls Dosisanpassung bei Kombination mit starken Induktoren/Inhibitoren von CYP 3A4 oder CYP2D6.

Bewertung   Gut verträgliches Antipsychotikum, das sowohl in der Behandlung der Manie als auch der Schizophrenie wirksam ist, jedoch kaum sedierend wirkt.

Wirkstoffname Asenapin

Markennamen   Sycrest® Sublingualtablette (sehr geringe Bioverfügbarkeit, wenn die Tablette geschluckt wird).

Einteilung   Atypisches Antipsychotikum.

Pharmakodynamik
- Hochaffiner Antagonist am 5-HT2A- und 5-HT2C-Rezeptor sowie Antagonist an D2-und D3-Rezeptoren (5-HT2A/D2=20).
- Antagonismus auch an D1- und D4-Rezeptoren, Alpha-Adrenozeptoren, H1- und H2-Rezeptoren.

Pharmakokinetik
- t_{max} = 1 h.
- HWZ = 13–39 h.
- Hepatische Metabolisierung.

Dosierung   Anfangsdosis: 2 × 5 mg, Erhaltungsdosis 2 × 10 mg.

Zulassung   Manische Episode.

Wirkstoffname Cariprazin
Markennamen   Reagila®.

Einteilung   Atypisches Antipsychotikum.

Pharmakodynamik   Hohe Affinität und partialagonistische Wirkung an D2-, D3, 5-HT1A-Rezeptoren, antagonistische Wirkung an 5-HT2A/B- und H1-Rezeptoren.

Pharmakokinetik
- t_{max} = 3–6 h.
- HWZ = 13–39 h.
- Hepatische Metabolisierung über CYP3A4.

Dosierung   Anfangsdosis 1,5 mg, Zieldosis 1,5–6 mg.

Zulassung   Schizophrenie.

Bewertung   Vorteilhaft in der Behandlung von Negativsymptomen.

Wirkstoffname Clozapin
Markennamen   Leponex®.

Einteilung   Atypisches Antipsychotikum

Pharmakodynamik   Hohe Affinität zu H1, A1, 5-HT2A, 5-HT2C, mAch, und D4-Rezeptoren

Pharmakokinetik
- t_{max} = 2–4 h.
- HWZ = 8–16 h.

Dosierung
- Einschleichender Beginn mit Testdosis von 12,5 mg/d, dann langsame Dosissteigerung um 25 mg/d, Erhaltungsdosis 100–400 mg/d, Höchstdosis 600 mg/d^z.
- Bei älteren Patienten (z. B. Einsatz bei Morbus Parkinson oder Lewy-Körperchen-Demenz) Beginn mit 6,25–12,5 mg/d (Dosisbereich 25–37,5 mg/d).

4

— In der Indikation therapieresistente Schizophrenie Clozapinspiegel von mind. 350 bis max. 600 ng/ml anstreben (soweit verträglich).

Zulassung Therapieresistente Schizophrenie, Psychosen bei Morbus Parkinson.

Charakteristische Nebenwirkungen
— Agranulozytose, Gewichtszunahme und Senkung der Krampfschwelle (Details siehe ▶ Abschn. 3.1 und zur Häufigkeit der Blutbildkontrollen ▶ Abschn. 3.2).
— Diabetische Ketoazidose: kann unter Behandlung mit Clozapin auch ohne vorherige Hinweise auf einen Diabetes mellitus auftreten.
— Hypersalivation, v. a. nachts (tritt bei ca. 30 % der Patienten auf, ggf. Therapieversuch mit mAch1-Antagonist Pirenzepin 25–100 mg).
— Myokarditis (v. a. innerhalb der ersten 3–4 Wochen und v. a. bei zu rascher Aufdosierung, diese äußert sich unter anderem durch grippeähnliche Symptome, neu aufgetretene Tachykardie mit einem Herzfrequenzanstieg von > 20/min und Symptomen einer Herzinsuffizienz; Absetzen von Clozapin bei Erhöhungen von Troponin auf mehr als das 2-Fache des oberen Grenzwertes oder CRP > 100 mg/l). Nach einer Myokarditis können ca. 67 % der Patienten wieder erfolgreich mit Clozapin behandelt werden, von einer erneuten Clozapin-Behandlung nach Myokarditis wird dennoch abgeraten (Manu et al. 2012).

Kontraindikation Unfähigkeit des Patienten, regelmäßig das Blutbild kontrollieren zu lassen und bei auftretenden fieberhaften Infekten einen Arzt aufzusuchen, darüber hinaus vorbestehende Herzerkrankungen, hämatologische Erkrankungen und Epilepsie.

Interaktion Bei Kombination mit Benzodiazepinen Atemstillstand oder kardiovaskuläre Synkopen möglich, daher: keine gleichzeitige Gabe von Clozapin und Benzodiazepinen i. v. und Vorsicht bei Kombination von Clozapin mit oralen Benzodiazepinen. Diese Kombination sollte auf Ausnahmen beschränkt werden (z. B. katatone Syndrome oder extreme Agitiertheit).

Bewertung Wichtiges Medikament wegen der überlegenen Wirksamkeit bei therapieresistenter Schizophrenie (etwa 75 % aller Patienten, die auf andere Antipsychotika nicht angesprochen haben, sprechen auf Clozapin an, für andere Wirkstoffe liegt diese Zahl mit ca. 20 % deutlich niedriger).

Wirkstoffname Olanzapin
Markennamen z. B. Zyprexa®.

Einteilung Atypisches Antipsychotikum.

Pharmakodynamik Antagonist an mAch, 5-HT2, D-Rezeptoren, außerdem A1- und H1-Rezeptoren.

Pharmakokinetik
- t_{max} = 5–8 h.
- HWZ = 23–43 h.

Dosierung Schizophrenie: Einschleichend beginnend mit 5–10 mg/d, aufdosieren bis auf 40 mg/d in der Akutbehandlung, Dosisbereich in der Dauerbehandlung bis 20 mg/d^z. Bei älteren Patienten beginnend mit 2,5–5 mg.

Zulassung Schizophrenie (Akutbehandlung und Rezidivprophylaxe), Manie (Akutbehandlung und bei Ansprechen Rezidivprophylaxe).

Charakteristische Nebenwirkungen Blutbildveränderungen, Gewichtszunahme und Senkung der Krampfschwelle. Bitte jeweils auch die bei dem angegebenen Rezeptorprofil zu erwartenden Nebenwirkungen beachten.

Kontraindikation Risiko eines Engwinkelglaukoms, Diabetes mellitus, Leukopenie/Neutropenie.

Bewertung Sedierendes atypisches Antipsychotikum mit guter Wirkung bei Schizophrenie und Manie, jedoch Gefahr der deutlichen Gewichtszunahme.

Wirkstoffname Quetiapin

Markennamen Seroquel® bzw. Seroquel prolong® (retard).

Einteilung Atypisches Antipsychotikum.

Pharmakodynamik Antagonist an H1-Rezeptoren, schwächer an 5-HT2, D-, und A1- Rezeptoren.

Pharmakokinetik
- t_{max} = ca. 1,5 h (retard 6 h).
- HWZ = 6–11 h.
- Verminderung der Quetiapin-Clearance bei Patienten > 65 Jahren und bei Patienten mit stärkerer Einschränkung der Nieren- oder Leberfunktion.

Dosierung
- Unretardiert
  - Beginnend mit 50 mg (in Ausnahmefällen auch 100 mg), dann kann man jeden Tag in 100-mg-Schritten aufdosieren.
  - Ältere Patienten: Beginnend mit 12,5 mg und in langsamen Schritten aufdosieren (max. 50-mg-Schritte).
- Retardiert
  - Kann auch mit 200–300 mg/d begonnen und dann am 2. Tag auf 600 mg aufdosiert werden.
  - Ältere Patienten: Beginnend mit 50 mg/d in den ersten 3 Tagen, dann ca. alle 4 Tage um 50 mg aufdosieren bis niedrigste wirksame Dosis (ca. 300 mg/d).

4

— Zieldosis
  – Bipolare Depression: 300 mg/d.
  – Depressive Episode: 150–300 mg/d.
  – Schizophrenie/Manie: 300–450 mg (Akutbehandlung auch 800 mg/d^z).

Zulassung Schizophrenie (Akutbehandlung und bei Ansprechen Rezidivpro-phylaxe), manische Episode und bipolare Depression (Akutbehandlung und bei Ansprechen Rezidivprophylaxe), Augmentationsbehandlung bei unipolarer De-pression.

Charakteristische Nebenwirkungen Schwindel (orthostatische Dysregulation), Ge-wichtszunahme, Blutbildveränderungen, Senkung der Krampfschwelle und QT-Verlängerung. Bitte jeweils auch die bei dem angegebenen Rezeptorprofil zu er-wartenden Nebenwirkungen beachten.

Kontraindikation Krampfanfälle in der Vorgeschichte.

Interaktion Vorsicht bei Kombination mit anderen Medikamenten, welche die QT-Zeit verlängern oder sedierend wirken.

Bewertung Häufig eingesetztes, gut wirksames und sedierendes atypisches Antip-sychotikum. Einziges atypisches Antipsychotikum mit Zulassung für manische und schwere depressive Episoden bei bipolarer Störung. Dosisoptimum geringer bei affektiven als bei schizophrenen Störungen.

Wirkstoffname Risperidon

Markennamen Risperdal®, Risperdal Consta®.

Einteilung Atypisches Antipsychotikum.

Pharmakodynamik In erster Linie Antagonist an 5-HT2, D2- und A1-Rezeptoren.

Pharmakokinetik (oral)
— t_{max} = 1–2 h.
— HWZ = 2–4 h.

Dosierung Schizophrenie/Manie: Einschleichend beginnend mit 2 mg, auf-dosieren bis auf 4 mg (6 mg in der Akutbehandlung). Bei älteren Patienten (auch in der Behandlung der akuten Erregung) beginnend mit 0,25–0,5 mg 2× täglich, in kleinen Schritten aufdosieren bis 1 mg (max. 4 mg).

Zulassung Schizophrenie, manische Episode, Aggression bei Demenz und Intelligenzminderung (max. 6 Wochen).

Charakteristische Nebenwirkungen Parkinsonoid, Hyperprolaktinämie, Gewichts-zunahme. Bitte jeweils auch die bei dem angegebenen Rezeptorprofil zu erwartenden Nebenwirkungen beachten.

Kontraindikation Parkinson-Erkrankung, prolaktinabhängige Tumoren.

Bewertung Häufig eingesetztes, gut wirksames atypisches Antipsychotikum. Bei Dosierung bis zu 6 mg selten EPS.

4.1.3 Liste der intramuskulär verfügbaren Antipsychotika in der Akutbehandlung

— Aripiprazol (Durchstechflasche 9,75 mg = 1,3 ml),
— Haloperoidol (Ampulle 5 mg/ml),
— Levomepromazin (Ampulle 25 mg/ml),
— Olanzapin (Injektionslösung 5 mg/ml),
— Ziprasidon (Ampulle 20 mg/ml).

4.1.4 Liste der als Tropfen verfügbaren Antipsychotika

— Amisulprid (100 mg/ml),
— Aripiprazol (1 mg/ml),
— Clozapin (50 mg/ml),
— Haloperidol (2 mg/ml = 20 Trpf. bzw. 10 mg/ml = 20 Trpf.),
— Levomepromazin (40 mg/ml),
— Melperon (5 mg/ml, bzw. forte: 25 mg/ml),
— Pipamperon (4 mg/ml),
— Prothipendyl (50 mg/ml = 20 Trpf.),[2]
— Risperdal (1 mg/ml),
— Zuclopenthixol (20 mg/ml = 20 Trpf.),

---

2   Spielt wegen schwacher antipsychotischer Wirkung kaum eine Rolle in der Behandlung der Schizophrenie. Wegen sedierender Wirkung und recht guter kardialer Verträglichkeit gern als schlafanstoßendes Medikament verwendet.

4.1.5   Depotantipsychotika (🔹 Tab. 4.2)

🔹 **Tab. 4.2**   Übersicht über Depot-Antipsychotika (Auswahl, adaptiert nach Benkert und Hippius 2017)

Wirkstoff	Marken-name	Wirkungs-dauer	Dosie-rung in mg	Umrechnungs-faktor von oraler Dosis auf i. m. Dosis (Faustregel)	t_{max}	HWZ
Typische Antipsychotika						
Flupentixol Decanoat	Fluanxol®	2–4 Wo-chen	20–100		5–7 d	14–20 d
Fluphena-zin Deca-noat	Lyogen®	2–4 Wo-chen	12,5–100		1–3 d	7–14 d
Fluspirilen	Imap®	1 Woche	2–10		ca. 2 d	1 Woche
Haloperi-dol Deca-noat	Haldol® Decanoat	2–4 Wo-chen	50–300	10–15 (bei 4-wöchi-gem Dosierungs-intervall)	3–9 d	14–28 d
Zuclopent-hixol Ace-tat	Ciatyl-Z Accu-phase	2–3 Tage	50–150		36 h	ca. 1–2 d
Zuclopent-hixol Deca-noat	Ciatyl-Z Depot	2–4 Wo-chen	100–400		4–7 d	19 d
Atypische Antipsychotika						
Aripiprazol	Abilify Main-tena®	4 Wochen	300–400[a]	ca. 20–30 (im Ver-gleich zu oralem Aripiprazol)	5–7 d	30–47 d
Paliperidon Malitat[b]	Xeplion®	4 Wochen	25–150[c]	ca. 20 (im Ver-gleich zu oralem Risperidon)	13–17 d	25–49 d
	Trevicta®	3 Monate	150–525	ca. 3 (im Vergleich monatlichem Pali-peridon)	23–24 d	2–4 Monate
	Byannli®	6 Monate	700–1000	ca. 2 (im Vergleich 3-monatlichem Pa-liperidon)	33–35 d	5 Monate
Olanzapin Pamoat	Zypad-hera®	2 Wochen	150–210	ca. 20 für die An-fangsdosis, ca. 15 für die Er-haltungsdosis	2–4 d	ca. 30 d
	Zypad-hera®	4 Wochen	300–405	ca. 30 für die Er-haltungsdosis	2–4 d	ca. 30 d

☐ **Tab. 4.2** (Fortsetzung)						
Wirkstoff	**Marken-name**	**Wirkungs-dauer**	**Dosie-rung in mg**	**Umrechnungs-faktor von oraler Dosis auf i. m. Dosis (Faustregel)**	**t_{max}**	**HWZ**
Risperidon	Risperdal Consta®	2 Wochen	12,5–50	ca. 10 (im Vergleich zu oralem Risperidon)	34 d[d]	ca. 26 d
Risperidon ISM[e]	Okedi®	4 Wochen	75–100	ca. 20	1–2 d	7–11 d

[a]Verträglichkeit von Aripiprazol oral vor erster Injektion sicherstellen. In den ersten beiden Wochen der Behandlung ist eine orale Weiterbehandlung mit 10–20 mg Aripiprazol erforderlich. Alternativ ist eine Boosterung möglich: Einstellung an einem Tag mit Gabe von 2× 400 mg Abilify Maintena® in zwei verschiedene Muskeln, dann Fortsetzung mit 400 mg alle 4 Wochen.
[b]Zulassung: Schizophrenie und schizoaffektive Störung.
[c]Bei der Eindosierung von Paliperidon i. m. (Xeplion®) ist eine sogenannte Boosterung möglich. Dabei gibt man in der ersten Woche 150 mg, 1 Woche später 100 mg und dann alle 4 Wochen die Zieldosis (meist 75 mg). In diesem Fall ist eine parallele orale Gabe von Antipsychotika nicht notwendig.
[d]In den ersten 3 Wochen der Behandlung mit Risperidon i. m. (Risperdal Consta®) muss wegen der Pharmakokinetik eine orale Weiterbehandlung mit einem Antipsychotikum (z. B. Risperidon) erfolgen. Das orale Risperidon sollte dann über mindestens 1 Woche (bei weiter bestehender Positivsymptomatik auch länger) ausgeschlichen werden.
[e]Bei der Anwendung von Okedi® ist weder ein Aufsättigungsdosis noch eine ergänzende orale Behandlung mit Risperidon empfohlen. Das ist ein Vorteil im Vergleich zu Risperdal Consta®.

4.2 Antidepressiva

Antidepressiva werden entsprechend ihrem Wirkmechanismus eingeteilt, unter anderem in

- **trizyklische Antidepressiva (TZA)**, z. B. Amitriptylin,
- Inhibitoren der Monoamninoxidase (MAO-I oder **MAO-Hemmer**), z. B. Tranylcypromin,
- selektive Serotoninwiederaufnahmehemmer **(selective Serotonin Reuptake Inhibitors, SSRI), z. B. Citalopram**
- **selektive Serotonin- und Noradrenalinwiederaufnahmehemmer** (selective Serotonin and Noradrenaline Reuptake Inhibitors, **SSNRI oder dual wirksame Antidepressiva**), z. B. Venlafaxin.
- Weitere Antidepressiva:
  - noradrenerg/spezifisch serotonerge Antidepressiva (NaSSA) mit A2-Adrenozeptor-antagonistischer Wirkung (z. B. Mirtazapin),
  - kombinierter selektiver Noradrenalin-/Dopaminwiederaufnahmehemmer (Norepinephrine-Dopamine Reuptake Inhibitor, NDRI, z. B. Bupropion),
  - melatonerg/serotonerge Antidepressiva (z. B. Agomelatin).

Weitere Details zur Wirkungsweise der Antidepressiva finden Sie im ▶ Abschn. 2.2.3).

4

4.2.1 Trizyklische Antidepressiva (TZA)

Nebenwirkungen Bedingt durch antiadrenerge, antihistaminerge und anticholinerge Wirkung insgesamt mehr Nebenwirkungen als bei SSRI und SSNRI (u. a. orthostatische Dysregulation, Sedierung und Mundtrockenheit).

Kontraindikation Unter anderem verlängerte QT-Zeit, delirantes Syndrom, Harnverhalt.

Bewertung Möglicherweise bessere Wirkung bei Depression, die auf SSRI nicht angesprochen hat, schlafanstoßende Wirkung (z. B. Trimipramin, Doxepin, Amitriptylin) und zusätzliche Wirkung auf Albträume (insbesondere Amitriptylin).

Dosierung Bei allen TZA beginnend mit 25 oder 50 mg, innerhalb von 3–7 Tagen schrittweise erhöhen auf Zieldosis 150 mg (mindestens jedoch 75–100 mg, wenn höhere Dosen nicht toleriert werden), bei ausbleibender Wirkung schrittweise Aufdosierung auf bis zu 300 mg (v. a. stationär). Bei Schlafstörungen ist oft bereits eine niedrigere Dosierung ausreichend (z. B. 25–50 mg Amitriptylin oder 5–10 mg Doxepin).

Beispiele
- Amitriptylin retard (z. B. Saroten®), Zulassung (bis 150 mg/d): depressive Episode, neuropathische Schmerzen, Prophylaxe von Spannungskopfschmerzen und Migräne; Pharmakokinetik: HWZ 10–28 h.
- Doxepin (z. B. Aponal®), Zulassung (bis 150 mg/d): depressive Episode; Angstsyndrome; leichte Entzugssyndrome; Unruhe, Angst oder Schlafstörungen bei depressiver Episode; Pharmakokinetik: HWZ 13–26 h.
- Trimipramin (z. B. Stangyl®), Zulassung (bis 400 mg/d): depressive Episode; Pharmakokinetik: HWZ 23–24 h.

4.2.2 Inhibitoren der Monoaminoxidase (MAO-I)

Nebenwirkungen Im allgemeinen Blutdruckabfall, jedoch Risiko hypertensiver Krisen bei Genuss von tyraminreicher Kost (besonders hoher Tyramingehalt z. B. in Cheddar- oder Stilton-Käse, weitere tyraminhaltige Nahrungsmittel sind z. B. andere reife, alte Käse mit Schimmel oder Schmieren, Fischhalbkonserven wie Salzheringe oder Anchovis, ausgereifte Salami und Leber oder Nieren, (dunkle) Schokolade, Bananen oder verdorbene Früchte und alkoholische Getränke), daher muss v. a. unter Tranylcypromin eine tyraminarme Diät eingehalten werden.

Kontraindikation Unter anderem instabile Herz-Kreislauf-Erkrankungen und arterielle Hypertonie.

Interaktion Keine Kombination mit serotonergen Antidepressiva sowie anderen serotonergen Arzneimitteln (z. B. Triptane oder Tramadol) wegen Gefahr eines zentralen Serotoninsyndroms (Klein et al. 2024a, b).

Bewertung   Unter Tranylcypromin in einigen Fällen gute Wirkung auch bei therapie-resistenten Patienten (insbesondere bei höheren Dosierungen 50–60 mg/Tag).

Beispiele, Dosierung und Zulassung
▬ Moclobemid (kurz wirksame Hemmung der MAO-A):

Pharmakokinetik   HWZ 2 h.

Dosierung   Einstieg mit 300–450 mg/d in 2–3 Einzeldosen, Aufdosierung bis 600 mg/d.

Zulassung   depressive Episode, soziale Angststörung.

▬ Tranylcypromin (irreversibler, nicht selektiver MAO-Hemmer):
  – Pharmakokinetik: HWZ 1,5–3 h.

Dosierung   Beginn mit 10 mg in morgendlicher Einzeldosis, Dosiserhöhung bis auf 40 mg in 1–2 Einzeldosen (stationär auch bis 60 mg).

Interaktion   Bei der Umstellung von/zu Tranylcypromin müssen zur Vermeidung eines serotonergen Syndroms Karenzzeiten beachtet werden: Bei Gabe von anderen Antidepressiva nach Tranylcypromin: 14 d, bei Gabe von Tranylcypromin nach vorheriger Gabe von anderen Antidepressiva: mindestens 5 Halbwertszeiten, d.h. bei Fluoxetin sogar bis zu 5 Wochen.

Zulassung   Therapieresistente depressive Episode.

4.2.3   Selektive Serotonin-Wiederaufnahmehemmer (selective Serotonin Reuptake Inhibitors, SSRI)

Nebenwirkungen   Zu Beginn häufig Übelkeit und Unruhe (morgens einnehmen).

Kontraindikation   Unter anderem verlängerte QT-Zeit (insbesondere bei Citalo-pram und Escitalopram).

Interaktion   Von der Kombination von SSRI und Triptanen wird oft abgeraten, die Kombination ist jedoch wahrscheinlich sehr sicher (Orlova et al. 2018).

Bewertung   Wegen guter Verträglichkeit besonders geeignet zur Erstbehandlung.

Dosierung
▬ Details, siehe ☐ Tab. 4.3.
▬ Meist entspricht in der Depressionsbehandlung die Anfangsdosis auch der Zieldosis; beispielsweise werden bei Zwangsstörungen höhere Dosierungen empfohlen.
▬ Bei Menschen, die schnell mit Nebenwirkungen reagieren, sollte mit der halben Anfangsdosis begonnen werden.

4

■ Tab. 4.3 Dosierung von SSRI (^{z}: zugelassene Dosierung)

Wirkstoff	Markenname	Anfangsdosis (mg/d)	Standarddosis (mg/d)	Höchstdosis (mg/d)	HWZ (h)	Zulassung	Bemerkung
Citalopram	Cipramil®	20	20–40	40^z	38–48	Depressive Episode, Panikstörung	Geringfügige antihistaminerge Eigenschaften, dosisabhängige QT-Verlängerung
Escitalopram	Cipralex®	10	10–20	20^{z,a}	27–32	Depressive Episode, Panikstörung, generalisierte Angststörung, soziale Angststörung, Zwangsstörung	Dosisabhängige QT-Verlängerung
Fluoxetin	Fluctin®	20	20–40	60 (80^z)	24–144	Depressive Episode, Zwangsstörung, Bulimie	Besonders lange HWZ, erhöhtes Interaktionspotenzial durch potente Hemmung von CYP2D6
Paroxetin	Seroxat®	20	20–40	50^z	18–27	Depressive Episode, Panikstörung, generalisierte Angststörung, soziale Angststörung, Zwangsstörung, posttraumatische Belastungsstörung	Geringfügige anticholinerge Eigenschaften und auch wegen des Interaktionspotenzials insgesamt im Vergleich zu anderen SSRI ein ungünstigeres Nutzen-Risiko-Verhältnis, potente Hemmung von CYP2D6
Sertralin	Zoloft®	50	50–100	150 (200^z)	22–36	Depressive Episode (inkl. Rezidivprophylaxe), Panikstörung, generalisierte Angststörung, soziale Angststörung, Zwangsstörung	Stationär auch bis 200 mg/d

[a] Höchstdosis bei Alter > 65 Jahre: 10 mg.

4.2.4 Selektive Serotonin- und Noradrenalin-Wiederaufnahmehemmer (selective Serotonin and Noradrenaline Reuptake Inhibitors, SSNRI)

Nebenwirkungen Zu Beginn häufig Übelkeit und Unruhe (morgens einnehmen), Blutdruckerhöhung (insbesondere bei höheren Dosierungen von Venlafaxin).

Kontraindikation Unter anderem schlecht eingestellter arterieller Hypertonus.

Bewertung Möglicherweise bessere Wirkung bei Depression, die auf SSRI nicht angesprochen hat (insbesondere Venlafaxin), und bei Schmerzsymptomatik (insbesondere Duloxetin).

Beispiele für Dosierung und Zulassung (Shelton 2019)
━ Duloxetin (z. B. Cymbalta®)

Pharmakodynamik Verhältnis von Wiederaufnahmehemmung Noradrenalin zu Serotonin: 10:1.

Pharmakokinetik HWZ 9–19 h.

Dosierung beginnend mit 30 oder 60 mg, Standardtagesdosis 60 mg, bei ausbleibender Wirkung schrittweise Aufdosierung auf bis zu 120 mg/d^z.

Zulassung Depressive Episode (auch Langzeitbehandlung), generalisierte Angststörung, Schmerzen bei diabetischer Polyneuropathie.
━ Milnacipran

Pharmakodynamik Verhältnis von Wiederaufnahmehemmung Noradrenalin zu Serotonin: 1,6:1.

Pharmakokinetik HWZ 5–8 h; überwiegend renale Elimination.

Dosierung 100 mg/d^z verteilt auf 2 Einzeldosen, auch 150 mg werden als Erhaltungsdosis vertragen.

Zulassung Depressive Episode.
━ Venlafaxin retard (z. B. Trevilor®)

Pharmakodynamik Verhältnis von Wiederaufnahmehemmung Noradrenalin zu Serotonin: 30:1. Hemmung der Noradrenalinwiederaufnahme v. a. in höheren Dosierungen (ab 225 mg /d).

Pharmakokinetik HWZ 14–18 h.

Dosierung Beginnend mit 37,5 oder 75 mg/d, Standarddosis 75 mg/d. Bei ausbleibender Wirkung schrittweise Aufdosierung auf bis zu 300 mg/d (meist jedoch nur bis 225 mg/d^z).

Zulassung Depressive Episode (inkl. Rezidivprophylaxe), Panikstörung, generalisierte Angststörung, soziale Angststörung.

4.2.5 Weitere Antidepressiva

4

━ Agomelatin (Valdoxan®)

Pharmakodynamik Melatoninrezeptoragonist, selektiver 5-HT2C-Antagonist.

Pharmakokinetik HWZ 1–2 h.

Nebenwirkungen im Allgemeinen recht gut verträglich. Es müssen jedoch die vLeberwerte (v. a. Transaminasen) regelmäßig kontrolliert werden (▶ Abschn. 3.1.9).

Kontraindikation Unter anderem eingeschränkte Leberfunktion.

Dosierung Beginn mit 25 mg, bei ausbleibender Wirkung Aufdosierung auf 50 mg/d^z (abendliche Einzeldosis).

Zulassung Depressive Episode.

Beurteilung Möglicherweise eines der Antidepressiva mit dem besten Verhältnis von Wirkung zu Nebenwirkungen in der Akutbehandlung.
━ Bupropion (z. B. Elontril®)

Pharmakodynamik Kombinierter selektiver Noradrenalin- und Dopaminwiederaufnahmehemmer.

Pharmakokinetik HWZ 16–26 h.

Nebenwirkungen Vor allem noradrenerg/dopaminerge Nebenwirkungen, dosisabhängiges Risiko für Krampfanfälle.

Kontraindikationen Unter anderem Epilepsie in der Vorgeschichte.

Dosierung Beginn mit 150 mg/d (Standardtagesdosis), Aufdosierung bis 300 mg/d^z als morgendliche Einmalgabe.

Zulassung Depressive Episode.

Beurteilung Wirksamkeit vergleichbar mit anderen Antidepressiva, unter Umständen sogar Verbesserung von sexueller Dysfunktion.
━ Esketamin (z. B. Spravato®)

Pharmakodynamik Nichtselektiver, nichtkompetetiver NMDA-Antagonist.

Pharmakokinetik Rasche Resorption des Nasensprays über die Schleimhaut, t_{max} = 20–40 min, HWZ = 7–12 h.

Nebenwirkungen Akut v. a. Übelkeit und Erbrechen (vorher Nahrungskarenz ca. 2 h), Blutdruckanstieg, Dissoziation und Sedierung, aber auch Wahrnehmungsstörungen möglich; bei Langzeitbehandlung Abhängigkeitspotenzial.

Kontraindikationen Unter anderem Erkrankungen, bei denen ein erhöhter Blutdruck ein schwerwiegendes Risiko darstellt (z. B. Aneurysma).

Dosierung Beginn mit 56 mg, danach über 4 Wochen 56 oder 84 mg 2× wöchentlich, bei Response 3-wöchige Erhaltungstherapie mit gleichbleibender Dosis 2×wöchentlich, ab Woche 9 Gabe alle 1–2 Wochen.

Zulassung Therapieresistente, mittel- bis schwergradige depressive Episode; schnelle Reduktion von depressiven Symptomen bei psychiatrischem Notfall.

Bemerkung Anwendung nur unter direkter Aufsicht von medizinischem Fachpersonal und anschließender mindestens 40 min dauernder Überwachung, u. a. des Blutdruckes.
— Mianserin

Pharmakodynamik Vergleichbar mit Mirtazapin (allerdings mehr Nebenwirkungen, siehe unten).

Pharmakokinetik HWZ 5–8 h.

Nebenwirkungen Gewichtszunahme, Granulozytopenie, QT-Verlängerung.

Dosierung Beginn mit 3× 10 mg oder 30 mg in einer abendlichen Dosis, Erhaltungsdosis 30–90 mg in 3 Einzeldosen oder als Einmaldosis am Abend (bis max. 60 mg). Hauptdosis am Abend.

Zulassung Depressive Episode
— Mirtazapin (u. a. Remergil®)

Pharmakodynamik Zentral wirksamer präsynaptischer A2-Antagonist, dadurch indirekte Verstärkung der noradrenergen und serotonergen Transmission, postsynaptischer 5HT2- und 5HT3-Antagonismus, potente antihistaminerge Wirkung.

Pharmakokinetik HWZ 20–40 h.

Nebenwirkungen Gewichtszunahme, Müdigkeit (abends geben), Albträume, Restless-Legs-Syndrom (RLS) und prätibiale Ödeme.

Dosierung Beginn mit 15 mg/d, Erhaltungsdosis 30–45 mg/d^z. Zur Schlafinduktion reichen unter Umständen bereits 7,5 mg/d.

Zulassung Depressive Episode.

Bewertung Vorteile bei depressiven Syndromen mit begleitenden Schlafstörungen und guter Partner für Kombinationsbehandlungen.
— Trazodon

Pharmakodynamik   Schwacher Serotoninwiederaufnahmehemmer und 5-HT2A-Antagonist. Auch H1- und A1-Antagonismus.

Pharmakokinetik   HWZ 5–8 h.

Nebenwirkungen   Priapismus, ansonsten im Wesentlichen die im Rahmen des Rezeptorprofil (siehe oben) zu erwartenden Nebenwirkungen. Weniger Gewichtszunahme als andere schlafanstoßende Medikamente.

4

Dosierung   Beginn mit 100 mg, vorzugsweise abends, Erhaltungsdosis nach 1 Woche 200–400 mg/d^z, bei Dosen über 200 mg in 2 Einzeldosen. Bei Schlafstörungen sind auch bereits 25–150 mg/d ausreichend (wegen sehr kurzer t_{max} und HWZ gut als einschlaffördernde Medikation mit vergleichsweise wenig Überhang geeignet).

Zulassung   Depressive Episode.

4.3   Anxiolytika

4.3.1   Benzodiazepine

Eine übersichtliche Tabelle zur Umrechnung der Dosierung von verschiedenen Benzodiazepinen auf Diazepam haben wir an anderer Stelle veröffentlicht (Klein et al. 2024b).

Wirkstoffname: Diazepam (z. B. Valium®)

Pharmakodynamik   Verstärkung der GABAergen Hemmung.

Pharmakokinetik t_{max} = 30–90 min; HWZ 24–48 h.

Dosierung
- Dosis in der Akutbehandlung: 5–10 mg, oral oder i. m.
- 1- bis 2-malige Wiederholung im Abstand von jeweils 30 min möglich, allerdings sollten 40 mg in den ersten 24 h nur in Ausnahmefällen überschritten werden (60 mg/d^z).
- Nebenwirkungen: Bei schneller i. v.-Injektion von Diazepam kann es zu Atemdepression kommen; die i. v.-Gabe muss daher langsam erfolgen.

Zulassung   Akute und chronisch von Angst oder Erregung.

Kontraindikationen   Akute Alkoholintoxikation ($\geq$ 1 Promille) oder Ateminsuffizienz.

Bewertung   Sehr gute sedierende Eigenschaften, schneller Wirkeintritt, jedoch Kumulationsgefahr wegen der langen Halbwertszeit.

Wirkstoffname: Lorazepam (z. B. Tavor®)

Pharmakodynamik   Verstärkung der GABAergen Hemmung.

Pharmakokinetik t_{max} = 1–2 h; HWZ = 12–16 h.

Dosierung
- Dosis in der Akutbehandlung: 1–2,5 mg, oral (z. B. Tavor expidet®).
- Aufdosierung bis 5 mg/d^z, stationär auch 7,5 mg/d^z.
- Umrechnung Diazepam in Lorazepam ist 1:4 bis 1:5.

Zulassung   Kurzzeitbehandlung von Angst, Erregung und Schlafstörungen.

Nebenwirkungen   Wegen möglicher Atemdepression langsame i. v.-Applikation, die Injektionsgeschwindigkeit für die i. v.-Verabreichung soll 2 mg Lorazepam/min nicht überschreiten.

Kontraindikationen   Akute Alkoholintoxikation (> 1 Promille) oder Ateminsuffizienz.

Besonderes   Verfügbar als lyophilisierte Plättchen (Tavor expidet®). Diese lösen sich im Mund auf, sodass der Wirkstoff über die Mundschleimhaut aufgenommen wird, auch wenn der Patient das Medikament nicht herunterschluckt.

Bewertung   Sehr potente anxiolytische Wirkung.

4.3.2 Andere Anxiolytika

Wirkstoffname: Buspiron

Pharmakodynamik   Partieller Agonist am postsynaptischen 5-HT1A-Rezeptor (serotonerge Wirkung) und am präsynaptischen A2-Rezeptor (noradrenerge Wirkung); keine GABAerge Wirkung.

Pharmakokinetik t_{max} = 1–1,5 h; HWZ = 2–3 h.

Dosierung
- Beginn 3×5 mg/d.
- Zieldosis 20–30 mg/d (verteilt auf 2–3 Einzeldosen).
- Höchstdosis 60 mg/d.

Nebenwirkungen   Schwindel, Kopfschmerzen, Müdigkeit.

Besonderheit   Wirklatenz 10–14 d.

Wirkstoffname: Opipramol

Pharmakodynamik   Antagonistische Wirkung an H1-, A1- und 5-HT2A-Rezeptoren; keine Hemmwirkung auf Wiederaufnahme von Monoaminen.

Pharmakokinetik t_{max} = 3–3,3 h; HWZ = 7–18 h.

4

Dosierung   50–300 mg/d, verteilt auf bis zu 3 Einzeldosen, Hauptdosis abends.

Zulassung   Generalisierte Angststörung, somatoforme Störung.

Nebenwirkungen   Müdigkeit, Mundtrockenheit, orthostatische Dysregulation.

Wirkstoffname: Pregabalin

Pharmakodynamik   GABA-Analogon ohne aktive Wirkung am GABA-Rezeptor, sondern vielmehr Reduktion des Kalziumeinstroms in die Zelle und infolgedessen der Freisetzung von exzitatorischen Neurotransmittern (z. B. Glutamat und Noradrenalin).

Pharmakokinetik t_{max} = 1 h; HWZ = 5–6,5 h; nahezu ausschließlich renale Elimination.

Dosierung
- Beginn 150 mg/d.
- Steigerung 150 mg/d wöchentlich.
- Zieldosis 150–600 mg/d^z, verteilt auf bis zu 2–3 Einzeldosen:
  - neuropathische Schmerzen: 600 mg/d,
  - generalisierte Angststörung: 200–450 mg/d.

Zulassung   Generalisierte Angststörung, neuropathische Schmerzen.

Nebenwirkung   Benommenheit, Schläfrigkeit (insbesondere bei zu rascher Aufdosierung); Gewichtszunahme.

Kontraindikation   Polytoxikomanie (Gefahr der Atemdepression).

Besonderheiten   Missbrauchspotenzial und Berichte über erhöhte Suizidrate.

4.4   Stimmungsstabilisierer

Ein idealer Stimmungsstabilisierer ist wirksam in der Akutbehandlung und Rezidivprophylaxe, sowohl von depressiven als auch von manischen Episoden (sie werden daher auch als Phasenprophylaktika bezeichnet). Folgende Substanzen bzw. Substanzklassen gelten als Stimmungsstabilisierer:
- Antiepileptika, z. B. Lamotrigin und Valproat,
- Antipsychotika (► Abschn. 4.1.2),
- Lithium.

4.4.1   Wirkstoffname: Carbamazepin

Pharmakokinetik
- t_{max} = Tablette 8 h, Retardtablette 16 h.
- HWZ nach Einmalgabe 36 h, bei Dauertherapie 10–20 h (Enzyminduktion).
- Metabolisierung vor allem durch CYP3A4/5.

Dosierung
- Einnahme
  - retardiert: 1–2 Gaben,
  - unretardiert: 3–4 Gaben.
- Rezidivprophylaxe bipolarer Störungen
  - Startdosis 200–400 mg/d, Dosissteigerung um 200 mg/d, Höchstdosis 800 mg/d.

Zulassung Rezidivprophylaxe bei bipolar affektiver Störung.

Charakteristische Nebenwirkungen
- häufig: Schwindel, Müdigkeit, Ataxie, Veränderung der Leberfunktion,
- weitere wichtige Nebenwirkungen:
  - allergische Hautreaktion bzw. Stevens-Johnson-Syndrom (▶ Abschn. 3.1.4),
  - Blutbildveränderungen bis zur Agranulozytose (▶ Abschn. 3.1.1),
  - Hyponatriämie (▶ Abschn. 3.1.7),
  - Leberfunktionsstörung (▶ Abschn. 3.1.9).

Interaktion starker Induktor aller CYP-Enzyme (▶ Abschn. 2.1).

4.4.2 Lamotrigin

Pharmakokinetik
- t_{max}: 2,5 h.
- HWZ: bei Einmalgabe 33 h, bei Dauertherapie 25% weniger (Enzyminduktion).
- Metabolisierung durch Glukuronidierung.

Dosierung
- Langsame Aufdosierung zur Verhinderung von Hautreaktionen (▶ Abschn. 3.1.4).
- Einmaldosis 25 mg/d in den ersten 14 Tagen, Dosissteigerung auf 50 mg/d für weitere 14 Tage, dann Dosissteigerung von 50 mg/d alle 7–14 Tage möglich; ggf. auf 2 Gaben aufteilen.
- Zieldosis 100–200 mg/d (Maximaldosis 400 mg/d).

Zulassung Rezidivprophylaxc bei bipolar affektiver Störung (Bipolar I) und überwiegenden depressiven Episoden.

Charakteristische Nebenwirkungen Kopfschmerzen, Müdigkeit, Hautreaktionen, Übelkeit, Verschwommensehen/Doppeltsehen.

Interaktion (v. a. durch Induktion des Hauptabbauwegs von Lamotrigin, der Glukuronidierung)
- Valproat Valproat hemmt den Abbau von Lamotrigin, daher Spiegelkontrolle und ggf. Lamotrigindosis um 50 % senken.
- Quetiapin Lamotrigin führt zu im Mittel ~50 % niedrigeren Quetiapinspiegeln.
- Kontrazeptiva Bei Beginn der Einnahme von hormonellen Kontrazeptiva ist ggf. eine Dosisanpassung von Lamotrigin notwendig; es sollten Kontrazeptiva gewählt werden, die kontinuierlich eingenommen werden (ohne pillenfreie Wochen), um einen stabilen Lamotriginspiegel zu erreichen.

4.4.3 Lithium

4

(z. B. Quilonum retard® oder Hypnorex retard®)

Pharmakodynamik
– Lithium ist ein einwertiges Metallion und wirkt über die Hemmung bestimmter Enzyme, welche in der Signaltransduktion von Bedeutung sind (z. B. Inositol-monophosphatase).

Pharmakokinetik
– t_{max} = 4–4,5 h, HWZ 14–30 h (bei älteren Menschen länger wegen der verminderten Nierenfunktion).
– Ausschließlich renale Ausscheidung. Gesteigerte Rückresorption von Lithium bei Hyponatriämie (die Niere versucht bei Hyponatriämie, Natrium zurückzugewinnen, dabei wird auch Lithium rückresorbiert, weil beides einwertige Ionen sind).

Dosierung
– Beginn: Abhängig vom Präparat, z. B. Lithiumcarbonat (Quilonum retard®) Beginn mit 2×1 Tablette/Tag, bei älteren Patienten Beginn mit 2×½ Tablette, bei ausgeprägt manischen Patienten ist ggf. auch schnellere Aufdosierung notwendig. Die höhere Dosis sollte wegen der sedierenden Wirkung von Lithium auf den Abend gelegt werden.
– Dosisanpassung in Abhängigkeit von der Spiegelkontrolle 1 Woche nach Beginn der Behandlung (der Spiegel sollte ca. 12 h nach Einnahme bestimmt werden). Zur Häufigkeit der Spiegelkontrollen ▶ Abschn. 3.2
  – Bei Spiegel über dem Zielbereich: Reduktion um ½–1 Tbl.
  – Bei Spiegel unter dem Zielbereich: Erhöhung ½–1 Tbl (Verdopplung der Lithiumdosis führt zur Verdoppelung des Lithiumspiegels).
– Zielspiegel
  – Manische Episode: 0,9–1,2 mmol/l (auch im höheren Lebensalter).
  – Rezidivprophylaktische Wirkung: 0,5–0,8 mmol/l.
  – Unipolare Depression (Augmentation von Antidepressiva): 0,4–0,8 mm/l (im höheren Lebensalter sind evtl. 0,3–0,4 mm/l ausreichend).
  – Achtung: Bereits bei Lithiumspiegeln ≥ 1,2 mmol/l kann es zu Intoxikationszeichen kommen (insbesondere bei älteren Patienten), Spiegel über 2,0 mmol/l können letal sein. Zu den Intoxikationszeichen zählen: verstärkter Tremor, verwaschene Sprache, unsicherer Gang und Sedierung.
– Nach Abschluss der Einstellung auf Lithium empfiehlt sich die Umstellung auf eine *abendliche Einmaldosis*, um die Nebenwirkungen zu „verschlafen" und die Niere vor den Langzeitfolgen der Lithiumeinnahme zu schützen.
– Schwankungen des Lithiumspiegels bis hin zur Intoxikation können auch bei stabil eingestellten Patienten auftreten bedingt durch eine der folgenden Ursachen:

- Hyponatriämie (z. B. starkes Schwitzen, Durchfall oder Einnahme von Diuretika),
- Überdosierung (akzidentiell oder suizidal),
- Nierenfunktionsstörungen bedingt z. B. durch ACE-Hemmer oder NSAID.

Zulassung
- Akutbehandlung manische Episode bzw. depressive Episode (z. B. bei bipolarer Depression oder als Augmentation bei unipolarer Depression).
- Rezidivpropyhlaxe bei unipolarer Depression, bipolarer affektiver bzw. schizoaffektiver Störung.

Charakteristische Nebenwirkungen
- Nach Organsystemen sortiert (siehe Metaanalyse bei McKnight et al. 2012):
- Neurologisch/Psychiatrisch: feinschlägiger Tremor und kognitive Störungen.

Renal Polyurie und Polydipsie (etwa 20 % der mit Lithium behandelten Patienten), Nierenfunktionsstörungen (langfristig, Nierenersatztherapie bei etwa 0,5 % der mit Lithium behandelten Patienten im Vergleich zu 0,2 % in der Allgemeinbevölkerung).

Elektrolyt-/Wasserhaushalt Gewichtszunahme, Gesichts- und Knöchelödeme.

Haut Exazerbation einer Psoriasis.

Gastrointestinal Übelkeit und Durchfall.

Endokrin Hypothyreose (6-fach erhöhtes Risiko), Hyperparathyreoidismus (erhöhter Kalziumspiegel).

Kontraindikation
- Schwere Nierenfunktionsstörungen (GFR < 30 ml/min).

Interaktion
- Bestimmte Medikamentenkombinationen können zu einer Erhöhung des Lithiumspiegels führen, v. a. Kombination mit ACE-Hemmern, Sartanen, Diuretika und nichtsteroidalen Antiphlogistika (NSAID). Dieser Effekt kann auch mit Verzögerung von mehreren Wochen auftreten.

4.4.4 Valproat

Markennamen: z.B: Ergenyl® oder Orfiril®

Pharmakodynamik Antimanischer und rezidivprophylaktischer Wirkmechanismus bisher nicht sicher definiert.

4

Pharmakokinetik Schnelle, fast vollständige Resorption.

Dosierung
- Initial empfohlene Dosis: 750 mg/d.
- In der Behandlung der gereizten Manie ist jedoch oft eine noch schnellere Aufdosierung notwendig.
  - Klinische Studien zeigen bei einer Anfangsdosis von 20 mg/kg/Tag bzw. einem Plasmaspiegel von 120 mg/l ein akzeptables Sicherheitsprofil.
  - Im klinischen Alltag bewährt hat sich die Gabe von bis zu 4×300 mg oral (Saft) als Festmedikation sowie weitere 2×300 mg bei Bedarf, im Verlauf Umstellung auf retardierte Tabletten.
- Maximaldosis: 2000–2500 mg/d.

Zulassung
- Akutbehandlung: manische Episoden, wenn Lithium nicht gegeben werden kann.
- Rezidivprophylaxe: bei Ansprechen in der Akutbehandlung.

Nebenwirkungen Leberfunktionsstörungen, Thrombozytopenie, Leukozytopenie. Achtung: bei Aufdosierung auf Nystagmus und Tremor achten, kann Zeichen einer Überdosierung sein (und Asterixis das Zeichen einer Leberschädigung).

Kontraindikationen Mittel- bis schwergradige Leberinsuffizienz

4.5 Antidementiva

Neben den in ◼ Tab. 4.4 genannten Acetylcholinesterasehemmern und NMDA-Antagonisten werden in Zukunft möglicherweise **Amyloid-Antikörper** in der Behandlung von Demenzen zur Verfügung stehen (z. B. Lecanemab und Donanemab). Diese werden als Infusionen verabreicht und reduzieren in der Frühphase der Alzheimer-Demenz die Amyloid-Plaques und verlangsamen den Abbau der kognitiven Funktion. Zu den Nebenwirkungen der Amyloid-Antikörper zählen bei bis zu jedem 4. Patienten auftretende Infusionsreaktionen und potenziell tödliche Auffälligkeiten in der kraniellen Bildgebung (Amyloid-related Imaging Abnormalities – ARIA).

> **Tab. 4.4** Übersicht Antidementiva. TDS: transdermales System (Pflaster). Zulassung:
> *leichte bis mittelschwere Demenz bei Alzheimer, **leichte bis mittelschwere Demenz bei
> Alzheimer oder Parkinson, +mittelschwere bis schwere Demenz

Präparat	Neben-wirkungen	Einnahme-intervall	Startdosis (tgl.)	Erhaltungs-dosis (tgl.)	Dosissteigerung
Acetylcholinesterasehemmer					
Donepezil*	Übelkeit, Schwindel, Appetitlosig-keit, Durchfall, Kopfschmerz, Bradykardien, Synkopen	1 x tgl. (Tbl)	5 mg abends	5–10 mg/d^z	Nach 4–6 Wochen
Galanta-min*		1 x tgl. (Kps)	8 mg ret. abends	16–24 mg/d^z	Alle 4 Wochen um 8 mg
		2 x tgl. (Lsg)	4 mg mor-gens und abends		
Rivastig-min**^{a}		2 x tgl. (Kps) 2 x tgl. (Lsg)	1,5 mg morgens und abends	6–12 mg/d^z	Alle 2 Wochen um 3 mg
		1 x tgl. (TDS)	4,6 mg/24 h		Nach 4 Wochen steigern auf 9,5 mg/24 h, ggf. nach weiteren 6 Wochen stei-gern auf 13,3 mg/24 h
NMDA-Antagonist					
Memantin+	Schwindel, Kopfschmerz, Obstipation, erhöhter Blutdruck, Schläfrigkeit	1 – 2× tgl.	5 mg	20 mg/d^{z,b}	5 mg/Woche

^{a}Einnahme der Kps. und der Lsg. mit den Mahlzeiten, auch als transdermales Pflaster
verfügbar.
^{b}Bei eingeschränkter Nierenfunktion Dosisreduktion auf 10 mg.

4.6 Medikamente bei Substanzkonsumstörungen (▸ Tab. 4.5)

4

■ **Tab. 4.5** Pharmaka zur Rückfallprophylaxe in der Behandlung der Alkoholabhängigkeit. RR: Risikoreduktion, ᶻ: Zulassung

Substanz	Wirkmechanismus	Dosierung	Nebenwirkungen	Wirkstärke (Rückfälle)	Fokus der Wirksamkeit
Acamprosat	Glutamaterger Antagonist	Tbl. à 333 mg: ≤ 60 kg: 4 Tbl./d > 60 kg: 6 Tbl./dᶻ	Durchfall, kontraindiziert bei schwerer Leberfunktionsstörung	Acamprosat vs. Placebo RR 0,83	Abstinenzerhaltende Wirkungᶻ, verhindert jedoch bei Abstinenzverletzung nicht den Rückfall ins abhängige Trinken
Nalmefen	Opioidantagonist	Tbl. à 18 mg/dᶻ Bei Bedarf (z. B. Risikosituation)	Kontraindiziert bei schwerer Leber- oder Nierenfunktionsstörung		Trinkmengenreduktionᶻ
Naltrexonᵃ	Opioidantagonist	Beginn mit 25 mg, dann Aufdosierung auf 50 mg	Keine Einschränkung bei schwerer Leberfunktionsstörung	Kombination Naltrexon plus Acamprosat vs. Acamprosat allein RR 0,44	Abstinenzerhaltende Wirkungᶻ Trinkmengenreduktionᶻ

ᵃ Einsatz auch zur Entwöhnungsbehandlung bei Opiatabhängigkeit (nach erfolgter Entgiftung).

4.7 Medikamente bei Aufmerksamkeitsdefizits- und Hyperaktivitätssyndrom (ADHS)

Pharmakodynamik
- Stimulanzien: Dopamin- und Noradrenalinwiederaufnahmehemmer. Diese werden vom Gesetz als Betäubungsmittel eingestuft (BtM) und müssen auf gesonderten Rezepten verordnet werden.
- Nichtstimulanzien:
  - Atomoxetin: selektiver Noradrenalinwiederaufnahmehemmer,
  - Guanfacin: selektiver postsynaptischer A2a-Agonist.

Nebenwirkungen

— Hypertonie, Tachykardie (Ausnahme: bei Guanfacin kommt es zu leichtem Abfall von Blutdruck und Puls).

— Appetitminderung und Gewichtsverlust (Ausnahme: Guanfacin kann eher zu Apptit- und Gewichtzunahme führen).

— Schlafstörungen (daher morgendliche Gabe; Ausnahme: Guanfacin kann auch abends gegeben werden).

— Epileptische Anfälle, Verstärkung von Tic-Störungen.

— Vor Beginn und im Verlauf einer Behandlung sollten daher folgende Parameter kontrolliert werden: Blutdruck, Puls, Gewicht (BMI), Labor (v. a. Transaminasen) und EKG. Das gilt sowohl für Stimulanzien als auch für Nichtstimulanzien.

Kontraindikation   u. a. schwere Herz-Kreislauf-Erkrankungen und Anorexia nervosa (☉ Tab. 4.6)

☉ **Tab. 4.6**   Pharmaka zur Behandlung eines Aufmerksamkeitsdefizits- und Hyperaktivitätssyndrom (ADHS)

Substanz	Präparat	Pharmakokinetik	Zulassung
Stimulanzien			
Methylphenidat (t_{max} = 2 h, HWZ = 2–3 h)			
• Un-retardiert	Medikinet®, Ritalin®	Wirkdauer 2–3 h, Initialdosis 100 %	Nur für Kinder und Jugendliche
• Retardiert[a]	Medikinet retard bzw. adult®, Ritalin LA bzw. adult®	Wirkdauer 8–10 h, Initialdosis 50 %	Auch für Erwachsene[b]
	Equasym®	Wirkdauer 8–10 h, Initialdosis 30 %	Nur für Kinder und Jugendliche
	Kinecteen®	Wirkdauer 12 h, Initialdosis 25 %	Auch für Erwachsene
	Concerta®,[c]	Wirkdauer 13 h, Initialdosis 22 %	Auch für Erwachsene
Lisdexamfetamin (t_{max} = 3,5 h[d], HWZ = 8–11 h)			
	Elvanse®, Elvanse adult®	Wirkdauer 12–14 h	Auch für Erwachsene[b]
Nichtstimulanzien			
Atomoxetin (t_{max} = 1–2 h, HWZ = 2–5 h)			
	Strattera®	Wirkeintritt nach 8–10 Wochen	Auch für Erwachsene
Guanfacin (t_{max} = 3–14 h, HWZ = 13–34 h)			
	Intuniv®	Wirkeintritt in den ersten 3 Wochen	Nur für Kinder und Jugendliche[e]

(Fortsetzung)

4

> ■ **Tab. 4.6**   (Fortsetzung)

[a]Verschiedene Freisetzungssysteme (z. B. Osmotic Controlled Release Delivery System) ermöglichen Verteilung der Wirkstofffreisetzung auf Initialdosis und Verzögerungsdosis. Einige Systeme funktionieren nur, wenn man das Präparat zusammen mit einer Mahlzeit, H2-Blockern oder Protonenpumpenhemmern zu sich nimmt (v. a. Medikinet retard bzw. adult).
[b]Bei Markteinführung waren nur Elvanse adult, Medikinet adult bzw. Ritalin adult zur Behandlung bei Erwachsenen zugelassen. Heute umfasst die Zulassung auch die bioäquivalenten Präparate Elvanse, Medikinet retard und Ritalin LA.
[d]Hier angegeben ist die t_{max} für die wirksame Substanz D-Amphetamin nach Einnahme des Prodrug Lisdexamfetamin.
[e]Nur wenn Behandlung mit Stimulanzien unverträglich oder unwirksam ist.

4.8   Cannabisarzneimittel (CAM)

Zu den Cannabisarzneimittel (CAM) zählen Delta-9-Tetrahydrocannabinol (THC)/Cannabidiol (CBD). CAM dürfen nur verordnet werden, wenn andere Behandlungen nicht zur Verfügung stehen oder wegen ausbleibender Wirkung bzw. Nebenwirkungen nicht angewendet werden können und eine Aussicht auf eine spürbare positive Wirkung besteht.

Vor der Erstverordnung muss ein Antrag bei der Krankenkasse gestellt werden, aus dem hervorgeht, dass die oben genannten Voraussetzungen erfüllt sind.

CAM sind unter anderem wirksam in der Behandlung folgender Erkrankungen:
— Chronische neuropathische Schmerzen (NNT 20),
— Spastizität bei MS und Paraplegie (NNT 7–10).

In diesen Studien sind folgende Nebenwirkungen besonders häufig in Zusammenhang mit CAM aufgetreten:
— Sedierung (NNH 5),
— Sprachstörung (NNH 5),
— Schwindel (NNH 5).

Darüber hinaus sind auch folgende seltenere, aber schwerwiegende NW berichtet worden:
— Desorientierung (NNH 15),
— Dissoziation oder Psychose (NNH 20),
— Sehstörungen oder visuelle Halluzinationen (NNH 17).

Beispiele für Präparate und Dosierungen sind:
— Nabiximol (Sativex®, je Sprühstoß 2,7 mg THC und 2,5 mg CBD): Beginn mit 2 Sprühstößen am Tag, langsame Aufdosierung alle 2–3 Tage auf bis zu 12 Sprühstöße am Tag.
— Dronabinol (Kapseln à 2,5 mg oder 5 mg THC bzw. Tropfen 25 mg/ml): langsame Aufdosierung bis 30 mg/Tag.

Psychotherapie: Grundwissen

Inhaltsverzeichnis

© Der/die Autor(en), exklusiv lizenziert an Springer-Verlag GmbH, DE,
ein Teil von Springer Nature 2025
J. P. Klein, E. M. Klein, *Psychiatrie, Psychosomatik und Psychotherapie*,
https://doi.org/10.1007/978-3-662-71440-9_5

In diesem Buch wird in den störungsorientierten Kapiteln jeweils das konkrete psychotherapeutische Vorgehen bei den einzelnen psychischen Störungen beschrieben. Für die Umsetzung dieses Vorgehens sind bestimmte Grundkenntnisse von Bedeutung, die in diesem Kapitel vermittelt werden. Im ▶ Kap. 6 „Psychotherapie: Grundfertigkeiten" stehen dann die praktischen Aspekte der Umsetzung im Mittelpunkt.

Psychotherapie ist wie folgt definiert (Tolin et al. 2024):

- Behandlung von psychischen Störungen mit psychologischen Mitteln (im Gegensatz beispielsweise zu pharmakologischen Mitteln).
- Psychotherapeutisches Handeln beruht auf einer Theorie von normalem und pathologischem Verhalten.

Die Entwicklung der Psychotherapie kann als soziale Bewegung aufgefasst werden (Hautzinger 2007). Das bedeutet, dass sich trotz einiger bekannter Namen (z. B. Siegmund Freud oder Aaron Beck) keine klare Gründerfigur identifizieren lässt. Vielmehr handelt es sich um eine kontinuierliche Entwicklung von Grundlagen und Methoden, welche zum Teil unabhängig voneinander abläuft. Diese Entwicklungen haben Gemeinsamkeiten, welche sich wie ein roter Faden durch die verschiedenen Psychotherapien ziehen.

Um die auf diese Art und Weise entstandene Vielfalt zu sortieren, empfiehlt der Wissenschaftliche Beirat Psychotherapie (WBP) eine Betrachtung der Psychotherapie auf den Ebenen Verfahren, Methode und Technik. Ein Psychotherapieverfahren hat unter anderem folgende Eigenschaften:

- eine umfassende Theorie der Entstehung und Aufrechterhaltung von psychischen Störungen,
- eine auf diese Theorie bezogene Bestimmung von Zielen der psychotherapeutischen Behandlung,
- eine auf diese Theorie und Ziele bezogene Behandlungsstrategie.

Für die wissenschaftliche Anerkennung als Richtlinienpsychotherapie, die von der gesetzlichen Krankenkasse erstattet wird, muss ein Verfahren darüber hinaus in mehreren Studien ihre Wirksamkeit gezeigt haben. Diese Studien müssen bestimmte Anforderungen erfüllen (z. B. randomisiertes Studiendesign bei Patienten, deren Diagnose nach etablierten Kriterien gesichert wurde und die mindestens für 6 Monate nach Ende der Behandlung nachbeobachtet wurden).

Im deutschen Sprachraum haben 3 Verfahren eine besonders große Bedeutung: die kognitive Verhaltenstherapie (KVT), die psychodynamische Psychotherapie (PPT) und die systemische Therapie (ST). Diese werden grob vereinfachend in ■ Tab. 5.1 als Überblick dargestellt. Diese therapeutischen Verfahren sind als Richtlinienpsychotherapie anerkannt.

Jeder Psychotherapie liegt ein Behandlungsrational zugrunde, das beschreibt, welches zentrale Problem auf welche Art und Weise behandelt werden soll. In der Systematik in ■ Tab. 5.1 folgt das Behandlungsrational einem medizinischen Modell der Psychotherapie. Dieses ist das am weitesten verbreitete Modell und geht davon aus, dass Menschen sich wegen bestimmter psychischer Störungen in Be-

■ **Tab. 5.1** Zentrale Charakteristika vor kognitiver Verhaltenstherapie, psychodynamischer Psychotherapie und Gesprächstherapie

	Kognitive Verhaltenstherapie (KVT)	Psychodynamische Psychotherapie (PPT)	Systemische Therapie (ST)
Theorie	Störung der Verarbeitung der Umwelt und der Handlungsplanung	Störung geht auf unbewältigte Konflikte zurück	Störung ist Reaktion auf Umweltbedingungen, z. B. Familienstruktur
Therapieziel	Veränderung des Denkens, Handelns oder Erwerb von Fertigkeiten	Erkennen des Zusammenhanges zwischen Konflikt und Störung	Aufdeckung von Regeln und Mustern, die in einem System wirken
Therapiestrategie und -techniken	Modifikation von Denk- und Verhaltensmustern	Konflikt wird aufgedeckt, z. B. durch Analyse von Übertragung	Allparteilichkeit, Ressourcenorientierung, zirkuläres Fragen
Zugeordnete Psychotherapiemethoden	- Kognitive Therapie (KT) - Verhaltenstherapie (VT)	- Psychoanalyse (PA) - Tiefenpsychologische Psychotherapie (TP)	
Aktuelle Weiterentwicklungen (Auswahl)	- Akzeptanz- und Commitmenttherapie (ACT) - Dialektisch Behaviorale Therapie (DBT) - Schematherapie (ST)	- Mentalisierungsbasierte Psychotherapie (MBT) - Übertragungsfokussierte Therapie (TFT)	
Bekannte Entwickler (Auswahl)	- Burrhus Frederic Skinner (VT) - Aaron Tim Beck (KT)	- Sigmund Freud (PA)	- Paul Watzlawick - Virgina Satir - Salvador Minuchin

handlung begeben (z. B. depressive Störung). Dort kommen einer bestimmten Theorie folgend klar definierte Techniken zum Einsatz, um diese Störung zu behandeln (z. B. Behandlung einer Depression durch Identifikation und Disputation dysfunktionaler Kognitionen vor dem Hintergrund der kognitiven Theorie). Dieses Modell ist sehr therapeutenzentriert – es wird in diesem Modell stark betont, dass der Therapeut weiß, was richtig für den Patienten ist.

Ein alternatives Modell, was dem tatsächlichen psychotherapeutischen Prozess möglicherweise näher kommt, ist das sogenannte kontextuelle Modell der Psychotherapie (Wampold 2001). Dieses Modell betont stärker, dass das Behandlungsrational eine plausible Erklärung für die Beschwerden des Patienten bieten und ein Vorgehen beschreiben muss, wie diese Beschwerden gelindert werden können. Während das medizinische Modell also stärker auf eine abstrakte Richtigkeit des Behandlungsrationals fokussiert, betont das kontextuelle Modell, das der Therapeut anstreben sollte, mit seinem Patienten gemeinsam ein Behandlungsrational zu finden, was diesem Patienten eingängig erscheint. Das kontextuelle Modell und das medizinische Modell müssen sich gegenseitig nicht ausschließen. Im weiteren Verlauf wird im ▶ Abschn. 6.2 daher ausführlich beschrieben, wie wichtig diese Abstimmung zwischen Therapeuten und Patienten ist, insbesondere die Abstimmung in Bezug auf die Ziele der Behandlung und in Bezug auf die Mittel, mit denen diese Ziele erreicht werden sollen.

5.1   Psychodynamische Psychotherapie

Die psychodynamische Psychotherapie geht auf Sigmund Freud und die von ihm in den 1890er-Jahren entwickelte Psychoanalyse zurück. Der Begriff Psychoanalyse hat 3 Bedeutungen : Psychoanalyse ist...
1. eine Technik zur Untersuchung unbewusster psychischer Prozesse.
2. ein theoretisches Modell, welches auf den dabei gemachten Beobachtungen aufbaut.
3. eine intensive Methode der psychotherapeutischen Behandlung.

▪ **Formen der psychodynamischen Psychotherapie**
Auf den Prinzipen der Psychoanalyse bauen die beiden in Deutschland als Richtlinienpsychotherapie anerkannten psychodynamischen Psychotherapien auf (Reimer und Rüger 2012):

▬ Analytische Psychotherapie : im Unterschied zur zeitlich unbegrenzten, nicht auf bestimmte Ziele ausgerichteten Psychoanalyse hat die analytische Psychotherapie ausdrücklich das Ziel, krankheitswertige Zustände innerhalb von festgelegten (allerdings oft sehr langen) Zeiträumen zu behandeln.

▬ Tiefenpsychologische Psychotherapie : Hierunter sind die psychodynamischen Behandlungsverfahren zusammengefasst, die sich von der analytischen Psychotherapie durch eine niedrigere Behandlungsfrequenz und ein anderes Setting unterscheiden (▫ Tab. 5.2).

⬛ **Tab. 5.2** Unterschiede zwischen Analytischer Psychotherapie und Tiefenpsychologischer Psychotherapie (Fritzsche und Wirsching 2020)

	Analytische Psychotherapie	Tiefenpsychologische Psychotherapie
Frequenz	2–4×/Woche	1×/Woche
Dauer	240–300 h	50–80 h
Setting	Im Liegen	Im Sitzen

Die wichtigsten Ziele der psychodynamischen Psychotherapie sind (Cabaniss et al. 2011):
1. verstehen, wie unbewusste Konflikte die bewussten Gedanken, Gefühle und Verhaltensmuster beeinflussen,
2. entscheiden, ob im Augenblick ein Aufdecken des Unbewussten helfen kann oder ein supportives Vorgehen bevorzugt werden sollte,
3. Einsatz von aufdeckenden und supportive Strategien auf eine Art und Weise, die die beste Möglichkeit hat, dem Patienten zu helfen.

5.1.1 Grundbegriffe der psychodynamischen Psychotherapie

■ **Unbewusste Konflikte**
Der Begriff „das Unbewusste" bezieht sich auf Gedanken und Gefühle, die beeinflusst sind durch frühe Erfahrungen, genetische Faktoren und Temperament und die unbewusst gehalten werden, weil sie einen überfordern können, wenn man sie sich bewusst macht. Sie werden also unbewusst gemacht, aber sie verschwinden nicht. Vielmehr bleiben sie auch im Unbewussten voller Energie und beeinflussen von dort das bewusste Denken, Fühlen und Handeln.

Unbewusste Konflikte entstehen im Laufe der Entwicklung, wenn sogenannte *äußere Konflikte* (z. B. lang anhaltende emotionale Vernachlässigung oder auch übermäßige Verwöhnung) vom Betroffenen nicht bewältigt, verdrängt und so zu unbewussten *inneren Konflikten* werden (z. B. dysfunktionale Bewältigungsmuster wie etwa sich selbst Dinge versagen oder rigide Dinge einfordern) (Hohagen et al. 2015a).

Im Folgenden finden Sie angelehnt an die operationalisierte psychodynamische Diagnostik einige Beispiele für Konflikttypen und zugehörige diagnostische Fragen (Arbeitskreis OPD 2006):
— Versorgung versus Autarkie (z. B. „Können Sie andere Menschen loslassen?", "Können Sie um Hilfe bitten?")
— Unterwerfung versus Kontrolle (z. B. „Ordnen Sie sich gern oder ungern Regeln und Vorschriften unter?")
— Abhängigkeit versus Individuation (z. B. „Suchen Sie enge und nahe Beziehungen oder brauchen Sie Abstand und Unabhängigkeit?")

- **Aufdeckender und supportiver Modus**

Das Ziel der psychodynamischen Therapie ist, diese unbewussten Konflikte zu verstehen und wenn möglich aufzudecken. Diese Prozesse des *Aufdeckens* werden auch als analytischer, expressiver oder einsichtsorientierter Prozess bezeichnet. Dem stehen die *supportiven* Prozesse gegenüber, welche das Ziel haben, sogenannte *Ich-Funktionen* zu unterstützen. Zu den Ich-Funktionen zählen sowohl die Fähigkeit, die Beziehung zur Außenwelt zu regulieren (z. B. Realitätstestung oder Beziehungsfähigkeit), als auch die Fähigkeit, inneres Erleben zu regulieren (z. B. Impulskontrolle oder Bewältigung intensiver Emotionen). Wenn diese Fähigkeiten nicht ausreichend stark ausgeprägt sind, dann sollten zunächst supportive Techniken eingesetzt werden.

5

- **Abwehrmechanismen**

Zu den Ich-Funktionen werden auch die Abwehrmechanismen gezählt. Abwehrmechanismen sind unbewusste und automatische Reaktionen auf innere und äußere Belastungen (z. B. emotionale Konflikte oder Stressoren). Sie können eingeteilt werden in Abhängigkeit davon, wie adaptiv sie sind:

- Unterdrückung und ähnliche Abwehrmechanismen : gelten als stärker adaptive Abwehrmechanismen.
    - *Abspaltung des Affektes*: Unterdrückung des Gefühls, aber der Gedanke bleibt bewusst (z. B. Herr A. sagte, dass ihn die Trennung von seiner Frau gar nicht berührt).
    - *Rationalisierung:* Bewältigung von unakzeptablen Gefühlen, indem man Gründe oder Erklärungen finden (z. B. Frau R. wurde entlassen, aber sagt ihrem Mann, dass es gut so ist, weil sie ohnehin mal etwas Neues versuchen wollte).
    - *Reaktionsbildung:* Unakzeptable Gefühle werden „umgepolt" und als ihr Gegenteil erlebt (z. B. Herr R. ging überbehütend mit seinem neugeborenen Sohn um, um sich so vor dem unakzeptablen Gefühl der Wut auf das schreiende Kind zu schützen).
- Spaltung und ähnliche Abwehrmechanismen: gelten als weniger adaptive Abwehrmechanismen, weil sie zwar vor negativen Gedanken und Gefühlen schützen, aber dies ausgeprägte negative Konsequenzen nach sich zieht.
    - *Spaltung*: Annehmbare und nicht annehmbare Gefühle werden unterschiedlichen Personen zugeschrieben (z. B. Frau S. wurde von ihrer Mutter heftig kritisiert und emotional vernachlässigt, trotzdem idealisiert sie ihre Mutter und verteufelt ihren Vater; als Erwachsene fällt es ihr schwer, sich auf enge Beziehung zu Männern einzulassen).
    - *Dissoziation*: Negative Gefühle werden von der gegenwärtigen Realität abgetrennt (z. B. Wenn ihr Vater sie schlug, brachte Frau D. sich in einen Zustand, in dem sie den Schmerz nicht spürte; dasselbe passiert ihr heute, wenn ihr Mann sie anschreit).
    - *Projektive Identifikation*: Person A projiziert ein unakzeptables Gefühl auf Person B und interagiert mit Person B auf eine Art und Weise, die dazu führt, dass Person B das projizierte Gefühl erlebt (z. B. Herr P. ärgert sich darüber, dass sein Vorgesetzter ihm einen wichtigen Auftrag nicht gegeben hat,

er sagt aber, es sei alles in Ordnung; er kommt in den folgenden Wochen immer wieder zu spät zur Arbeit, bis sein Vorgesetzter ihn entnervt zur Rede stellt).

Die Abwehrmechanismen der Spaltung werden vor allem dann gewählt, wenn die Betroffenen nicht gut in der Lage sind anzuerkennen, dass gute und schlechte Eigenschaften in einer Person vereint sein können (*Objektkonstanz*). Es gibt auch sehr adaptive Strategien des Ich im Umgang mit belastenden Emotionen, die streng genommen nicht den Abwehrmechanismen zugeordnet werden, wenn sie bewusst und flexibel eingesetzt werden (z. B. Humor, Sorge für andere oder der bewusste und flexible Einsatz von Unterdrückung).

■ **Übertragung**
Ein Beispiel für eine therapeutische Strategie in der psychodynamischen Psychotherapie ist der Umgang mit *Übertragung*. Der Begriff Übertragung beschreibt die Gefühle, die der Patient einem anderen Menschen (z. B. dem Therapeuten) gegenüber entwickelt, wenn diese Gefühle nicht in der gegenwärtigen Beziehung mit dieser Person verankert sind, sondern beispielsweise eine Wiederholung von früheren Gefühlsreaktionen auf prägende Bezugspersonen in der Vergangenheit darstellen. Das sind die beiden zentralen Eigenschaften der Übertragung: Sie ist repetitiv und nicht situationsangemessen.

Wenn der Therapeut diese Übertragung wahrnimmt, dann kann ihm das helfen, zu verstehen, wie der Patient sich selbst sieht und wie er Beziehungen zu anderen Menschen gestaltet. Im *supportiven Modus* wird er diese Erkenntnisse dem Patienten gegenüber nicht preisgeben, sondern durch Ich-stärkende Techniken versuchen, die Entwicklung einer Übertragungsbeziehung zu begrenzen (z. B. durch empathisches Ansprechen und Validieren des emotionalen Erlebens und vorsichtige Realitätstestung; siehe ■ Tab. 5.3). Im *aufdeckenden Modus* wird die Übertragung analysiert, um dem Patienten zu helfen, mehr über sich und seine Beziehung zu anderen zu lernen (z. B. durch sogenannte Klarifikation, Konfrontation und Deutung; siehe ■ Tab. 5.4).

■ **Tab. 5.3** Beispiele für den Einsatz von supportiven Techniken im Umgang mit Übertragung

Technik	Definition	Beispiel
Empathie	Gefühle wahrnehmen und benennen	Sie wirken aufgebracht, weil ich heute zu spät bin.
Validierung	Gefühle als wahr anerkennen	Ich kann gut nachvollziehen, dass Sie aufgebracht sind, wenn Sie denken, dass dies bedeutet, dass Sie mir egal sind.
Realitätstestung	Sanfte Korrektur von Fehleinschätzungen	Es tut mir leid, dass der Eindruck entstanden ist, dass Sie mir nicht wichtig sind. Das war wirklich nicht meine Absicht.

⬛ **Tab. 5.4** Beispiele für den Einsatz von aufdeckenden Techniken im Umgang mit Übertragung

Technik	Definition	Beispiel
Kon-fronta-tion	Aufmerksamkeit des Patienten auf Gedanken und Gefühle richten	Sie werden gerade so still. Was hat mein Kommentar gerade bei Ihnen ausgelöst?
Klarifi-kation	Verbindungen herstellen zwischen Situationen, in denen ähnliche Gedanken und Gefühle aufgetreten sind	Jedes Mal, wenn wir über Ihre Frau reden, haben Sie Angst, ich könnte Sie verurteilen.
Deutung	Verbindungen herstellen zwischen Verhalten und bewussten Gefühlen auf der einen Seite und *unbewussten Gefühlen* auf der anderen Seite	Vielleicht sind Sie so ruhig geworden, weil Sie Angst hatten, dass ich Sie verurteile?
Geneti-sche Deutung	Verbindungen herstellen zwischen Verhalten und bewussten Gefühlen und *unbewussten Konflikten*	Vielleicht haben Sie Angst, dass ich Sie verurteile, weil Ihre Mutter immer wütend geworden ist, wenn Sie Ihren eigenen Weg gegangen sind?

5.2 Systemische Therapie

Die systemische Therapie entwickelte sich ebenso wie die kognitive Verhaltenstherapie in den 1950er- und 1960er-Jahren. Zu den führenden Figuren zählten Paul Watzlawick, Virgina Satir und Salvador Minuchin. Bei der systemischen Therapie wird davon ausgegangen, dass psychische Störungen nicht nur Ausdruck innerpsychischer Konflikte oder dysfunktionaler Denk- und Verhaltensmuster sind, sondern vielmehr auch verstanden werden können als eine nachvollziehbare Reaktion auf bestimmte Umweltbedingungen, beispielsweise auf die Familienstruktur (Fritzsche und Wirsching 2020). Im Mittelpunkt der Behandlung steht die Betrachtung des Systems von wechselseitigen Beeinflussungen der Beteiligten und die Aufdeckung der in diesem System geltenden Regeln und Muster. Grundprinzipen der Behandlung sind die *Allparteilichkeit* (z. B. nichtwertende Berücksichtigung der Perspektive aller Familienmitglieder) und die *Ressourcenorientierung* (z. B. Fokussierung auf die positiven Anteile der Familie).

5.3 Kognitive Verhaltenstherapie (KVT)

▪ **Formen der kognitiven Verhaltenstherapie**

Historisch gesehen kann die Entwicklung der kognitiven Verhaltenstherapie (KVT) in mehrere Phasen eingeteilt werden. Diese Phasen werden oft auch als „Wellen" bezeichnet. Am Anfang stand in den 1950er-Jahren die **Verhaltenstherapie (1. Welle)**. Den Mittelpunkt der Verhaltenstherapie bildete die therapeutische Nutzung von lerntheoretischen Gesetzmäßigkeiten. Sie sollten dabei helfen, Problemverhalten des Patienten und dessen aufrechterhaltene Bedingung zu identifizieren. Dabei wurde davon ausgegangen, dass gestörtes Verhalten „gelernt" und auch wieder „verlernt" werden kann. Eine zentrale Frage der Verhaltenstherapie lautet: Welche Verhaltensmuster tragen zu der psychischen Störung bei und was hält diese Verhaltensmuster aufrecht?

Später wurde ab den 1960er-Jahren die **kognitive Therapie** entwickelt (**2. Welle**). Dabei wird davon ausgegangen, dass Verhalten und emotionales Erleben nicht nur durch Lernprozesse bestimmt werden, sondern vorrangig durch die Wahrnehmung und kognitive Interpretation von Ereignissen. Durch Betrachtung von automatischen Gedanken sollten dysfunktionale Grundannahmen identifiziert werden, welche zu der psychischen Störung beitragen. Beispiele für derartige dysfunktionale Grundannahmen sind: „Ich bin wertlos" (Wertlosigkeit) oder „Keiner mag mich" (mangelnde Liebenswürdigkeit) oder „Mir ist ohnehin nicht zu helfen" (Hilflosigkeit).

In einem nächsten Schritt wiederum wurden Verhaltenstherapie und kognitive Therapie ineinander integriert und für die Anwendung bei einem breiten Spektrum von psychischen Störungen ausdifferenziert (Störungsorientierte Psychotherapie). Seit den 1990er-Jahren fanden im Rahmen der **3. Welle der Verhaltenstherapie** mehrere parallele Entwicklungen statt:

- Kontinuierliche **Weiterentwicklung** der bestehenden Techniken:
  - Beispiel 1: Entwicklung der Akzeptanz- und Commitment-Therapie, welche weniger auf die Frage schaut, ob ein bestimmtes **Verhalten** „richtig" oder „falsch" ist, sondern die Frage in den Mittelpunkt stellt, ob dieses Verhalten einem Menschen in der gegenwärtigen Situation hilft, seinem Leben eine selbstgewählte Richtung zu geben (Werteorientierung) (Klein et al. 2021).
  - Beispiel 2: Entwicklung der Metakognitiven Therapie (MCT), welche sich weniger mit den Inhalten von automatischen **Gedanken** und dysfunktionalen Grundannahmen beschäftigt, sondern vielmehr mit der Frage, wie der Patient mit auftretenden Gedanken umgeht: Entscheidet er sich, um diese Gedanken im Sinne von Grübeln und Sorgen zu kreisen, oder entscheidet er sich, diese Gedanken als innere Ereignisse zu betrachten, auf die er reagieren kann, aber nicht reagieren muss (Fassbinder et al. 2015).
- Fokussierung auf Defizite in **Verhaltensfertigkeiten**:
  - Beispiel: Entwicklung der Dialektisch Behavioralen Therapie (DBT) zur Behandlung der Borderline-Persönlichkeitsstörung, bei der die Vermittlung von Fertigkeiten (Skills) zur Bewältigung intensiver aversiver Emotionen ein zentraler Therapiebestandteil ist (Bohus 2018).
- **Integration** von Ideen aus anderen Psychotherapieverfahren und von außerhalb der Psychotherapie:
  - Beispiel: Entwicklung des Cognitive Behavioral Analysis System of Psychotherapy (CBASP) zur Behandlung der chronischen Depression und Entwicklung der Schematherapie (ST) in der Behandlung von Persönlichkeitsstörungen. Bei diesen Methoden werden analog zur Psychodynamischen Psychotherapie die Bedeutung früher **Beziehungserfahrungen** und die Bedeutung der therapeutischen Beziehung besonders betont (Fassbinder et al. 2023; Klein und Belz 2023).

5.3.1 Grundbegriffe der Verhaltenstherapie

■ **Lernen**

Lernen ist eine auf Erfahrung basierende, dauerhafte Veränderung in der Verhaltensdisposition eines Individuums. Der Begriff „Verhaltensdisposition" verdeutlicht, dass Lernen nicht immer unmittelbar zu einer beobachtbaren Verhaltensveränderung führen muss. Es wird also unterschieden zwischen Kompetenz (was jemand tun kann) und Performanz (was jemand tatsächlich tut).

■ **Klassische Konditionierung**

5

Die klassische Konditionierung ist eine Form des Assoziationslernens. Das bedeutet, dass das Individuum etwas über die Stimuluseigenschaften eines zuvor neutralen Reizes lernt. So ruft ein unkonditionierter Reiz (UCS) zunächst eine unkonditionierte Reaktion (UCR) hervor. Im Rahmen der klassischen Konditionierung wird dieser unkonditionierte Reiz mit einem neutralen Reiz gepaart, wodurch schließlich der zuvor neutrale Reiz als konditionierter Reiz (CS) eine Reaktion auslöst (CR).

Das bekannteste Beispiel ist der Versuch des Physiologen Iwan Pawlow mit einem Hund, der auf die Präsentation von Futter (UCS) mit Speichelfluss reagiert (UCR). Wenn die Präsentation des Futters mit dem Läuten einer Glocke (CS) gepaart wird, dann ruft nach einiger Zeit auch das alleinige Läuten der Glocke den Speichelfluss hervor (CR). Das Läuten der Glocke ist also zu einem Signal für die Gabe von Futter geworden (man bezeichnet die klassische Konditionierung daher auch als „Signallernen").

Eine Reihe von alltäglichen Phänomenen und psychischen Beschwerden können durch klassische Konditionierung erklärt werden. Ein Beispiel dafür findet sich in ■ Tab. 5.5. In der Behandlung von Erkrankungen, die durch klassische Konditionierung erklärt werden können, kommen Konfrontationstechniken zum Einsatz (▶ Abschn. 7.3.3).

■ **Operante Konditionierung**

Es handelt sich um eine Form des Lernens, bei der sich die Auftretenshäufigkeit eines Verhaltens verändert aufgrund der erfahrenen Konsequenzen des Verhaltens. So nimmt beispielsweise die Auftretenshäufigkeit eines Verhaltens zu, wenn man es belohnt wird (man spricht dann von Verstärkung des Verhaltens). Von Löschung wiederum spricht man, wenn ein Verhalten seltener oder gar nicht mehr gezeigt wird, sobald es nicht mehr verstärkt wird.

Eine Erhöhung der Auftretenswahrscheinlichkeit des Verhaltens kann bedingt sein durch:

━ Positive Verstärkung , d. h. die Präsentation eines angenehmen Reizes (C^+)
  – Alltagsbeispiel: Das Loben eines Kindes, nachdem es sein Zimmer aufgeräumt hat, führt idealerweise dazu, dass das Kind das Zimmer häufiger aufräumt.

▫ Tab. 5.5 Zusammenfassung der Prinzipien der klassischen Konditionierung und Übertragung auf psychische Beschwerden

	Unconditioned Stimulus – UCS	Conditioned Response – UCR	Conditioned Stimulus – CS	Conditioned Response – CR
Definition	Stimulus, der natürlicherweise den UCR auslöst (reflexhaft)	Reaktion, die natürlicherweise auf UCS folgt (reflexhaft)	Stimulus, der aufgrund von Lernprozessen CR auslöst	Reaktion, die aufgrund von Lernprozessen auf CS folgt
Pawlow-Experiment	Futter	Speichelfluss	Läuten der Glocke	Speichelfluss
	Durch das Experiment lernte der Hund eine vorher nicht bestehende Assoziation zwischen Läuten der Glocke und Präsentation von Futter. Er reagiert infolge dieses Lernprozesses auch auf das Läuten der Glocke mit Speichelfluss.			
Traumatisierung	Vergewaltigung durch einen rot gekleideten Mann	Angst und Ekel	Anblick von rot gekleideten Männern	Angst und Ekel
	Durch die Vergewaltigung lernte das Opfer eine vorher nicht bestehende Assoziation zwischen roter Kleidung und dem Stattfinden einer Vergewaltigung. Sie reagierte infolge dieses Lernprozesses auf die meisten rot gekleideten Männer mit Angst und Ekel.			

— Negative Verstärkung , d. h. den Wegfall eines aversiven Reizes (Wegfall von C^- – kurz ε^-)
  – Klinisches Beispiel: Der Rückgang der Angst nach dem Verlassen eines Supermarktes trägt bei einem agoraphobischen Patienten zur Aufrechterhaltung des Vermeidungsverhaltens bei.
  – Negativ verstärkte Verhaltensweisen gelten als besonders löschungsresistent.

Eine Abnahme der Auftretenswahrscheinlichkeit des Verhaltens kann bedingt sein durch:
— Indirekte Bestrafung „Psychotherapie, d. h. der Wegfall eines angenehmen Reizes (Wegfall von C^+ – kurz ε^+)
  – Alltagsbeispiel: Der Entzug eines dem Kind wichtigen Computerspiels bei Nichtaufräumen des Zimmers führt idealerweise dazu, dass das Zimmer zukünftig wieder aufgeräumt wird.
— Direkte Bestrafung „Psychotherapie, d. h. die Präsentation eines aversiven Reizes (C^-)
  – Klinisches Beispiel: Strafendes und stark abwertendes Verhalten von Eltern bei Äußerung von Bedürfnissen kann dazu führen, dass die Kinder es vermeiden, ihre Bedürfnisse auf angemessene Art und Weise zu äußern (▫ Tab. 5.6).

5

◘ Tab. 5.6 Zusammenfassung der Prinzipien der operanten Konditionierung mit Beispielsituationen

	Angenehme Konsequenz des Verhaltens	Unangenehme Konsequenz des Verhaltens
Auftreten	Positive Verstärkung (Belohnung), Auftretenswahrscheinlichkeit des Verhaltens steigt z. B. Kind wird wegen der Hilfe in der Küche gelobt C⁺	Direkte Bestrafung, Auftretenswahrscheinlichkeit des Verhaltens sinkt z. B. Kind wird wegen eines schlechtem Zeugnis geschlagen C⁻
Wegfall	Indirekte Bestrafung, Auftretenswahrscheinlichkeit des Verhaltens sinkt z. B. Kind darf wegen schlechtem Zeugnis nicht am PC spielen Ҽ⁺	Negative Verstärkung, Auftretenswahrscheinlichkeit des Verhaltens steigt z. B. Abnehmende Angst durch Vermeidungsverhalten Ҽ⁻

Die Prinzipien der positiven und negativen Verstärkung spielen in der Psychotherapie die wichtigste Rolle. Stark verkürzt gesagt, wird positive Verstärkung häufig genutzt zum Aufbau von in der Psychotherapie angestrebten Verhaltensweisen. Negative Verstärkung wiederum hat eine große Bedeutung bei der Entstehung und Aufrechterhaltung verschiedener psychischer Störungen.

■ **Positive Verstärkung**
Zunächst wird daher noch etwas ausführlicher auf die positive Verstärkung eingegangen. Ganz allgemein gesprochen sind positive Verstärker wie gesagt Verhaltenskonsequenzen, welche die Auftretenswahrscheinlichkeit des Verhaltens erhöhen. Man kann dem Patienten gegenüber auch von „*belohnenden Aktivitäten*" sprechen.

■ **Verstärkerpläne**
Wenn ein Verhalten nicht mehr verstärkt wird, sinkt die Auftretenswahrscheinlichkeit des Verhaltens wieder. Dieser Prozess wird als *Löschung* bezeichnet. Die Geschwindigkeit des Lernens und der Löschung von Verhaltensweisen ist abhängig von dem zuvor angewandten Verstärkerplan. Der Verstärkerplan beschreibt, mit welchem zeitlichen Abstand und mit welcher Regelmäßigkeit auf ein bestimmtes Verhalten der Verstärker folgt.
━ Zeitlicher Abstand: Wenn eine Verstärkung (oder auch eine Bestrafung) sehr schnell auf das gezeigte Verhalten folgt, dann hat dies einen stärkeren Effekt als verzögert dargebotene Konsequenzen. Daher sollte man bei dem Einsatz von Belohnungen im Rahmen von Verhaltensverträgen darauf achten, dass das vereinbarte Verhalten möglichst zeitnah verstärkt wird (Beispiel: Eine auf einer geschützten Station untergebrachte Patientin, die sich mehrmals täglich äußerst schwer selbstverletzt, hat sich im Rahmen eines Verhaltensvertrages entschieden, dass sie ihr selbstverletzendes Verhalten reduzieren will. Die gemeinsam vereinbarte Belohnung [ein von Personal begleiteter Ausgang] sollte ihr immer dann angeboten werden, wenn sie es geschafft hat, sich einen halben Tag

lang nicht selbst zu verletzen. Das ist deutlich wirksamer, als die vereinbarte Belohnung erst nach 3 Tagen ohne Selbstverletzung anzubieten).
— Regelmäßigkeit: Hier wird unterschieden zwischen kontinuierlicher Verstärkung und intermittierender Verstärkung. Von *kontinuierlicher* Verstärkung spricht man, wenn konsequent jedes Auftreten des Verhaltens verstärkt wird. Von *intermittierender Verstärkung* wird hingegen gesprochen, wenn das Auftreten des Verhaltens unvorhersehbar mal verstärkt wird und mal nicht. Intermittierend verstärktes Verhalten ist besonders löschungsresistent. Das hat 2 wichtige klinische Konsequenzen:
  – Wenn man auf nicht gewünschtes Verhalten (z. B. Selbstverletzung aufgrund starker Anspannung bei einer Borderline-Patientin) mal mit großer Fürsorge reagiert und dann wieder nicht reagiert, ist es für die Patientin besonders schwer, dieses Verhalten zu reduzieren. Sie wird schlimmstenfalls das Verhalten sogar häufiger zeigen, um die einmal erfahrene angenehme Konsequenz (große Fürsorge) wieder zu erleben.
  – Wenn man möchte, dass ein gewünschtes Verhalten häufiger auftritt (z. B. Eine Borderline-Patientin wendet bei starker Anspannung selbstständig Fertigkeiten zur Anspannungsregulation an), dann sollte man dieses nur anfangs kontinuierlich verstärken (z. B. durch Lob). Wenn man dann im weiteren Verlauf das Verhalten nur noch seltener verstärkt, steigt die Wahrscheinlichkeit, dass die Patientin dieses Verhalten auch nach Abschluss der Behandlung beibehält, weil sie nicht jedes Mal, wenn sie das Verhalten zeigt, unmittelbar eine Belohnung erwartet.

Man kann das Prinzip der Löschung auch in der Gestaltung der therapeutischen Beziehung nutzen: Wenn man beispielsweise möchte, dass ein bestimmtes störendes Verhalten seltener auftritt, dann kann man sich zunächst auch entscheiden, auf dieses Verhalten gar nicht zu reagieren, d.h. es zu löschen. Denn ein Ansprechen dieses Verhaltens kann auch bereits Verstärkungscharakter haben. Wenn der Versuch der Löschung nicht zum Erfolg führt, kann es jedoch im weiteren Verlauf der Behandlung notwendig sein, das problematische Verhalten anzusprechen.

■ Negative Verstärkung
Dieses Prinzip des operanten Lernens trägt zur Entstehung und Aufrechterhaltung von bestimmten Verhaltensweisen bei, welche charakteristisch für bestimmte psychische Störungen sind. Beispielsweise wird agoraphobisches Vermeidungsverhalten aufrechterhalten durch die Abnahme von Angst bei Verlassen einer angstbesetzten Situation (z. B. eines Supermarktes).

Zu Beginn einer Psychotherapie kann es wichtig sein, dass die Patienten erkennen, dass bestimmte Verhaltensmuster im Rahmen ihrer Erkrankung letztendlich Versuche sind, aversiv erlebte Emotionen zu bewältigen. Diese Verhaltensmuster funktionieren oft kurzfristig sehr gut in der Kontrolle dieser Emotionen. Auf lange Sicht treten diese Emotionen jedoch immer wieder auf, und die Einengung des Verhaltensrepertoires auf das Vermeidungsverhalten kann zu einer erheblichen Einschränkung der Lebensqualität führen. Diese Erkenntnis kann die Motivation deutlich erhöhen, neue Strategien im Umgang mit Emotionen zu erlernen. In

◻ **Tab. 5.7**   Beispiel für automatischen Gedanken, Grundannahmen und Schemata

	Grundannahme: Mich kann man nicht gernhaben.	

Schema der Unzulänglichkeit bewirkt, dass Aufmerksamkeit v. a. auf negative Information (z. B. kritische Blicke) gerichtet wird und positive Informationen (z. B. ermunternde Kommentare) ignoriert werden.

Situation: Treffen mit einem Bekannten	**Automatische Gedanken:** Keiner will mit mir reden.	**Reaktion:** Vermeide Blickkontakt und Gespräche.

5

▶ Tab. 6.6 werden daher beispielhaft einige dysfunktionale Verhaltensweisen zusammengefasst, welche durch negative Verstärkung aufrechterhalten werden.

■ **Grundbegriffe der kognitiven Therapie**

In der kognitiven Therapie wird unterschieden zwischen automatischen Gedanken, Grundannahmen und Schemata (◻ Tab. 5.7). Im Folgenden werden diese Begriffe nur kurz erläutert, denn die meisten der im Kap. 6 „Psychotherapie: Grundfertigkeiten" vermittelten Techniken beruhen auf der Verhaltenstherapie.

– **Automatische Gedanken** sind unwillkürlich auftretende Gedanken (aber auch Bilder), welche einem in bestimmten Situationen durch den Kopf gehen.

– **Grundannahmen** sind überdauernde und auf viele Situationen bezogene, allgemeine Überzeugungen. Sie stellen sozusagen die tiefste Ebene dar.

– **Schemata** steuern die Informationsverarbeitung. Sie werden zurückgeführt auf frühere Erfahrungen. Einmal aktiviert, helfen sie, aktuell gemachte Erfahrungen einzuordnen. Diese Einordnung erfolgt orientiert an Grundannahmen.

Im Mittelpunkt der kognitiven Therapie steht die Identifikation von automatischen Gedanken. Diese wiederum ermöglichen es, die zugrunde liegenden Grundannahmen und Schemata zu identifizieren, um diese dann in einem Prozess des **sokratischen Dialogs** zu hinterfragen (Was spricht für diese Annahme? Was spricht gegen diese Annahme? Was ist die Auswirkung dieser Annahme? Welche Auswirkung hätte eine andere Annahme? Wie würde eine andere Person diese Situation bewerten?). Ein weiteres Ziel der kognitiven Therapie ist es, Denkverzerrungen zu erkennen und auf diese Weise den Einfluss von negativen automatischen Gedanken zu reduzieren.

Psychotherapie: Grundfertigkeiten

Inhaltsverzeichnis

© Der/die Autor(en), exklusiv lizenziert an Springer-Verlag GmbH, DE,
ein Teil von Springer Nature 2025
J. P. Klein, E. M. Klein, *Psychiatrie, Psychosomatik und Psychotherapie*,
https://doi.org/10.1007/978-3-662-71440-9_6

Die Einführung in die psychotherapeutischen Grundfertigkeiten fokussiert stark auf Techniken der Verhaltenstherapie. Diese Fokussierung hat folgende Gründe:

- Das Ziel dieses Buches ist der Erwerb von Grundfertigkeiten, nicht die Vermittlung von allen Fertigkeiten; daher ist dies Buch so gestaltet, dass die Lesenden am Ende Weniges gut können. Das ist besser als viele Dinge zu wissen, aber sich in der Anwendung dieses Wissens unsicher zu sein, und macht eine Fokussierung auf wenige Techniken notwendig.
- Bei der Auswahl der psychotherapeutischen Techniken haben wir uns von den verfügbaren Wirksamkeitsstudien leiten lassen. Diese zeigen, dass die kognitive Verhaltenstherapie zwar in etwa gleich effektiv ist wie die psychodynamisch orientierten Therapieverfahren. Die kognitive Verhaltenstherapie ist jedoch wissenschaftlich deutlich besser untersucht, und die Behandlungen sind kürzer.
- Innerhalb der Beforschung der kognitiven Verhaltenstherapie gibt es eine Reihe von Hinweisen, dass kognitive Interventionen wenig zusätzlichen Nutzen in der Behandlung ergeben. Beispielsweise war die kognitive Verhaltenstherapie bereits vor der Einführung von spezifischen kognitiven Interventionen eine erfolgreiche Behandlungsform (Longmore und Worrell 2007).

Das soll nicht heißen, dass kognitive Interventionen oder die psychodynamisch orientierten Verfahren unwichtig sind. Im Sinne der Fokussierung auf das Wesentliche weisen diese Ergebnisse jedoch darauf hin, dass eine Beschränkung auf Techniken der Verhaltenstherapie bei der Vermittlung von Grundfertigkeiten sinnvoll sein kann. Die in diesem Kapitel vermittelten Grundfertigkeiten müssen im Verlauf der psychotherapeutischen Ausbildung erweitert werden um detaillierte Kenntnisse der Psychotherapie (Margraf und Schneider 2018; Linden und Hautzinger 2011; Hohagen et al. 2015a).

6.1   Ablauf einer Psychotherapie

6.1.1   Phasen einer Psychotherapie

Sowohl der Ablauf der Psychotherapie als auch die einzelnen Psychotherapietechniken lassen sich als Prozess beschreiben. Diese Beschreibung dient jedoch mehr als grobe Orientierung und nicht als starre Instruktion. Es ist wie beim Kochen: Am Anfang befolgt man streng das Rezept, mit zunehmender Erfahrung wird man freier; allerdings nicht immer mit besseren Ergebnissen.

Das Phasenmodell der Psychotherapie nach Kanfer sieht eine strukturierte Vorgehensweise vor, die sich am jeweiligen Stand und den jeweiligen Fähigkeiten des Patienten orientiert.

- Phase 1: Schaffung günstiger Ausgangsbedingungen/Aufbau einer therapeutischen Beziehung
- Phase 2: Aufbau von Änderungsmotivation
- Phase 3: Verhaltensanalyse
- Phase 4: Zielanalyse

- Phase 5: Durchführung der speziellen therapeutischen Interventionen
- Phase 6: Evaluation und Bewertung der Fortschritte
- Phase 7: Erfolgsoptimierung/Generalisierung

In der therapeutischen Praxis sind die einzelnen Phasen des Modells nicht scharf zu trennen. Die klare Abgrenzung hat deshalb eher didaktischen Wert. Die einzelnen Stufen stellen jedoch zentrale Bausteine des therapeutischen Prozesses dar, die je nach Stand des Therapiefortschritts eine unterschiedliche Gewichtung aufweisen, im Idealfall in der therapeutischen Praxis aber alle durchlaufen werden sollten.

6.1.2 Aufbau einer Therapiesitzung

Eine Therapiesitzung gliedert sich in eine Orientierungsphase, eine Haupt- oder Bearbeitungsphase und eine Abschlussphase. In der *Orientierungsphase* wird gemeinsam die Agenda für die Sitzung festgelegt. Das bedeutet nicht, dass zwingend alle vom Patienten genannten Punkte in einer Sitzung auch ausführlich besprochen werden müssen. Vielmehr soll der Patient die Möglichkeit bekommen, seine Anliegen für die Sitzung mitzuteilen, damit diese Anliegen mit den Anliegen des Therapeuten abgeglichen werden können und dann eine Einigung über das konkrete Vorgehen in der Sitzung hergestellt wird.

So kann es beispielsweise das Anliegen des Patienten sein, darüber zu berichten, dass es ihm am letzten Wochenende besonders schlecht ging und er fast den ganzen Tag im Bett lag. Der Therapeut hatte in dieser Sitzung aber das Ziel, eine Verhaltensanalyse zu erstellen. Gemeinsam könnten Patient und Therapeut sich dann darauf einigen, dass sie versuchen, am Beispiel des zurückliegenden Wochenendes den aufrechterhaltenden Bedingungen des Problemverhaltens „im Bett liegen bleiben" auf die Spur zu kommen: „Wenn ich es richtig verstanden habe, neigen Sie dazu, an Tagen, an denen es Ihnen schlecht geht, im Bett liegen zu bleiben. Ich schlage vor, dass wir heute versuchen, herauszufinden, wie es dazu kommt, dass sie sich bei schlechter Stimmung so verhalten. Zu diesem Zweck könnten wir eine sogenannte Verhaltensanalyse erstellen. Sind Sie damit einverstanden?"

Abhängig von der Phase der Behandlung und dem Gesamtbehandlungsplan sollte bei der Festlegung der Agenda der Sitzung den Wünschen des Patienten größeres oder kleineres Gewicht beigemessen werden. So kann es zu Beginn der Behandlung wichtig sein, dass der Therapeut die Inhalte der Sitzung stärker bestimmt, um den Patienten mit dem Ablauf der Psychotherapie vertraut zu machen. Im Verlauf der Therapie können dann individuelle Anliegen des Patienten stärker berücksichtigt werden. Auch bei sehr unterwürfigen Patienten sollte man sich besonders bemühen, die individuellen Anliegen des Patienten in die Gestaltung der Behandlung zu integrieren, um ihn dabei zu unterstützen, auch selbst Verantwortung für den Verlauf der Behandlung zu übernehmen.

In der *Haupt- oder Bearbeitungsphase* wird dann die gemeinsam festgelegte Agenda bearbeitet. Dabei sollte man sich auf ein oder zwei zentrale Aspekte konzentrieren und der Versuchung widerstehen, möglichst viele Dinge in einer Sitzung zu klären. Die meisten Patienten erinnern sich nur an ein oder zwei wichtige Dinge aus einer Therapiesitzung. Durch die Beschränkung der Sitzung auf wenige wichtige Schwerpunkte kann der Therapeut dazu beitragen, dass der Patient sich an die wirklich wichtigen Dinge erinnert.

Zu diesem Zweck sollte der Therapeut seinen Patienten in der *Abschlussphase* der Sitzung auch fragen, was er aus der Therapiesitzung als „Take Home Message" mitnimmt. In dieser Phase sollte der Patient auch die Möglichkeit bekommen, Rückmeldung zu geben zum Verlauf der Behandlung („Gibt es irgendetwas, was für Sie in der heutigen Sitzung schwierig war? Es ist mir wichtig, dass Sie mir das berichten, damit ich das in der weiteren Gestaltung Ihrer Behandlung berücksichtigen kann").

6.1.3 Hierarchisierung von Therapiezielen

Zu Beginn der Behandlung ist es wichtig, Verhaltensmuster zu identifizieren, welche im Verlauf der Psychotherapie verändert werden sollen. Viele Patienten kommen mit einer langen Reihe von Anliegen in die Psychotherapie, die auf den ersten Blick veränderungswürdig sind. Daher ist es notwendig, sich in der Behandlung auf bestimmte zentrale Verhaltensmuster zu konzentrieren.

Oft ist es gar nicht notwendig, alle auf den ersten Blick veränderungswürdigen Verhaltensmuster direkt zu bearbeiten. Vielmehr reicht es, zentrale Verhaltensmuster zu identifizieren. Dabei lernen die Patienten wichtige neue Fertigkeiten, die sie auf andere Probleme auch anwenden können. In diesem Zusammenhang ist die Metapher eines Kartenhauses hilfreich: Es ist nicht notwendig, ein Kartenhaus mühsam Karte für Karte abzubauen. Im Gegenteil: Wenn man sich ein wenig Zeit nimmt und die zentrale Karte identifiziert, kann es gelingen, das Kartenhaus durch das Ziehen einer einzigen Karte zum Einsturz zu bringen. Besonders deutlich explizit gemacht wird diese Hierarchisierung der Therapieziele in der dialektisch behavioralen Therapie (DBT) der Borderline-Persönlichkeitsstörung. Hier orientiert sich die Hierarchisierung sehr stark an der Gefährlichkeit eines Verhaltens für das Leben und die Gesundheit des Patienten und an der Gefährdung des therapeutischen Prozesses. Auf einer niedrigeren Hierarchiestufe stehen Lebensqualität des Patienten und weitere Verhaltensfertigkeiten (◘ Tab. 6.1). Diese Form der Hierarchisierung kann auch in der Strukturierung von Psychotherapien eine Orientierung sein, bei denen im Grunde die Behandlung einer anderen psychischen Störung (z. B. Depression) im Vordergrund steht.

Diese Prioritätenliste ist zur flexiblen, kollaborativen und dynamischen Anwendung gedacht:

- **Flexibel**: Wenn bei einem Patienten wesentliche Ziele einer Ebene relevant sind, dann sollte Interventionen in diesem Bereich ein substanzieller Anteil der Therapiezeit zugewiesen werden. Ziele auf einer niedrigeren Hierarchieebene können aber selbstverständlich simultan behandelt werden.
- **Kollaborativ**: Bei der Strukturierung der Therapie handelt es sich nicht um einen vorschreibenden Prozess („Ich entscheide, dass wir jetzt dies machen").

> ◘ **Tab. 6.1** Hierarchisierung von Therapiezielen in der Behandlung von Patienten mit einer Borderline-Persönlichkeitsstörung mit Nennung konkreter Beispiele (Sipos und Schweiger 2011; Bohus 2018)

Suizidales und selbstverletzendes Verhalten

- Suizidversuche und konkrete Suizidpläne
- Selbstverletzungen
- Konsum großer Mengen Alkohol und Drogen
- restriktives Essen trotz starkem Untergewicht (BMI < 15)
- bulimisches Verhalten, das zu medizinischen Komplikationen führt (z. B. Hypokaliämie)

Therapiegefährdendes Verhalten

- Seitens des Patienten: zu spät kommen, nicht sprechen, Dissoziation
- seitens des Therapeuten: rigide oder überhöhte Anforderungen
- soziale Situation: z. B. Obdachlosigkeit oder gewalttätige Beziehungen

Verhaltensweisen, welche die Lebensqualität beeinflussen

- Verhalten, das unmittelbar zu Krisensituationen führt
- Verhaltensweisen, die in direktem Zusammenhang mit übergeordneten Zielen des Patienten stehen

Verbesserung von Verhaltensfertigkeiten

- Stresstoleranz
- Emotionsmodulation
- zwischenmenschliche Fertigkeiten
- Achtsamkeit
- Selbstwertsteigerung

Vielmehr sollte die Festlegung und Hierarchisierung der Therapieziele in einem kollaborativen Prozess erfolgen („Ich schlage vor, dass wir jetzt dies machen. Was meinen Sie?") und auch immer mit dem Supervisor abgestimmt werden.

— **Dynamisch**: Auch wenn die Festlegung auf ein Therapieziel erfolgt ist, kann dieses Ziel sich im Verlauf der Behandlung auch wieder verändern. In der DBT-Behandlung von Borderline-Persönlichkeitsstörungen wird daher empfohlen, in der Eröffnungsphase der Therapiesitzung gemeinsam anhand des *Wochenprotokolls* zu untersuchen, ob seit der letzten Sitzung hierarchisch höherstehende Verhaltensweisen aufgetreten sind, die zum Thema der Sitzung gemacht werden sollten (◘ Tab. 6.2).

Es kann auch sein, dass Ziele auf einer höheren hierarchischen Ebene gerade nicht erreichbar sind. Beispielsweise kann es aus Sicht des Therapeuten sehr wichtig sein, dass ein Patient einen Non-Suizid-Entschluss trifft. Dann sollten zunächst die in ► Abschn. 7.3.2 beschrieben Strategien zur Erarbeitung dieses Entschlusses zum Einsatz kommen. Es kann aber auch nach deren Einsatz sein, dass der Patient gerade nicht bereit ist, diesen Entschluss zu fassen. Dann kann es hilfreich sein, sich zu-

■ Tab. 6.2 Strukturierung der Therapiesitzung mithilfe eines Wochenprotokolls („diary card").

Gestaltung des Wochenprotokolls	In einem Wochenprotokoll werden destabilisierende Verhaltensweisen (z. B. Selbstverletzungen), aber auch stabilisierende Verhaltensweisen erfasst (z. B. „habe Skills eingesetzt" oder „habe mich mit Freunden getroffen").
Festlegung der Inhalte der Sitzung	Es sollte in der Sitzung immer zuerst das wichtigste destabilisierende und dann nach Möglichkeit auch das wichtigste stabilisierende Verhalten besprochen werden (dabei kann man sich an der Therapiehierarchie orientieren: Suizidversuche und Selbstverletzungen müssen immer besprochen werden).
Mögliche Formulierung	„Sie haben sich in der letzten Woche selbst verletzt und dazu auch bereits eine Verhaltensanalyse geschrieben. Die sollten wir uns auf jeden Fall ansehen. Dann haben Sie sich nach vielen Wochen mal wieder mit einer Freundin getroffen. Wir sollten uns auf jeden Fall ansehen, wie Sie es gepackt haben, das umzusetzen."

6

nächst anderen Zielen des Patienten auf der nächst niedrigeren Hierarchieebene zuzuwenden und gleichzeitig das Thema Non-Suizid-Entschluss im Blick zu behalten, indem gelegentlich daran erinnert wird, dass die Erreichung dieses anderen Ziels möglicherweise leichter fällt, wenn auch der Non-Suizid-Entschluss getroffen wird.[1]

6.1.4 Beispiel für einen Therapieplan

Im Folgenden wird das konkrete Vorgehen bei der Planung einer verhaltenstherapeutisch orientierten Psychotherapie vorgestellt. Dabei werden die einzelnen Schritte auf 8 Sitzungen verteilt, denn dies ist die übliche Dauer einer stationären Psychotherapie in vielen Einrichtungen, und in diesem stationären Setting erlernen Anfänger häufig die Psychotherapie. Die Dauer der Schritte muss angepasst werden an die tatsächliche Länge der Therapie, aber auch an die Bedürfnisse des Patienten und die Erfahrung des Therapeuten. Das Vorgehen sollte immer in einem supervisorischen Prozess abgesprochen sein.

— 1. Sitzung
  - Erhebung der Anamnese (Leitfrage: Was führt Sie zum aktuellen Zeitpunkt in diese Behandlung?)
  - Erhebung der Erwartungen des Patienten (Leitfrage: Was erwarten Sie von dieser Behandlung?)
  - Ausgehend davon die Findung von Diagnosen und gemeinsame Festlegung der Ziele der Behandlung

---

1 Diese Strategie wird in Anspielung an den römischen Senator Cato den Älteren auch als „Ceterum censeo"-Strategie bezeichnet. Nachdem Cato sich mit seinem Plan, die Stadt Karthago zu zerstören, nicht durchsetzen konnte, soll er am Ende jeder Rede im Senat gesagt haben „Im Übrigen meine ich, Karthago muss zerstört werden", selbst wenn es in der Rede um ein ganz anderes Thema ging. Am Ende stimmte der Senat zu, und Karthago wurde zerstört.

- 2. Sitzung
    - evtl. weitere Sicherung von Verdachtsdiagnosen (das konkrete Vorgehen wird beschrieben bei Klein et al. 2024a, b)
    - Erstellung eines Störungsmodells (siehe Verhaltensanalyse, ▶ Abschn. 6.3)
    - Festlegung auf therapeutische Techniken (z. B. Wochenplan führen, Expositionsübungen, Erlernen von Stresstoleranzfertigkeiten [Skills] etc.; diese werden beschrieben in ▶ Kap. 7)
- 3.–7. Sitzung
    - Aufbau der Sitzung: siehe ▶ Abschn. 6.1.2
    - Anwendung der vereinbarten Techniken im Sinne eines Übungsprogramms zum Erlernen neuer Fertigkeiten, welche der Überwindung der Erkrankung dienen
    - Kontinuierliche Überprüfung des Therapieerfolges (durch standardisierte Fragebögen, z. B. QIDS) (Roniger et al. 2015) und Berücksichtigung von Rückmeldungen des Patienten zum Therapiefortschritt (Klein et al. 2024a)
- 8. Sitzung (ggf. auch schon früher)
    - Abschlussphase (▶ Abschn. 6.1.5)
        - Zusammenfassung des Gelernten
        - Rückfallprophylaxe
        - Notfallplan
        - Planung der weiteren Behandlung

Praxistipp

Bei ausbleibendem Therapieerfolg sollte ggf. das Vorgehen angepasst werden. Die Herausforderung dabei ist, den richtigen Zeitpunkt für einen Wechsel des Vorgehens zu finden:

- Wechselt man zu früh, riskiert man, den richtigen Plan zu verlassen, bevor er Wirkung zeigen konnte.
- Wechselt man hingegen zu spät, riskiert man, unnötig lange an einem Plan festzuhalten, der nicht funktioniert.

6.1.5 Abschluss der Behandlung und Rückfallprophylaxe

Gegen Ende der Behandlung ist es wichtig, mit dem Patienten noch einmal das Erreichte Revue passieren zu lassen, beispielsweise durch eine Gegenüberstellung von einem sogenannten „alten Weg" (Verhaltensmuster, welche zur Aufrechterhaltung der Erkrankung beitragen) und dem „neuen Weg" (neu erlernte Verhaltensweisen, welche dazu beitragen können, die Erkrankung zu überwinden). Man kann auch von der „alten Strategie" und der „neuen Strategie" sprechen, um zu betonen, dass es sich jeweils um Verhaltensfertigkeiten handelt, für die man sich bewusst entscheiden kann. Diese Zusammenfassung des Gelernten kann dazu beitragen, Rückfälle in die Erkrankung zu verhindern, weil sie die Beibehaltung des neu gelernten Verhaltens wahrscheinlicher machen. Bei der Erstellung der Zusammenfassung kann man sich von den in ◘ Tab. 6.3 dargestellten Fragen leiten lassen.

6

🔲 **Tab. 6.3** Hilfreiche Fragen bei der Zusammenfassung des Gelernten und der Erstellung des Notfallplans. Diese Fragen sind hier als Arbeitsblatt formuliert, das der Patient zunächst selbstständig bearbeitet und dann mit dem Therapeuten gemeinsam bespricht

Alter Weg (Verhaltensmuster, die mich krank gemacht haben)	Neuer Weg (Verhaltensmuster, die mir helfen, meine Krankheit zu überwinden)
Welche unangenehmen Gefühle haben mich belastet?	Wie werde ich in Zukunft mit diesen unangenehmen Gefühlen umgehen?
Welche Verhaltensmuster hatte ich im Umgang mit diesen unangenehmen Gefühlen?	Was sind meine Werte, an denen ich mich orientieren will? Was kann ich tun, was zu diesen Werten passt?
Welche Vorteile hatten diese Verhaltensmuster?	Was sind für mich Aktivitäten, die mir guttun oder mir wichtig sind?
Welche Nachteile hatten diese Verhaltensmuster?	Welche Routinen will ich in meinem Alltag beibehalten?
	Wie kann ich mich belohnen, wenn ich mal etwas machen musste, das mir nicht so liegt?

Notfallplan

An welchen Menschen in meinem Alltag wende ich mich, wenn ich Hilfe brauche? Eventuell kann es hilfreich sein, hier auch die Nummer der Telefonseelsorge (0800 111 0 111) oder des lokalen Krisendienstes einzutragen.

Wo melde ich mich, wenn ich in akuter Not bin (z. B. Suizidgedanken habe)? Wo bekomme ich in solchen Situationen professionelle Hilfe? Hier kann beispielsweise die Nummer der örtlichen psychiatrischen Notaufnahme angegeben werden.

6.2   Therapeutische Beziehung

Die Fertigkeiten zum Aufbau einer therapeutischen Beziehung können grob orientierend eingeteilt werden in Basisfertigkeiten und erweiterte Fertigkeiten. Die Basisfertigkeiten sollten in jeder Therapie zum Einsatz kommen. Die erweiterten Fertigkeiten sind bei bestimmten Indikationen von besonderer Bedeutung. An dieser Stelle soll nur auf die wichtigsten Fertigkeiten eingegangen werden (zur weiteren Vertiefung eignet sich das Buch von Lammers 2017).

6.2.1   Basisfertigkeiten

Die Bedeutung der Basisfertigkeiten wird deutlich, wenn man sich bewusst macht, dass die Übereinstimmung in Zielen und Aufgaben der Therapie auf der einen Seite und die emotionale Bindung auf der anderen Seite einen großen Einfluss auf den Therapieerfolg haben. Es wird oft gesagt, dass etwa 30 % des Therapieerfolges von der therapeutischen Beziehung abhängen (Lambert 1992; Cuijpers et al. 2012). Einen noch größeren Einfluss haben Veränderungen, die sich außerhalb der Therapie abspielen (40 %). Den eigentlichen therapeutischen Techniken wird eine geringere Bedeutung zugemessen, die in etwa gleich groß ist wie der Einfluss der Erwartungen des Patienten an die Therapie (jeweils 15 %).

Bei der Betrachtung dieser Zahlen muss allerdings berücksichtigt werden, dass diese Faktoren nicht vollständig unabhängig voneinander sind: So hat beispielsweise die Art und Weise der Vermittlung der therapeutischen Techniken auch einen Einfluss darauf, wie der Patient die therapeutische Beziehung einschätzt. Die Übereinstimmung in Zielen und Aufgaben der Behandlung wird sichergestellt durch eine gemeinsame Erarbeitung des Störungsmodells zu Beginn der Therapie (▶ Abschn. 6.3.1) und durch die gemeinsame Festlegung einer Agenda für jede einzelne Therapiesitzung (▶ Abschn. 6.1.2).

Stark vereinfacht in einer Metapher ausgedrückt, ist es für die erfolgreiche Etablierung einer therapeutischen Beziehung wichtig, dass man den Patienten auf dem Weg der Psychotherapie dort abholt, wo er im Augenblick steht. Dies ist ein kollaborativer Prozess, welcher dem Prozess der partizipativen Entscheidungsfindung in der Medizin ähnelt.

■ **Beziehungsbrüche**

Im Verlauf einer Therapie kann es auch zu sogenannten Brüchen in der therapeutischen Beziehung kommen. Das sind deutliche Verschlechterungen einer einmal etablierten therapeutischen Beziehung. Diese Brüche äußern sich beispielsweise in einem **Rückzug des Patienten** (z. B. Schweigen) oder **Angriffsverhalten** (z. B. Vorwürfe). Auch bei Auftreten eines Beziehungsbruches kann die therapeutische Beziehung sich wieder verbessern. Man spricht dann von einer **„Reparatur"** des Beziehungsbruchs. Bei nicht aufgelösten Beziehungsbrüchen kann ein schlechteres Therapieergebnis die Folge sein.

Daher ist es wichtig, auf einen Beziehungsbruch therapeutisch einzugehen. Dabei kann man folgendermaßen vorgehen:

— **Anerkennen und ansprechen**, dass es einen Beziehungsbruch gab, z. B. sagt der Patient: „Das macht alles gar keinen Sinn, was wir hier machen", darauf der Therapeut: „Sie sind heute so vorwurfsvoll, so kenne ich Sie gar nicht" oder „Heute sind Sie besonders mutlos, bemerken Sie das auch?".

— **Analysieren**, was zu diesem Beziehungsbruch beigetragen hat (dafür kann man auch eine Verhaltensanalyse verwenden): z. B. „Ich würde gern verstehen, wie es dazu gekommen ist".

  – Inflexibles Verhalten des Therapeuten (z. B. schnelles Voranschreiten in der Therapie aus Angst, dem Patienten nicht ausreichend zu helfen).

  – Inflexibles Verhalten des Patienten (z. B. Vorwürfe aus Angst, selbst verletzt zu werden, weil er etwas nicht verstanden hat).

  – Uneinigkeit bezüglich Zielen und Aufgaben der Therapie (z. B. besteht der Therapeut auf einem Therapieziel, welches der Patient nicht teilt).

— In diesem Sinne ist ein Beziehungsbruch sogar eine **Chance**, etwas Neues zu lernen. Das passt zu der Beobachtung, dass Therapien besonders erfolgreich verlaufen, in denen auch Beziehungsbrüche auftreten (solange diese auch wieder repariert werden).

6.2.2   Dialektische Beziehungsgestaltung

Eine dialektische Beziehungsgestaltung ist geprägt von einer Balance zwischen Akzeptanz und Veränderung. Auf der einen Seite wird die emotionale Not des Patienten validiert („Ich kann verstehen, dass…"). Auf der anderen Seite wird die Notwendigkeit betont, sich für das Üben neuer Verhaltensweisen im Umgang mit der emotionalen Not einzusetzen („Gleichzeitig frage ich mich, was Sie das nächste Mal anders machen könnten"). Diese Form der Beziehungsgestaltung ist von besonderer Bedeutung im Umgang mit stark angespannten Patienten (z. B. im Rahmen einer Borderline-Persönlichkeitsstörung). Die Fertigkeit der Validierung ist wichtig, weil veränderungsorientierte Strategien (z. B. die Frage „Was könnten Sie tun, anstatt sich selbst zu verletzen?") von diesen Patienten als entwertend erlebt werden können.

Validierung bedeutet, dass dem Patienten deutlich gemacht wird, dass sein Verhalten und sein Erleben aus seiner subjektiven Sicht nachvollziehbar sind: „Ich kann nachvollziehen, dass Sie so sauer waren, dass Sie für den Moment keinen anderen Ausweg gesehen haben, als sich selbst zu verletzen." Akzeptanz und Validierung sollte nicht verwechselt werden mit „Gutheißen" des Verhaltens: Man kann ein bestimmtes Verhalten aus der subjektiven Sicht des Patienten nachvollziehen, ohne es gleichzeitig aus der eigenen Sicht gutheißen zu müssen. Das Vorgehen bei der Validierung ist in ◘ Tab. 6.4 beschrieben.

6.2.3   Motivorientierte Beziehungsgestaltung

Einige Patienten mit psychischen Störungen stellen den Behandler vor besondere Herausforderungen in der Gestaltung der therapeutischen Beziehung. Dazu zählen beispielsweise Patienten mit einer Persönlichkeitsstörung.

Die im Folgenden vermittelte motivorientierte Beziehungsgestaltung wurde für Patienten mit einer Persönlichkeitsstörung entwickelt. Sie kann aber auch hilfreich sein für die Verbesserung der therapeutischen Beziehung bei Patienten, die nicht die Kriterien für eine Persönlichkeitsstörung erfüllen. Denn die motivorientierte Beziehungsgestaltung ist der Plananalyse ähnlich. Und die Plananalyse wird unabhängig von der Diagnose einer Persönlichkeitsstörung eingesetzt zur Optimierung der therapeutischen Beziehung (Caspar 2018).

Die motivorientierte Beziehungsgestaltung befasst sich mit Störungen des Interaktionsverhaltens. Sie geht davon aus, dass problematisches Verhalten in Beziehungen zurückzuführen ist auf problematische Beziehungserfahrungen der Betroffenen, insbesondere auf nicht befriedigte Grundbedürfnisse (Sachse 2014). In diesem Sinne ist das problematische Interaktionsverhalten eine Strategie, die das Ziel verfolgt, die Befriedigung von Grundbedürfnissen (Motiven) zu erreichen.

Beispiele für derartige Grundbedürfnisse in Beziehungen sind:
- Anerkennung,
- Wichtigkeit,
- Verlässlichkeit,

□ Tab. 6.4 Validierungstechniken. (Adaptiert nach Bohus 2009)

V1: Aufmerksames Zu-hören	T: „Das kann ich nachvoll-ziehen."	Vermittelt Wertschätzung.
V2: Modalitäten-konforme Validierung	P: „Ich war stocksauer." T: „Sie waren enorm wü-tend." P: „Ja genau, ich war ra-send."	In diesem Beispiel wird die gerade geäußerte Emotion (also dieselbe Modalität) validiert. Vermittelt Ver-ständnis.
V3: Validierung in Kreuzmodalitäten	P: „Ich war stocksauer." T: „Sie konnten gar keinen anderen Gedanken fassen."	In diesem Beispiel wechselt der The-rapeut die Modalität von Emotion auf Gedanken. Vermittelt ebenfalls Verständnis.
V4: Validierung in Bezug auf biografische Erfahrungen	P: „Ich war stocksauer." T: „Das ist nachvollziehbar, wenn man überlegt, wie oft Ihnen das schon passiert ist."	Vermittelt die Einsicht, dass die emotionale Reaktion vor dem Hintergrund der Lebensgeschichte nachvollziehbar ist.
V5: Validierung der je-weils aktivierten Sche-mata	P: „Ich war stocksauer." T: „Nun, wenn Sie an-nehmen, dass das Ihre letzte Chance ist: kein Wunder, dass Sie rot sehen."	Vermittelt Einsicht in die Zu-sammenhänge. Legt jedoch auch nahe, dass man auf die Situation auch anders reagieren könnte.
V6: Normative Validie-rung	P: „Ich war stocksauer." T: „Das ist normal, das wäre mir vielleicht auch so gegangen."	Fördert den Beziehungsaufbau und reduziert Scham und Schuld.

– Solidarität,
– Autonomie,
– Unverletzlichkeit (Sicherheit).

Diese Bedürfnisse sind insbesondere bei Menschen mit Persönlichkeitsstörungen häufig nicht befriedigt worden. Die vor diesem Hintergrund entstandenen Ver-haltensmuster können verstanden werden mit dem Modell der *doppelten Hand-lungsregulation*. Diesem Modell zufolge handeln Menschen auf 3 verschiedenen Ebenen:

– *Motivebene*: Auf dieser Ebene handelt eine Person authentisch und transparent. Das bedeutet, dass ihr Interaktionspartner die Möglichkeit hat, ihre Absichten zu erkennen. Die Person handelt hier so, dass ihre Bedürfnisse befriedigt wer-den können.

– *Ebene der Schemata*: Auf dieser Ebene sind sowohl die Selbstschemata der Per-son lokalisiert, das heißt die Überzeugungen der Person von sich (z. B. „Ich bin unzulänglich"), als auch die Beziehungsschemata, das heißt die Überzeugungen der Person darüber, wie Beziehungen funktionieren (z. B. „Ich werde immer wieder enttäuscht werden").

— *Spielebene*: Auf dieser Ebene sind die Strategien der Person lokalisiert, die sie zur Lösung schwieriger Interaktion entwickelt. Sie beschreiben Bewältigungsstile, welche die Person angesichts der unbefriedigten Bedürfnisse entwickelt hat. Diese sind üblicherweise nicht authentisch und werden auch als manipulativ beschrieben.

Menschen mit Persönlichkeitsstörungen gelingt es angesichts ihrer Selbst- und Beziehungsschemata oft nicht, ihre Bedürfnisse auf der Motivebene offenzulegen. Sie greifen daher zu einer Notlösung und versuchen, die Bedürfnisse durch Strategien auf der so genannten Spielebene befriedigt zu bekommen. Diese Strategien führen in der Gegenwart aber häufig zu erheblichen Problemen.

Die motivorientierte Beziehungsgestaltung bei diesen Patienten hat 2 wichtige Wirkungen:

1. Die Befriedigung der Bedürfnisse des Patienten auf der Motivebene. Dadurch wird dem problematischen Interaktionsverhalten auf der Spielebene der Boden entzogen, und der Patient wird in die Lage versetzt, an seinen Problemen zu arbeiten.
2. Der Patient macht eine *korrigierende Beziehungserfahrung,* indem er erlebt, dass die bislang vermiedenen Bedürfnisse akzeptabel sind und deren Umsetzung zu einer besseren Gestaltung zwischenmenschlicher Kontakte führen kann.

Im störungsbezogenen Teil dieses Buches wird in ▶ Kap. 26 beschrieben, wie die motivorientierte Beziehungsgestaltung bei Patienten in Abhängigkeit von den im Vordergrund stehenden Persönlichkeitseigenschaften gestaltet werden kann (▶ Abschn. 26.4.1). In dem Kapitel finden sich auch konkrete Beispiele für Bewältigungsstile auf der Spielebene und die dahinterliegenden aktivierten Schemata und unbefriedigten Bedürfnisse (▶ Tab. 26.3).

6.3 Erstellung einer Verhaltensanalyse

Das Ziel der Verhaltensanalyse ist, dass der Therapeut eine Vorstellung von den aufrechterhaltenden Bedingungen des Problemverhaltens bekommt (die Verhaltensanalyse wird daher auch als Funktionsanalyse bezeichnet). Oder einfacher gesagt: Der Therapeut und der Patient versuchen, gemeinsam 3 Dinge herauszufinden:

1. Was ist das Verhalten, das in der Therapie verändert werden soll?
2. Was sind die auslösenden Bedingungen des Verhaltens: In welchen Situationen tritt dieses Problemverhalten auf? Wie kommt es, dass der Patient auf diese Situation mit diesem Problemverhalten reagiert?
3. Was sind die aufrechterhaltenden Bedingungen des Verhaltens? Wie unten deutlich wird, werden diese Verhaltensweisen oft durch die Prinzipien der negativen Verstärkung aufrechterhalten.

Im weiteren Sinne hat die Verhaltensanalyse auch das Ziel herauszufinden, was die Nachteile des Verhaltens sind, um auf diese Weise die Veränderungsmotivation zu steigern. Diese Analyse von auslösenden (vorangehenden) und aufrechterhaltenden (nachfolgenden) Bedingungen des Problemverhaltens wird auch als *horizontale Verhaltensanalyse* bezeichnet.

6.3.1 Horizontale Verhaltensanalyse (SORK)

Ein häufig verwendetes Modell der Verhaltensanalyse ist das **SORK-Modell**. Diese Abkürzung steht für folgende Begriffe: Situation, Organismusvariable, Reaktion und Konsequenz.

Die SORK-Analyse wird mit dem Patienten gemeinsam durch eine Reihe an Fragen erarbeitet (🔲 Tab. 6.5) und anschließend noch einmal mit ihm besprochen. Sie dient als Grundlage für die weitere Therapieplanung. In bestimmten Therapien (z. B. in der Behandlung von Patienten mit einer Borderline-Persönlichkeitsstörung) werden SORK-Analysen jedoch auch wiederholt im Verlauf der Behandlung eingesetzt, um Alternativen zum Problemverhalten zu entwickeln.

■ **Ablauf**

Im Folgenden wird das Vorgehen bei der Erstellung einer Verhaltensanalyse am Beispiel einer Selbstverletzung bei einer Patientin mit Borderline-Persönlichkeitsstörung erläutert (🔲 Tab. 6.5). Weitere Beispiele für Verhaltensanalysen finden Sie in 🔲 Tab. 6.6.

1. Begonnen wird die Verhaltensanalyse üblicherweise mit der **Beschreibung des Verhaltens**, das genauer untersucht werden soll (z. B. Selbstverletzung einer Borderline-Patientin); dies zählt zu der Reaktion („R" im SORK-Akronym). Im Fokus stehen dabei die zentralen, wiederholt auftretenden Verhaltensweisen des Patienten. Diese werden auch als Verhaltensmuster beschrieben.

Ausgehend von der Beschreibung dieses Verhaltens werden die vorausgehenden und nachfolgenden Bedingungen erarbeitet. Die nachfolgenden Bedingungen können vereinfacht auch als Konsequenzen bezeichnet werden.

2. Zu den **vorausgehenden Bedingungen** zählen Stimuli, die das Verhalten triggern (z. B. Konflikt mit dem Partner). Diese stellen das „S" im SORK-Akronym dar. Zu den vorausgehenden Bedingungen zählen auch innere Prozesse, die dazu führen, dass der Patient auf diese Stimuli mit dem Verhalten reagiert (diese werden ebenfalls notiert unter der Reaktion, dem „R" im SORK-Akronym). Zu diesen inneren Prozessen zählt sowohl eine kognitive Komponente (z. B. situative Bewertungen wie „Ich sehe keinen Ausweg mehr") als auch eine emotionale Reaktion (z. B. Angst oder Ärger) und Körperempfindungen (z. B. schnell schlagendes Herz oder Engegefühl in der Brust). Sie werden auch als „inneres Erleben" bezeichnet.

3. Schließlich werden weitere innere Prozesse erfasst, diesmal unter der „**Organismusvariable**" (dem „O" im SORK-Akronym). Die Organismusvariable wird so bezeichnet, weil hier auch physiologische Zustände erfasst werden können, welche das Auftreten des Verhaltens begünstigen (siehe Modifikationen unten). Meist werden hier allerdings situationsübergreifende Überzeugungen erfasst,

6

◧ **Tab. 6.5** Ablauf einer Verhaltensanalyse nach dem SORK-Modell anhand des Beispiels einer Selbstverletzung bei einer Patientin mit einer Borderline-Persönlichkeitsstörung. Die Zahlen bei den Leitfragen in der oberen Zeile bezeichnen die Reihenfolge des Vorgehens bei der Erstellung der Verhaltensanalyse

Schritt	Situation	Organismus	Reaktion	Konsequenz
Leitfrage (die Zahl vor der Frage ist ein Vorschlag für eine Reihenfolge bei der Erstellung der SORK-Analyse)	(3) Was ist die auslösende Situation für das Problemverhalten in diesem konkreten Fall?	(4) Wie kommt es, dass der Patient auf die auslösende Situation auf die unter „Reaktion" beschriebene Art und Weise reagiert?	(1) Was ist das Problemverhalten? (2) Vor dem Hintergrund welcher inneren Prozesse tritt das Problemverhalten auf?	(5) Welche (meist kurzfristigen) Konsequenzen halten das Verhalten aufrecht? (6) Welche (meist langfristigen) Konsequenzen könnten eine Motivation für eine Änderung des Problemverhaltens darstellen?
Üblicherweise erhobene Unterpunkte und klinisches Beispiel	Ich hatte einen Streit mit meinem Partner.	Grundannahmen und Schemata: Ich werde immer verletzt und allein gelassen.	Gedanken: Ich sehe keinen Ausweg mehr. Gefühle: Anspannung 100%. Verhalten: Ich habe mir mit einer Rasierklinge eine Schnittwunde am Unterarm zugefügt.	Kurzfristig: Anspannung 40%. Langfristig: - Narben: So will ich nicht aussehen. - Ich lerne nicht, anders mit meiner Anspannung umzugehen.

die dazu beitragen, dass ein Patient auf die auslösende Situation („S") mit der bereits beschriebenen Reaktion („R") antwortet, z. B. „Ich werde immer verletzt und allein gelassen".

4. Das Verhalten hat häufig die Funktion, diesen aversiv erlebten emotionalen Zustand zu lindern oder zu beenden. Das wird durch die Betrachtung der **nachfolgenden Bedingungen** deutlich, der Konsequenz (das „K" im SORK-Akronym). Die kurzfristige Konsequenz ist häufig eine Abnahme des aversiv erlebten emotionalen Zustandes (z. B. Abnahme der Anspannung). Anhand der Betrachtung der langfristigen Konsequenzen wird oft deutlich, dass das Verhalten auch Konsequenzen hat, welche die Patienten möglicherweise nicht anstreben (z. B. Narbenbildung; verpasste Gelegenheit, den Konflikt mit dem Partner auf eine andere Weise zu lösen).

Tab. 6.6 Beispiel für Verhaltensmuster, welche durch negative Verstärkung aufrechterhalten werden, und die dazugehörigen psychischen Störungen

Vorausgehende Bedingungen						
Beispiel für Situation („S" im SORK)	Gehe im Supermarkt an einer Flasche Vodka vorbei	Aufwachen und im Bett liegen	Besuch eines Supermarktes	Berühren eines vermeintlich kontaminierten Gegenstands	Im Zug einem Mann gegenüber sitzen	Treffen mit Freundinnen
Reaktion auf Situation („R" im SORK)	Starkes Verlangen, wieder Alkohol zu trinken	Gefühl der Überforderung	Angst, die Kontrolle zu verlieren	Angst, sich und andere zu infizieren.	Flashback-artige Erinnerung an sexuellen Übergriff verbunden mit Hilflosigkeit	Scham und Schuld – „Mein Trauma bedeutet, dass mit mir etwas nicht stimmt."
Verhaltensmuster, welches im Mittelpunkt der Analyse steht (ebenfalls zu „R" im SORK gehörig)						
	Kaufe den Vodka und nehme sofort den ersten Schluck	Im Bett liegen bleiben	Verlassen des Supermarktes	Ritualisiertes Waschen der Hände (ca. 3 h tgl.)	Verlassen der Situation	Vermeiden, etwas Persönliches von sich zu erzählen
Nachfolgende Bedingungen („K" im SORK)						
Kurzfristige Konsequenz des Verhaltensmusters	Verlangen lässt nach, Entspannung	Abnahme des Überforderungserlebens	Abnahme der Angst	Abnahme der Angst durch Abwendung der „Gefahr"	Nachlassen der Erinnerung und des damit verbunden Hilflosigkeitserlebens	Schutz vor befürchteter Abwertung
Langfristige Konsequenz des Verhaltensmusters	Scham, wieder einen Rückfall erlitten zu haben	Verlust des Arbeitsplatzes infolge von Fehlzeiten	Unfähigkeit, selbstständig einkaufen zu gehen	Hautekzeme und Vernachlässigung wichtiger Aktivitäten	Einengung des Aktionsradius, weil Zugfahren nicht mehr möglich ist	Aufrechterhaltung des negativen Selbstbildes
Beispiele für psychische Störung	Substanzkonsumstörung	Depression	Agoraphobie	Zwangsstörung	Posttraumatische Belastungsstörung	Komplexe posttraumatische Belastungsstörung

Dieses Beispiel macht deutlich, dass viele für psychische Störungen charakteristische Verhaltensmuster durch das in ▶ Abschn. 5.3.1 unter „Operante Konditionierung" erwähnte Prinzip der negativen Verstärkung aufrechterhalten werden. In ◘ Tab. 6.6 ist übersichtlich dargestellt, welche vorausgehenden und nachfolgenden Bedingungen im Sinne der negativen Verstärkung ein bestimmtes Verhalten aufrechterhalten können. Die Orientierung an dieser Tabelle kann bei der Erstellung einer Verhaltensanalyse hilfreich sein. Gleichzeitig sollte man beachten, dass nicht jeder Patient mit einer bestimmten psychischen Störung dieselben Verhaltensmuster zeigt. Beispielsweise können bei einem Patienten mit einer depressiven Störung sowohl Schwierigkeiten in der Überwindung von Antriebslosigkeit als auch durch Persönlichkeitsstile bedingte interpersonelle Konflikte und agoraphobisches Vermeidungsverhalten bestehen. Dieses Beispiel zeigt die große Bedeutung der Hierarchisierung der Therapieziele (▶ Abschn. 6.1.3). Die Verhaltensanalyse wird dann zu demjenigen Verhalten erstellt, das in der erstellten Therapiehierarchie ganz oben steht (◘ Tab. 6.7).

■ Modifikationen

Das hier vorgestellte Vorgehen bei der Erstellung der Verhaltensanalyse folgt einem vergleichsweise einfachen Muster. Aufbauend auf diesem einfachen Muster gibt es zahlreiche *Erweiterungsmöglichkeiten*. Zu diesen zählt unter anderem die unten beschriebene vertikale Verhaltensanalyse (▶ Abschn. 6.3.2).

Eine andere Erweiterungsmöglichkeit besteht in einer präziseren Betrachtung der vorangehenden Bedingungen des Problemverhaltens. Neben den (oder anstelle der) Grundannahmen und Schemata können bei der Organismusvariable auch andere Umstände aufgeführt werden, die das Auftreten des Problemverhaltens in der gegebenen Situation begünstigen (z. B. reagiert man auf eine belastende Situation emotional deutlich heftiger, wenn man wenig geschlafen hat). Diese labilisierenden Umstände lassen sich auf dem Wege der gemeinsamen Erarbeitung von Problemlösestrategien manchmal leichter verändern.

Bei der Beschreibung des Problemverhaltens müssen bei Angsterkrankungen neben den von außen sichtbaren Verhaltensweisen auch weitere Strategien (z. B. kognitive Vermeidung) betrachtet werden, die ebenfalls zur Aufrechterhaltung der Erkrankung beitragen. Daher wird hier die Beschreibung des Verhaltensmusters um diese Strategien ergänzt, um das Vermeidungsmuster des Patienten vollständiger zu beschreiben (▶ Tab. 7.6).

Einbettung in die Behandlung

■ Makroanalyse

Der *Einsatz der Verhaltensanalyse zu Beginn der Behandlung* verfolgt das Ziel, dass Therapeut und Patient sich darauf einigen, welches Problemverhalten im Mittelpunkt der Behandlung stehen sollte, und gemeinsam erarbeiten, was die aufrechterhaltenen Bedingungen dieses Problemverhaltens sind. Dies kann dann Ausgangspunkt für die Festlegung des gemeinsamen therapeutischen Vorgehens sein (z. B. Erlernen von Fertigkeiten zum Umgang mit intensiver Anspannung).

◻ Tab. 6.7 Beispiel für Verhaltensmuster, die durch negative Verstärkung aufrechterhalten werden, und die dazugehörigen psychischen Störungen

Vorausgehende Bedingungen				
Beispiel für Situation („S" im SORK)	Erleben von Körpersymptomen	Enttäuschung in der Partnerschaft	Ehefrau fragt mich, was ich im TV sehen möchte.	Konflikt mit dem Partner
Reaktion auf Situation („R" im SORK)	Sorgen „Was, wenn das Ausdruck einer Erkrankung ist"	Gedanke „Ich verliere die Kontrolle" und „Ich bin nur etwas wert, wenn ich dünn bin"	Angst, sie wird meinen Vorschlag ablehnen.	Anspannung und Angst vor Verlassenwerden
Verhaltensmuster, das im Mittelpunkt der Analyse steht (ebenfalls zu „R" im SORK gehörig)	Aufsuchen eines Arztes, Vermeidung von Anstrengung	Restriktives Essverhalten	Wende mich ab und murmele: „Mir egal."	Schnittverletzung am Unterarm
Nachfolgende Bedingungen („K" im SORK)				
Kurzfristige Konsequenz des Verhaltensmusters	Abnahme der Sorgen	Kontrollerleben, Stabilisierung des Selbstwerts	Angst lässt nach.	Abnahme der Anspannung
Langfristige Konsequenz des Verhaltensmusters	Einengung des Lebens auf Arztbesuche zulasten anderer Aktivitäten	Zunehmende emotionale Labilität und Einengung des Lebens auf Essen bzw. der Vermeidung von Essen	Es wird immer schwerer, offen mit ihr über meine Vorstellungen zu sprechen.	Narbenbildung, Einschränkung des Repertoires der Fertigkeiten im Umgang mit starker Anspannung
Zugehörige psychische Störung	Somatische Belastungsstörung	Anorexie	Persönlichkeitsstörung	Borderline Persönlichkeitsstörung

■ **Mikroanalyse**

Wenn die *Verhaltensanalyse im Verlauf der Behandlung wiederholt zum Einsatz* kommt, dann wird damit zum einen das Ziel verfolgt, dass die aufrechterhaltenden Bedingungen für das konkrete Auftreten des Problemverhaltens in einer bestimmten Situation (und nicht nur im Allgemeinen) exploriert werden. Zum anderen kann die Verhaltensanalyse anschließend Ausgangspunkt für die Diskussion von Verhaltensalternativen zu den gegenwärtigen Verhaltensmustern sein.

Dabei kann man sich wieder an den Werten des Patients orientieren: „Wie können Sie sich in dieser Situation so verhalten, dass es gut dazu passt, wie Sie gern leben möchten?" Und dann ggf. etwas genauer: „Was können Sie tun, um für sich selbst in dieser Situation gut zu sorgen?" oder: „Was können Sie tun, um mit anderen Personen in dieser Situation so umzugehen, wie Sie es im Grunde Ihres Herzens für richtig halten?" Darüber hinaus ist es manchmal hilfreich, zunächst einmal eine Reihe von Ideen zu sammeln und dabei nach dem Prinzip des Brainstormings vorzugehen: Man sammelt erst Verhaltensalternativen und bewertet diese erst im nächsten Schritt, nach Abschluss der Sammlung.

Idealerweise entscheidet sich der Patient am Ende dieses Prozesses für eine bestimmte Verhaltensalternative und sagt zu, diese beim nächsten Auftreten einer vergleichbaren Problemsituation auszuprobieren.

Praxistipp: Werden Sie das auch umsetzen?
Wenn der Patient sich für eine Verhaltensalternative entschieden hat, kann man ihn bitten, auf einer Skala von 0–10 anzugeben, wie wahrscheinlich es ist, dass er dieses Verhalten umsetzen wird. Als Faustregel kann man sich merken: Wenn der Patient weniger als 7 angibt, dann ist das gewählte Verhalten möglicherweise zu schwierig oder nicht wichtig genug. Dann kann man fragen: "Warum nicht höher? Was müsste passieren, damit die Wahrscheinlichkeit der Umsetzung steigt?"

6.3.2 Vertikale Verhaltensanalyse

Eine vertikale Verhaltensanalyse muss nicht für jeden Patienten erstellt werden. Sie dient dem tieferen Verständnis der überdauernden Bedingungen, die ein Problemverhalten aufrechterhalten. Ein Beispiel für eine vertikale Verhaltensanalyse ist die im ▶ Abschn. 6.2.3 beschriebene Plananalyse (Caspar 2018). Diese kommt beispielsweise zum Einsatz, wenn man mit den aus der SORK-Analyse abgeleiteten Behandlungsstrategien nicht weiterkommt oder man einen Patienten behandelt, der auf zurückliegende psychotherapeutische Behandlungen nicht angesprochen hat.

Die vertikale Verhaltensanalyse baut auf der im SORK-Schema bereits erhobenen „Organismusvariable" auf. Hier werden wie schon gesagt unter anderem situationsübergreifende Überzeugungen erfasst (z. B. „Ich muss dafür sorgen, dass keiner meine Schwächen erkennt"). Ausgehend davon sind verschiedene Formen der vertikalen Verhaltensanalyse denkbar:

— Im Sinne der Plananalyse kann man sich dann die Frage stellen, welche unbefriedigten Bedürfnisse durch diese Strategie befriedigt werden sollen (z. B. Unverletzlichkeit oder Autonomie). Diese Information kann für die Gestaltung der therapeutischen Beziehung eine wichtige Rolle spielen.

— Man kann aber auch mit dem Patienten über die Frage sprechen, welche lerngeschichtlichen Erfahrungen mit prägenden Bezugspersonen zu dieser situationsübergreifenden Überzeugung geführt haben (z. B. stark abwertendes Verhalten auch bei kleinsten Fehlern) (Klein und Belz 2023).

Folgende Fragen können bei der Erstellung der vertikalen Verhaltensanalyse helfen. Selbstverständlich handelt es sich hier um Beispiele, nicht um einen fertigen Fahrplan:

— Identifikation der übergeordneten Regeln
  – Wie kommt es, dass Sie in dieser Situation so stark emotional reagieren?
  – Wie kommt es, dass Sie in dieser Situation immer wieder den Gedanken haben, dass…?
  – …

Auf diese Art und Weise kann dann beispielsweise die übergeordnete Überzeugung identifiziert werden („Ich muss dafür sorgen, dass keiner meine Schwächen erkennt").

— Identifikation der dahinterliegenden unbefriedigten Bedürfnisse:
  – "Welches Ziel verfolgen Sie damit?"
— Identifikation der lerngeschichtlichen Hintergründe:
  – "Bei welchem Menschen in Ihrem Leben war es besonders wichtig, keine Schwächen zu zeigen?"
  – "Was ist passiert, wenn Sie dieser Person gegenüber Schwäche gezeigt haben?"
  – "Welche Schlüsse haben Sie in Ihrem Leben daraus gezogen, dass Sie immer wieder diese Erfahrung gemacht haben?"

Das Thema „keine Schwäche zeigen" ist bei diesen Fragen als Beispiel verwendet, stattdessen kann man auch nach anderen vermiedenen Verhaltensweisen fragen (z. B. „keine Fehler machen" oder „keine Bedürfnisse äußern").

Ausgehend von der Identifikation der lerngeschichtlichen Hintergründe des Verhaltens kann man mit dem Patienten im weiteren Verlauf der Behandlung darüber sprechen, dass ihm die übergeordnete Regel und die sich daraus ableitende Strategie in der Vergangenheit möglicherweise geholfen haben, sie in der Gegenwart aber die Verfolgung von Werten und Zielen in seinem Leben behindern. Dabei kann man auch Strategien des Diskriminationslernen verwenden, indem man den Patienten fragt, welche Unterschiede er erkennt zwischen bestimmten Situationen in seiner Kindheit und der in der Verhaltensanalyse betrachteten Situation.

6.3.3 Modusmodell

Eine Möglichkeit, Patienten dieses Zusammenspiel zwischen Bedürfnissen, emotionalen Zuständen und Bewältigungsstilen zu vermitteln, ist das **Modusmodell** aus der **Schematherapie**. Dieses Modell geht davon aus, dass die Vernachlässigung von Bedürfnissen zu bestimmten **dysfunktionalen Modi** führen kann:

- **Kindmodi (emotionale Zustände)**
  - Verletzliches Kind (fühlt sich alleingelassen, nicht liebenswert, …)
  - Verärgertes Kind (z. T. überschießender Ärger über nicht erfüllte Bedürfnisse)
  - Impulsives Kind (duldet keinen Bedürfnisaufschub)
- **Elternmodi (internalisierte Regeln)**
  - Fordernde Eltern (vermittelt, dass Bedürfnisse anderer wichtiger sind und dass man Gefühle nicht zeigen sollte)
  - Strafende Eltern (harte, unerbittliche, abwertende Haltung sich selbst und anderen gegenüber)
- **Bewältigungsmodi (Handlungsstrategien)**
  - Unterordnung (passt sich unter Inkaufnahme eigener Nachteile an Erwartungen anderer an)
  - Vermeidung
    - Distanzierter Beschützer (schützt sich vor Emotionen z. B. durch Rationalisierung, Dissoziation etc.)
    - Distanzierter Selbsttröster (aktive Selbstberuhigung, z. B. durch Essen, Alkohol, Drogen, Selbstverletzung, etc.)
  - Überkompensation
    - Selbsterhöhung (selbstzentriertes, kompetitives oder rücksichtsloses Verhalten)
    - Entwerter und Angreifer (setzt andere herab, benutzt oder schädigt sie)

Darüber hinaus gibt es **gesunde Modi**:
- **Glückliches Kind** (befriedigte Bedürfnisse, Freude, Ungezwungenheit und Spontanität)
- **Gesunder Erwachsener** (schafft Ausgleich zwischen Bedürfnissen und Anforderungen des Alltags und ermöglicht so Leistungs- und Genussfähigkeit)

Aus der Perspektive des Modusmodells ist es das Ziel der Behandlung, die eignen psychischen Probleme im Modusmodell einzuordnen, die Bedürfnisse hinter den dysfunktionalen Kindmodi zu erkennen und zu versorgen, die dysfunktionalen Modi insgesamt zu reduzieren und die gesunden Modi zu fördern.

6.4 Supervision

Supervision ist ein wichtiger Teil des therapeutischen Handelns. Das gilt insbesondere für Berufsanfänger, aber auch für erfahrene Therapeuten. Ein wichtiges Ziel der Supervision ist es, den Supervisanden zu vermitteln, wie sie ihr psychotherapeutisches Wissen auf die Behandlung konkreter Patienten anwenden (Zimmer 2009). Das bedeutet, Supervision wird üblicherweise als Fallsupervision durchgeführt. Das bedeutet, dass sich die Anliegen für die Supervision an konkreten Fällen aus der aktuellen Behandlung orientieren.

Der *Prozess der Supervision* kann in 2 Phasen gegliedert werden: die Orientierungsphase und die Bearbeitungsphase (Lohmann 2004). Diese Zweiteilung orientiert sich an dem Problemlösemodell. Sie richtet den Ablauf der Supervision effizient an dem aus, was der Supervisand erreichen möchte. In der *Orientierungsphase* nennt der Supervisand sein Anliegen und Ziel für die Supervision. Die Ziele können in verschiedene Bereiche fallen, im Folgenden werden einige Beispiele genannt:

— Überprüfung der richtigen Anwendung therapeutischer Techniken, z. B. „Ich möchte überprüfen, ob ich die Verhaltensanalyse bei dem Patienten richtig erstellt habe."

— Unterstützung bei der Bewältigung von Schwierigkeiten im Therapieverlauf, z. B. „Ich möchte herausfinden, wie ich meine Patientin dazu motivieren kann, ihre Skills zur Anspannungsregulation regelmäßig anzuwenden."

— Erkennen eigener Anteile bei Schwierigkeiten im Therapieverlauf, z. B. „Ich möchte am Beispiel von einem aktuellen Patienten darüber sprechen, warum es mir so schwerfällt, fordernden Patienten gegenüber Grenzen zu setzen."

Am letzten Beispiel wird deutlich, dass die Grenzen zwischen Selbsterfahrung und Supervision auch fließend sein können. Der Unterschied zwischen Supervision und Selbsterfahrung ist, dass bei der Supervision die Arbeit mit dem Patienten im Mittelpu nkt steht. Bei der *Selbsterfahrung* hingegen geht es stärker um die Identifikation und ggf. Modifikation der eigenen interaktionellen, emotionalen und kognitiven Schemata. Obwohl die Übergänge fließend sind, werden Supervision und Selbsterfahrung in unterschiedlichen Gruppen angeboten, denn beide Prozesse unterscheiden sich beispielsweise in den Anforderungen an die Offenheit der Gruppenteilnehmer.

Die Orientierungsphase wird abgeschlossen mit der Formulierung des Auftrags, das heißt des konkreten vom Supervisanden gewünschten Vorgehens im Rahmen der Supervision. Dabei benennt der Supervisand, was er selbst tun möchte und was er sich vom Supervisor bzw. der Supervisionsgruppe wünscht. Das bedeutet, dass festgelegt wird, wer (Person) was (Methode) macht. Beispiele für Aufträge im Rahmen der Supervision finden sich in ■ Tab. 6.8.

In der darauffolgenden Bearbeitungsphase werden die Aufträge dann bearbeitet. Üblicherweise wird dabei darauf geachtet, dass die Bearbeitung des Anliegens eine bestimmte Dauer nicht überschreitet (z. B. 20 min), um auch anderen Teilnehmern der Supervisionsgruppe ausreichend Zeit zu geben, ihr Anliegen einzubringen.

6

□ **Tab. 6.8**   Beispiele für Ziele in der Supervision und die zugehörigen Aufträge. Das letzte Beispiel macht deutlich, dass auch Anliegen in der Selbsterfahrung als Ziele und Aufträge formuliert werden können

Ziel	Auftrag
„Ich möchte überprüfen, ob ich die Verhaltensanalyse bei dem Patienten richtig erstellt habe."	**Supervisand** - Kurzvorstellung des Patienten (v. a. Nennung der Diagnose) - Vorstellung der Verhaltensanalyse **Gruppe** - Fragen zur Kurzvorstellung - Fragen/Rückmeldung/Ergänzungen zur Verhaltensanalyse
„Ich möchte herausfinden, wie ich meine Patientin dazu motivieren kann, ihre Skills zur Spannungsregulation regelmäßig anzuwenden."	**Supervisand** - Zeigen eines Videos aus der letzten Sitzung, in der die Anwendung der Skills ausgewertet wurde **Gruppe** - Entwicklung einer Hypothese, warum Skills nicht umgesetzt wurden - Sammlung von Strategien zur Motivation der Patientin
„Ich möchte am Beispiel von einem aktuellen Patienten darüber sprechen, warum es mir so schwerfällt, fordernden Patienten gegenüber Grenzen zu setzen."	**Supervisand** - Kurzbericht zur Situation, in der es schwerfiel, dem Patienten Grenzen zu setzen - Nennung von Hypothesen, welche eigenen biografischen Anteile hier eine Rolle spielen **Gruppe** - Unterstützung bei der Findung von Hypothesen bezüglich biografischer Anteilen - Sammlung von Verhaltensalternativen in der Situation

Psychotherapie: zentrale Techniken

Inhaltsverzeichnis

© Der/die Autor(en), exklusiv lizenziert an Springer-Verlag GmbH, DE,
ein Teil von Springer Nature 2025
J. P. Klein, E. M. Klein, *Psychiatrie, Psychosomatik und Psychotherapie*,
https://doi.org/10.1007/978-3-662-71440-9_7

7.1   Motivationale Techniken

Mit einigen Patienten ist es möglich, direkt nach der Erstellung der Verhaltensanalyse und der Erarbeitung eines individuellen Krankheitsmodells mit einem Prozess der Verhaltensveränderung zu starten. Andere Patienten haben zunächst wenig Motivation, etwas an ihrem Verhalten zu verändern, oder sie verfolgen vor allem das Ziel, ihre Symptome loszuwerden („Ich will mich endlich wieder gut fühlen"), ohne bereits eine Vorstellung davon zu haben, wie ihr Leben ohne die psychische Erkrankung aussehen könnte. Der Aufbau von Veränderungsmotivation und die Zielanalyse brauchen also in Abhängigkeit vom Patienten und dem gewählten Therapieschwerpunkt unterschiedlich viel Raum (einige psychotherapeutische Modelle legen größeren Wert auf diesen Schritt als andere).

7.1.1   4-Felder-Schema/Motivational Interviewing

Zum Aufbau der Veränderungsmotivation kann es hilfreich sein, in einem 4-Felder-Schema die jeweiligen Vor- und Nachteile von Beibehaltung bzw. Aufgabe des aktuellen Problemverhaltens zu explorieren (◘ Tab. 7.1). Eine andere Möglichkeit ist der Einsatz von Strategien des Motivational Interviewing (◘ Tab. 7.2). Die Strategien des Motivational Interviewing sind im Kontext der Behandlung von Suchterkrankungen entwickelt worden. Sie werden mittlerweile aber auch in der Behandlung einer Reihe anderer psychischer Störungen eingesetzt.

7.1.2   Werte

Bei der Analyse der Ziele des Patienten kann es wichtig sein, auch die Werte des Patienten mit zu berücksichtigen. Dabei werden Werte definiert als vom Patienten frei gewählte Verhaltensmuster (z. B. „Ich will fürsorglich mit meinen Kindern umgehen"). Mit dem Begriff „Werte" ist also nicht dasselbe gemeint wie mit Tugenden, die meist von außen vorgegeben werden (z. B. „Man muss immer fleißig sein"). Vielmehr geht es bei den Werten um die Fragen „Wer oder was liegt mir am Her-

◘ **Tab. 7.1**   4-Felder-Schema zur Darstellung der jeweiligen Vor- und Nachteile von Beibehaltung bzw. Aufgabe des aktuellen Problemverhaltens

Problemverhalten	Bleibe morgens im Bett liegen.	
	Beibehaltung	**Aufgabe**
Vorteile	Vermeide Misserfolge bei der Arbeit, die mich zuletzt sehr beschämt haben.	Könnte wieder mehr Dinge tun, die mir wichtig sind, z. B. Freunde treffen.
Nachteile	Werde immer mutloser.	Könnte in Situationen kommen, in denen ich mich unsicher fühle.

□ **Tab. 7.2** Schematische Übersicht zum Vorgehen beim Motivational Interviewing

(1) Problemverhalten definieren (z. B. Konsum von mehreren Litern Bier täglich)

(2) Abfrage Nutzen und Kosten des Verhaltens (mit Nutzen anfangen!)

(3) Motivation zur Änderung

  - Auf einer Skala von 1–10: Wie hoch schätzen Sie Ihre Motivation ein, das Problemverhalten zu verändern?
  - Warum nicht niedriger?
  - Was müsste passieren, damit die Motivation steigt?

(4) Zuversicht zur Änderung

  - Auf einer Skala von 1–10: Wie zuversichtlich sind Sie, dass Sie das Problemverhalten verändern können?
  - Warum nicht niedriger?
  - Was müsste passieren, damit die Zuversicht steigt?

(5) Was könnte der nächste Schritt sein?

(6) Zusammenfassung

zen?" und „Wie möchte ich leben?". Werteorientierte Verhaltensmuster werden üblicherweise beibehalten, auch wenn sie nicht unmittelbar belohnt werden (▶ Abschn. 5.3). Passend zu den Werten kann man konkrete Handlungen benennen, die zu diesen Werten passen (z. B. passt die Handlung „mit meinen Kindern am Sonntag ins Schwimmbad gehen" zu dem Wert „ein fürsorglicher Vater sein").

Werte geben also die grobe Orientierung vor, sie können aber nie ganz erreicht werden (so wie man bei der Seefahrt anhand der Sterne navigieren kann), konkrete Ziele hingegen können erreicht werden (wie ein Etappenziel bei der Seefahrt). Im Rahmen von psychischen Erkrankungen stellen Patienten oftmals fest, dass ihr gegenwärtiges Verhalten nicht gut zu den Werten in ihrem Leben passt. Daher kann eine Klärung von Werten und deren aktueller Verankerung im Leben des Patienten ein guter Ausgangspunkt sein für die Festlegung von konkreten Zielen in der Psychotherapie. Zu diesem Zweck kann man beispielsweise das Arbeitsblatt aus der Abb. A.1 im Anhang verwenden.

7.2 Achtsamkeitsbasierte Techniken

Das Erlernen von Achtsamkeitsfertigkeiten ist in der Behandlung von zahlreichen psychischen Störungen von großer Bedeutung. Wie in der Beschreibung der Verhaltensanalyse in ▶ Abschn. 6.3 deutlich geworden ist, werden psychische Störungen oft aufrecht erhalten durch inflexible Muster im Umgang mit innerem Erleben, welche manchmal kurzfristig helfen, meistens aber auf lange Sicht dazu führen, dass die wirklich wichtigen Dinge im Leben aus dem Blick geraten.

Hier kann Achtsamkeit helfen, denn bei der Achtsamkeit handelt es sich um die Fertigkeit, die Aufmerksamkeit bewusst auf den gegenwärtigen Augenblick zu richten. Diese Fertigkeit ermöglicht es, lange genug im Hier und Jetzt zu verbleiben, um sowohl das innere Erleben wahrzunehmen, als auch zu bemerken, was einem wirklich wichtig ist. Dies wiederum ermöglicht eine bewusste Entscheidung für oder gegen ein bestimmtes Verhalten im Umgang mit diesem inneren Erleben.

> **Merke**
> Die Fertigkeit der Achtsamkeit kann man unterteilen in folgende Fertigkeiten:
> — Kontinuierliche Entscheidung, die **Aufmerksamkeit auf den gegenwärtigen Augenblick** zu lenken.
> — **Flexibles Wechseln** zwischen den verschiedenen Aspekten des gegenwärtigen Augenblickes, z. B. dem **inneren Erleben** (Gedanken, Gefühle und Körperempfindungen) und **dem Erleben mit den fünf Sinnen** (Hören, Sehen, Spüren, Riechen, Schmecken).
> — Bemerken, wenn Bewertungen und Versuche der Kontrolle des Erlebens (z.B. Festhalten oder Verdrängen) auftauchen; diese Bewertungen und Kontrollversuche loslassen statt ihnen zu folgen

Diese Fertigkeit der Achtsamkeit kann auf vielfältige Art und Weise erlernt werden. Grob kann man unterscheiden zwischen informellen und formellen Achtsamkeitsübungen. Ein Beispiel für eine **informelle Übung** ist, wenn man sich entscheidet, tägliche Routinen achtsam durchzuführen, also beispielsweise beim Zähneputzen bewusst die Bewegung der Zahnbürste im Mund zu spüren, darauf zu achten, wie sich der Schaum bildet, usw. Ein Beispiel für eine **formelle Übung** sind Meditationsübungen, welche vielen Menschen vertraut sind. Diese zählen zu den Achtsamkeitsübungen, bei denen das **innere Erleben** (z. B. die Atmung oder andere Funktionen des Körpers) als Anker für die Aufmerksamkeit verwendet wird. Man kann aber auch Übungen wählen, bei denen das **äußere Erleben** als Fokus der Aufmerksamkeit gewählt wird. Ein Beispiel dafür ist die „**Fünf-Sinne-Übung**", bei der man Aufmerksamkeit zunächst auf das Sehen lenkt („Nennen Sie fünf Dinge, die Sie gerade sehen können") und dann nach und nach auf die anderen fünf Sinne (Hören, Fühlen, Riechen, Schmecken). Man kann auch Übungen wählen, bei denen man immer wieder wechselt zwischen dem inneren Erleben und dem äußeren Erleben. Ein Beispiel dafür ist die „Anker-werfen-Übung", die wir gleich noch vorstellen werden.

Bei der praktischen Durchführung der Übung werden die Patienten bemerken, dass die Aufmerksamkeit immer wieder abschweift. Das ist ganz normal. Achtsamkeit bedeutet nicht, dass die Aufmerksamkeit immer auf dem gerade gewählten Fokus bleibt. Das **Ziel der Achtsamkeit** ist vielmehr, immer wieder zu bemerken, wohin die Aufmerksamkeit gerade gegangen ist („ich bemerke innere Unruhe" oder „ich bemerke den Gedanken: 'diese Übung kann ich nicht ausführen'"), und dann die **Aufmerksamkeit sanft auf den gerade gewählten Fokus (z. B. die Atmung) zurückzulenken**. Für jeden Menschen gelingt das mit unterschiedlichen Übungen in verschiedenen Situationen mal besser und mal schlechter. Daher ist es hilfreich, verschiedene Übungen auszuprobieren und diejenigen weiterzuführen, bei denen es einem besonders gut gelingt, den Fokus der Aufmerksamkeit immer wieder auf das Hier und Jetzt zurückzulenken.

Praxistipp

Einige Patienten erleben, dass sie bei der Durchführung von Achtsamkeitsübungen zunächst stärker in Kontakt kommen mit innerem Erleben, das für sie belastend ist. Das ist insbesondere dann der Fall, wenn der Fokus der Aufmerksamkeit in der Übung auf inneres Erleben im Brustkorb oder Bauchraum gelenkt wird (z. B. bei einer Atemübung). Viele Patienten reagieren darauf mit verstärkten Versuchen, dieses innere Erleben zu verdrängen.

In diesen Fällen kann es hilfreich sein, über Folgendes zu sprechen: **Das Ziel von Achtsamkeit ist nicht in erster Linie, Ruhe und Frieden zu erleben**. Das Ziel ist vielmehr, einen neuen Umgang mit dem inneren Erleben zu üben. Einen Umgang, bei dem man zunächst bemerkt, was da ist, und dann eine Entscheidung trifft, wie man damit umgeht. Und wenn man die Entscheidung trifft, auf die Versuche des Verdrängens zu verzichten, dann entsteht die Möglichkeit zu erfahren, dass dieses innere Erleben auch ohne Versuche der Kontrolle kommt und geht.

Und diese Erfahrung wiederum kann befreiend sein, weil sie eine Lösung aus alten inflexiblen Mustern bedeutet.

Im Folgenden finden Sie Instruktionen für zwei formale Achtsamkeitsübungen, die einen Fokus auf das innere Erleben beinhalten (Harris et al. 2020; Klein und Burian 2024). Diese Übungen können Sie Ihren Patienten vorlesen oder auch aufnehmen (z. B. auf dem Handy ihres Patienten), damit Ihr Patient die Übung immer wieder selbstständig durchführen kann. Wichtig dabei ist: Lesen Sie die Übung langsam vor, machen Sie zwischen jedem Satz eine kurze Pause (manchmal kann es aber auch hilfreich sein, die Übung rascher durchzuführen). Sie merken schon: Sie können die Übungen für einzelne Patienten oder bestimmte Situationen abwandeln bzw. kombinieren, abhängig davon, womit Sie gute Erfahrungen machen.

7.2.1 Atemübung

Diese Übung eignet sich beispielsweise für den Beginn einer Sitzung.

Beginnen Sie die Atemübung mit folgenden Schritten:

- Setzen Sie sich bequem und aufrecht auf Ihren Stuhl. Spüren Sie, wie die Füße fest auf dem Boden stehen und der Stuhl Sie stützt.
- Sie können für diese Übung die Augen schließen, Sie können die Augen auch geöffnet lassen. Wenn Sie die Augen geöffnet halten, dann folgen Sie dieser Übung sozusagen mit Ihrem inneren Auge.
- Lenken Sie Ihre Aufmerksamkeit jetzt auf Ihre Atmung. Beobachten Sie Ihre Atmung auf eine neugierige Art und Weise; so als ob es in diesem Augenblick nichts Wichtigeres auf der Welt gibt.
- Beobachten Sie dabei, wie Ihr Brustkorb sich mit jedem Atemzug hebt und senkt. Oder beobachten Sie, wie die Atemluft beim Einatmen ein kleines bisschen kälter ist als beim Ausatmen.
- Beobachten Sie die Atmung wie ein Forscher. So als ob Sie Ihre Atmung zum ersten Mal in Ihrem Leben wahrnehmen würden.

— Wenn Sie bemerken, dass Ihre Aufmerksamkeit abschweift, bedenken Sie: Das ist ganz normal. Lenken die Aufmerksamkeit einfach sanft auf die Atmung zurück.

Die folgenden Schritte können Sie optional durchführen:
— Achten Sie jetzt einige Atemzüge lang einfach nur auf den Fluss Ihrer Atmung. Wenn es Ihnen hilft, dann zählen Sie die Atemzüge. Zählen Sie beispielsweise 5 Atemzüge. Sie können die Atmung aber auch einfach nur neugierig beobachten. So als ob es in diesem Augenblick nichts Wichtigeres gibt auf der Welt.
— Versuchen Sie jetzt einmal, nach jedem Atemzug kurz innezuhalten. Bemerken Sie, wie Ihr Körper Ihnen sagt, dass Sie weiteratmen sollen. Halten Sie den Atemzug noch ein bisschen länger an. Und atmen Sie dann ruhig weiter. Wiederholen Sie das einige Male.

Beenden Sie die Übung mit folgenden Schritten:
— Kommen Sie jetzt wieder langsam in den Raum zurück. Spüren Sie, wie die Füße fest auf dem Boden stehen und Ihr Stuhl Sie stützt.
— Stellen Sie sich vor Ihrem inneren Auge vor, was Sie sehen werden, wenn Sie gleich die Augen öffnen. Und dann, wenn Sie bereit sind, öffnen Sie die Augen.
— Strecken Sie einmal Ihre Arme und Beine und bemerken Sie dabei die Bewegungen Ihres Körpers, schauen Sie sich um und beenden Sie damit die Übung.

7.2.2 Anker-werfen-Übung

Diese Übung eignet sich, um die Erfahrung zu machen, dass man belastendes inneres Erleben tatsächlich loslassen kann, auch wenn es einen gerade heftig im Griff hat. Sie sollte zunächst in wenig belastenden Situationen oder mit Unterstützung geübt werden. Wenn Patienten erste Erfahrungen damit haben, wie die Übung funktioniert, können Sie die Übung auch in belastenderen Situationen einsetzen.

Die Übung besteht aus 3 Teilen: Fokus auf das innere Erleben, Fokus auf Bewegungen des Körpers, Fokus auf das äußere Erleben. Üblicherweise werden diese 3 Teile wiederholt durchlaufen. Man kann diese Übung unmittelbar beginnen oder zunächst eine kurze Atemübung machen. Man kann beim Fokus auf das äußere Erleben auch mehrere Sinne ansprechen, beispielsweise „Achten Sie darauf, was Sie gerade sehen".

■ **Fokus auf das innere Erleben**
— Nehmen Sie sich jetzt einen Moment Zeit wahrzunehmen, was Sie gerade belastet. Welches schmerzhafte innere Erleben belastet Sie gerade?
— Auch wenn Sie dieses innere Erleben schon lange kennen: Betrachten Sie es so, als würden Sie es jetzt gerade zum ersten Mal erleben.
— Betrachten Sie dieses innere Erleben auf eine neugierige Art und Weise, so wie ein Forscher, der gerade einen seltenen Fisch zum ersten Mal in den Tiefen des Meeres findet.

— Wo in Ihrem Körper spüren Sie dieses innere Erleben? Ist es ein Drücken im Kopf? Ein Engegefühl in der Brust? Ein mulmiges Gefühl in der Magengegend?

▪ Fokus auf Bewegungen des Körpers
— Pressen Sie jetzt Ihre Füße fest auf den Boden. Bewegen Sie die Zehen. Heben Sie dann Ihre Hände und führen die Fingerspitzen über Ihrem Kopf aneinander.
— Richten Sie jetzt Ihre Aufmerksamkeit mit derselben neugierigen Haltung auf Ihre Füße und Zehen, auf Ihre Arme und Hände. Spüren Sie die Bewegungen der Zehen? Und die Berührung der Fingerspitzen?

▪ Wechsel zwischen innerem Erleben und Bewegungen des Körpers
— Erkennen Sie gleichzeitig, dass da gerade auch das schmerzhafte innere Erleben ist. Sie haben es sich nicht ausgesucht, und trotzdem ist es da.
— Geben Sie dem inneren Erleben einen Namen. Sagen Sie sich zum Beispiel: Hier ist „meine Angst", „meine Grübelei", „meine Sorge um meine Gesundheit", „meine Enttäuschung, die mich nicht loslässt".
— Achten Sie jetzt darauf, dass es im gegenwärtigen Augenblick nicht nur dieses schmerzhafte Erleben gibt. Gleichzeitig ist da auch ein Körper, der Sie umgibt und alles hält.
— Spüren Sie noch einmal, wie der Stuhl Sie stützt, wie die Atmung ganz von allein in Ihren Körper ein- und wieder ausströmt. Drücken Sie die Füße noch einmal gegen den Boden. Berühren Sie Ihre Fingerspitzen.

▪ Fokus auf das äußere Erleben
— Richten Sie Ihre neugierige Aufmerksamkeit jetzt auch auf die Welt um Sie herum. Lauschen Sie einmal auf die Geräusche, die Sie gerade hören können.
— Achten Sie einmal auf Geräusche, die außerhalb dieses Raumes sind. Lenken Sie die Aufmerksamkeit dann auf Geräusche in diesem Raum – und in Ihrem Körper.

▪ Wechsel zwischen allen 3 Foki der Aufmerksamkeit
— Richten Sie Ihre Aufmerksamkeit jetzt noch einmal auf das schmerzhafte Erleben. Und bewegen Sie dann noch einmal Ihre Füße und Hände. Und achten Sie dann auf die Geräusche um Sie herum.
— Sie können diese Übung an dieser Stelle beenden. Oder Sie richten die Aufmerksamkeit noch mal auf das schmerzhafte Erleben, dann auf ihren Körper und wie Sie ihn bewegen können, und dann auf die Welt um Sie herum.

▪ Nachbesprechen der Übung
— Besprechen Sie mit ihren Patienten, welche Wirkung die Übung auf sie gehabt hat. Fokussieren Sie dabei darauf, dass es nicht das Ziel der Übung ist, das innere Erleben „wegzumachen", sondern vielmehr, anders damit umzugehen. Ähnlich wie der Anker, den man in einem Sturm wirft, nicht bewirkt, dass der Sturm aufhört, sondern vor allem dafür sorgt, dass das Boot sicherer im Sturm liegt.

— Ermutigen Sie Ihre Patienten, diese Übung selbstständig im Alltag zu üben. Dabei kann es hilfreich sein, erstmal im Alltag zu „trainieren" bevor man diese Übung auch in schwierigen Situationen einsetzt (so wie man das Ankerwerfen von einem Boot wahrscheinlich auch nicht beim schwersten Sturm zum ersten Mal übt).

7.3   Emotionsfokussierte Techniken

Bei der Beschreibung der Verhaltensanalyse (▶ Abschn. 6.3) ist deutlich geworden, dass viele psychische Erkrankungen aufrechterhalten werden durch dysfunktionale Strategien zur Bewältigung unangenehmer Gefühle. Das wirft die Frage auf, wie es gelingen kann, auch angesichts dieser als aversiv erlebten Emotionen Verhaltensweisen beizubehalten, die mit den eigenen Werten und Zielen im Einklang stehen. Ein erster Schritt ist das Erlernen von Achtsamkeitsfertigkeiten (▶ Abschn. 6).

Weitere wichtige Fertigkeiten in diesem Zusammenhang sind:
— Wahrnehmung von Emotionen,
— Tolerieren von starken Emotionen,
— Emotionskonfrontation,
— engagiertes Handeln.

Diese Fertigkeiten werden im Folgenden erläutert.

7.3.1   Emotionswahrnehmung

Oftmals fällt es Patienten schwer, ihre Emotionen wahrzunehmen und zu benennen. Wahrnehmung von Emotionen beginnt damit, dass man Körperempfindungen spürt und diese dann als Emotionen benennt.

Einigen Menschen fällt das Benennen von Emotionen so schwer, dass sie jegliche Körperempfindungen, die sie erleben, sofort als Ausdruck einer körperlichen Erkrankung werten (▶ Kap. 22) oder diese gar nicht erst wahrnehmen und sich innerlich leer und taub erleben (▶ Kap. 21). Für die Verbesserung der Emotionswahrnehmung kann es hilfreich sein, zunächst Achtsamkeitsfertigkeiten zu lernen (▶ Abschn. 6).

Im nächsten Schritt kann man sich dann die Frage stellen, welche Emotionen möglicherweise hinter den erlebten Körperempfindungen stecken (◻ Tab. 7.3). Dabei ist es wichtig, sich bewusst zu machen, dass ein und dieselbe Körperempfindung Ausdruck ganz vieler verschiedener Dinge sein kann (z. B. kann ein flaues Gefühl im Magen Ausdruck sein von Übelkeit, Angst, Verliebtheit etc.). Es geht also weniger darum zu lernen, die „richtige" Emotion herauszufinden, sondern vielmehr darum, die Fertigkeit der Beobachtung von Körperempfindungen und zugehörigen Emotionen zu schärfen und die Erfahrung zu machen, dass man auf diese reagieren kann, aber nicht reagieren muss.

Dazu kann es hilfreich sein, sich bewusst zu machen, dass zu jeder Emotion ein emotionsgetriebenes Verhalten gehört. Dieses emotionsgetriebene Verhalten ist

> **Tab. 7.3** Beispiele für Emotionen und die dazugehörigen körperlichem Symptome, die emotionsgetriebenen Verhaltensweisen und deren adaptive Funktion. (Quelle: Kapitel Emotionsregulation in Fassbinder et al. 2015)

Emotion	Körperliche Marker (Beispiele)	Emotionsgetriebenes Verhalten: Was wird getan? (Beispiele)	Adaptive Funktion: Zu welchem Zweck wird dies getan? (Beispiele)
Traurigkeit	Weinen, nach unten gezogene Mundwinkel, Kloß im Hals	Rückzug, aber auch Unterstützung suchen	Reorganisation des sozialen Netzes nach Verlust (z. B. Tod eines Angehörigen)
Niedergeschlagenheit	Schweregefühl, Appetitlosigkeit, Gefühl von Lähmung	Anstrengung aufgeben, Inaktivität	Kräfte sparen bei unveränderlichen Situationen oder erfolglosem Verhalten
Angst	Blass werden, Herzklopfen, Zittern	Vermeiden, z. B. die Situation verlassen	Einer Gefahr entrinnen
Freude	Voller Energie, Kribbeln im Bauch	Etwas immer wieder tun, das Freude macht	Erkennen, was die eigenen Vorlieben sind
Ärger/Wut	Muskelanspannung der Hände, vertiefte Atmung, Schnauben	Denjenigen angreifen, der einen wütend gemacht hat	Verteidigung von persönlichen Grenzen und Schutz vor Verletzung durch andere
Misstrauen	Eingefrorene Mimik, Tunnelblick, Muskelanspannung	Andere überprüfen und Kooperation ablehnen	Schutz vor Missbrauch und Betrug
Schuld	Kloß im Hals, Vermeidung von Blickkontakt	Wiedergutmachung leisten und sich entschuldigen, aber auch sich verstecken und eigene Bedürfnisse zurückstellen	Einhaltung von ethischen Standards und Schutz vor sozialem Ausschluss
Scham	Rot werden, Vermeiden von Blickkontakt	Verhalten korrigieren, sich verstecken oder sich zurückziehen	Schutz vor sozialem Ausschluss, aber auch Schutz der eigenen Intimsphäre

häufig sinnvoll, es hat eine adaptive Funktion (z. B. wenn man beim Schwimmen im Meer angesichts eines aufziehenden Gewitters Angst bekommt, ist es sinnvoll, sich dieser Angst folgend zu verhalten und das Wasser zu verlassen). Denn Emotionen können die Wirkung haben, dass sie für die Befriedigung unserer Grundbedürfnisse sorgen (mehr zu Grundbedürfnissen im ▶ Abschn. 6.2.3). Im Rahmen psychischer Erkrankungen kommt es aber auch vor, dass emotionsgetriebenes Verhalten das Erreichen von wichtigen Zielen im Leben verhindert.

Ein Beispiel: Menschen mit einer sozialen Angststörung erleben häufig ausgeprägte Scham in zwischenmenschlichen Situationen. Wenn sie diesem Gefühl folgen, vermeiden sie diese Situationen und verlieren so den Anschluss an für sie wichtige Personen (z. B. Freunde) und haben nur wenig Möglichkeiten, angemessene Bewältigungsstrategien für die Scham zu lernen und mithilfe dieser Bewältigungsstrategien langfristig die Scham zu überwinden.

7.3.2 Emotionstoleranz

■ **Stresstoleranzfertigkeiten**

Bei bestimmten psychischen Störungen, beispielsweise der Borderline-Persönlichkeitsstörung, kommt es zu Phasen intensivster unangenehmer Emotionen, die oft gar nicht mehr so klar unterschieden und benannt werden können und dann als Anspannung erlebt werden. Die Betroffenen setzten häufig dysfunktionale Strategien ein, um diese stark unangenehmen Emotionen zu bewältigen (z. B. Substanzkonsum, Essanfälle, Selbstverletzung, Suizidversuche).

Stresstoleranzfertigkeiten sollen den Patienten helfen, diese Zustände von intensiver Anspannung zu bewältigen, ohne auf diese dysfunktionalen Strategien zurückzugreifen (Bohus 2009). Oft werden sie auch kurz als „Skills" bezeichnet.

Beispiele für Skills sind der Einsatz von starken Reizen wie Ammoniak, Chilischoten oder Coolpacks. Dabei wird die Aufmerksamkeit des Patienten auf diese starken Reize gelenkt. Der Skill wirkt also nicht wie eine Tablette („Nehmen Sie die Chilischote, dann geht es Ihnen besser"). Ein Skill ist vielmehr eine Fertigkeit der Aufmerksamkeitslenkung, die helfen kann, Anspannung besser zu tolerieren („Lenken Sie Ihre Aufmerksamkeit auf die Chilischote: Wie sieht sie aus? Wie fühlt sie sich an? Was spüren Sie, wenn Sie sie in den Mund nehmen? Was passiert, wenn Sie darauf beißen? Wo im Mund spüren Sie die Schärfe?").

Dabei ist es wichtig, nicht wertend vorzugehen. Häufig kommen Patienten bei der Anwendung von Skills Gedanken wie „Das ist doch albern". In diesen Situationen ist es wichtig, den Patienten dabei zu helfen, diesen Gedanken als Gedanken wahrzunehmen und die Aufmerksamkeit zurück zu lenken auf den gerade verwendeten Skill (z. B. den Geschmack der Chilischote). Im Grunde kommen hier also auch die Prinzipien der Achtsamkeit zur Anwendung (▶ Abschn. 6). Die wichtigsten Eigenschaften von Stresstoleranzfertigkeiten sind in ◻ Tab. 7.4 übersichtlich dargestellt.

■ **Antidissoziative Fertigkeiten**

— Umgang mit dissoziativen Symptomen:
  – Menschen, die zu Dissoziationen neigen, sollten Frühwarnsymptome für Dissoziationen erlernen (z. B. Unruhe, Einengung der Wahrnehmung, starrer Blick, Taubheitsgefühl …).
  – Beim Auftreten dieser Frühwarnsymptome sollten sie Fertigkeiten der Stresstoleranz einsetzen, insbesondere solche mit starken Reizen (z. B. Coolpack oder Balance Board).

◘ **Tab. 7.4** Zentrale Eigenschaften von Stresstoleranzfertigkeiten („Skills")

Was-Fertigkeiten: Was mache ich?

Wahr-nehmen	Fokussierung der Aufmerksamkeit auf das, was ist. Das bezieht sich in erster Linie auf Sinneseindrücke, die durch den Skill ausgelöst werden (z. B. den Geschmack der Chilischote).
Beschreiben	- Lassen Sie den Patienten die Sinneseindrücke genau schildern. Nutzen Sie dabei alle fünf Sinne: - Wie sieht die Chilischote aus? - Wie fühlt sie sich in der Hand an? - Was spüren Sie, wenn Sie sie in den Mund nehmen? - Was passiert, wenn Sie darauf beißen? - Wo im Mund spüren Sie die Schärfe?
Teilnehmen	Skills kann man nicht nebenbei ausführen. Teilnehmen bedeutet, ganz bei der Sache sein und sich nicht durch andere Dinge ablenken lassen

Wie-Fertigkeiten: Wie tue ich es?

Nicht be-wertend	Aufmerksamkeit von Bewertung immer wieder zurück auf den Skill lenken (z. B. Geschmack der Chilischote)
Konzent-riert	Beim Abschweifen der Aufmerksamkeit wird diese immer wieder auf den Skill zurück gelenkt
Wirkungs-voll	Tun, was möglich ist

– Darüber hinaus kann es insbesondere bei dissoziativem Erleben im Zusammenhang mit Flashbacks wichtig sein, den Betroffenen zur Reorientierung aus den Erinnerungen anzuleiten und ihn so stärker in das Hier und Jetzt zu holen, zum Beispiel indem seine Aufmerksamkeit auf die gegenwärtigen sensorischen Erfahrungen gelenkt werden („Spüren Sie den Stuhl, auf dem Sie sitzen?" „Schauen Sie sich im Raum um, was sehen Sie?").

▬ Umgang mit dissoziativen Bewegungsstörungen und dissoziativen Krampfanfällen ▶ Abschn. 22.5.4

▪ **Non-Suizid-Entschluss**

Mit Patienten, die chronische Suizidgedanken haben, sollte erwogen werden, über einen Non-Suizid-Entschluss zu sprechen.

▬ Das Fassen eines Non-Suizid-Entschlusses wird erleichtert durch eine vorangehende **Verhaltensanalyse**, die dem Patienten hilft, die Funktion der Suizidgedanken zu erkennen.

   – Zunächst einmal kann der Patient durch die Verhaltensanalyse erkennen, dass Suizidgedanken nachvollziehbare Reaktionen auf emotionale Belastung sind.

- – Dann könnte deutlich werden, dass Suizidgedanken durch negative Verstärkung aufrechterhalten werden, weil die emotionale Belastung nach Fassen eines Suizidplans oftmals erst einmal abnimmt.
- – In einem nächsten Schritt sollten auch die langfristigen Konsequenzen beleuchtet werden, insbesondere die Tatsache, dass wiederholtes Fassen von Suizidplänen in emotionalen Krisen die Orientierung des Lebens an anderen wichtigen Zielen erschwert.
- — Dazu ist es hilfreich, eine **Metapher** zu verwenden. Es kann sehr wirksam sein, diese Metapher auch durch ein Bild zu zeichnen oder zeichnen zu lassen.
  - – „Stellen Sie sich vor, es gibt eine Sonnenseite und eine Schattenseite des Lebens. Gerade befinden Sie sich auf der Schattenseite und sind sich unsicher, ob Sie es da aushalten. Daher halten Sie sich die ganze Zeit in der Nähe des Notausgangs auf, in der Nähe des Suizids. Um auf die Sonnenseite zu gelangen, müssten Sie die Tür zum Notausgang loslassen und dann mutig durch die Schattenseite hindurchlaufen, selbst wenn es zwischenzeitlich noch dunkler wird. Sind Sie dazu bereit? Auf diese Weisen könnten Sie auf die Sonnenseite gelangen und Ihr Leben gestalten.“
- — Anschließend kann dem Patienten die folgende **Formulierung des Non-Suizid-Entschlusses** vorgeschlagen werden:

» „Ich werde mein Leben gestalten.
    Ich werde mir nichts antun,
    weder bewusst noch unbewusst,
    auch wenn ich mich danach fühle.“

- — Wichtig ist, dass es sich bei einem Non-Suizid-Entschluss um eine freie **Entscheidung des Patienten** handelt. Ein Patient sollte also nicht zu dieser Entscheidung gedrängt werden. Vielmehr sollte ihm bewusst gemacht werden, dass diese Entscheidung gut überlegt sein will, weil eine wichtige Eigenschaft eines Entschlusses ist, dass man ihn auch unter schwierigen Umständen beibehält. Es kann aber hilfreich sein, im Verlauf der Therapie immer wieder auf die Bedeutung eines Non-Suizid-Entschlusses hinzuweisen (z. B. am Abschluss der Sitzung „Und im Übrigen denke ich, dass Ihnen die Umsetzung des heute Besprochenen besser gelingen wird, wenn Sie den Non-Suizid-Entschluss getroffen haben“).

7.3.3 Emotionskonfrontation (Exposition)

Emotionskonfrontation (Exposition) im Allgemeinen beschreibt ein verhaltenstherapeutisches Vorgehen, bei dem der Patient darin angeleitet wird, bislang aus Angst vermiedene Verhaltensweisen zu zeigen oder aus Angst vermiedene Situationen aufzusuchen. Abhängig von dem gewählten Therapieschwerpunkt kann dies unterschiedliche *Ziele* verfolgen (zum Teil überlappen sich diese). Diese Ziele wer-

⬛ Tab. 7.5   Ziele der Expositionsbehandlung

Beobachtungsebene	Beispiele
Emotional	- **Habituation**, das bedeutet die Abnahme einer stark aversiven Emotion durch Verbleiben in einer auslösenden Situation bzw. wiederholtes Aufsuchen dieser Situation
	- **Steigerung der Toleranz** gegenüber starken aversiv erlebten Emotionen und den dazu gehörigen körperlichen Symptomen
Kognitiv	- **Erwartungsverletzung**, das heißt Überprüfung von vorher definierten Befürchtungen („Ich könnte umfallen und hilflos sein")
	- **Hinterfragung von metakognitiven Überzeugungen** („Wenn ich denke, dass ich einen Herzinfarkt haben könnte, dann bedeutet das, dass eine tatsächliche Gefahr besteht")
Verhalten	- **Inhibitionslernen**, d. h. Betroffene lernen, dass aversiv erlebte Emotion und Vermeidungsverhalten nur eine von mehreren möglichen Reaktionen auf dieselbe auslösende Situation sind - **Werteorientiertes Verhalten**, d. h. Beibehaltung werteorientierter Aktivitäten auch angesichts starker aversiver Emotionen

den in ⬛ Tab. 7.5 systematisch dargestellt und können auch miteinander gemischt werden. Wir orientieren dieses Kapitel am Prinzip des Inhibitionslernens, weil die Orientierung an diesem Prinzip möglicherweise besonders wirkungsvoll ist (Craske et al. 2014).

Die Expositionsbehandlung wird in der Behandlung einer Reihe von psychischen Störungen eingesetzt:

- Substanzkonsumstörung (z. B. "cue exposure")
- Angststörung
  - Panikstörung
  - soziale Phobie
  - Agoraphobie
- Zwangsstörung
- posttraumatische Belastungsstörung
- somatische Belastungsstörung

Beim Vorgehen wird außerdem unterschieden zwischen langsam-gestuftem Vorgehen (systematische Desensibilisierung) und einem rasch-unmittelbarem Vorgehen (Flooding, siehe Hand 2008). Dabei bedeutet das *rasch-unmittelbare Vorgehen* nicht unbedingt, dass die schlimmstmögliche Situation aufgesucht wird, sondern vielmehr, dass im Gegensatz zur systematischen Desensibilisierung das Ziel des Flooding die möglichst starke Wahrnehmung der aversiven Emotion ist. Dabei kann es durchaus sinnvoll sein, eine Angsthierarchie aufzustellen, um die Expositionsbehandlung mit einer Situation zu beginnen, in der der Patient bereit ist, sich auf die angestrebte möglichst starke Wahrnehmung der aversiven Emotion einzulassen. Im Gegensatz dazu verfolgt *systematische Desensibilisierung* die Strategie, in angstauslösenden Situationen Entspannungsstrategien einzusetzen, um der Angst aktiv entgegenzuwirken. Im Folgenden wird ein Vorgehen der Expositionsbehandlung genauer beschrieben, das das Ziel verfolgt, vermiedene Emotionen möglichst stark zu aktivieren.

Ablauf der Expositionsbehandlung

■ Verhaltensanalyse

Das Ziel der Verhaltensanalyse ist, mit dem Patienten gemeinsam herauszufinden, was sein Vermeidungsverhalten aufrechterhält und welche problematischen Konsequenzen sein Vermeidungsverhalten hat. Dabei geht es darum, zu verdeutlichen, dass das Vermeidungsverhalten zwar kurzfristig dazu führt, dass die aversiv erlebte Emotion abnimmt (negative Verstärkung, siehe ▶ Abschn. 5.3), langfristig aber 2 Gruppen von negativen Konsequenzen auftreten:

- Der Patient kann nicht die Erfahrung machen, dass er starke unangenehm erlebte Emotionen bewältigen kann und dass diese auch ohne sein Zutun von allein kommen und gehen.
- Das Vermeidungsverhalten führt möglicherweise dazu, dass der Patient Dinge vernachlässigt, die ihm wichtig sind oder ihm Freude machen (Verstärkerverlust).

Das genaue Vorgehen bei der Erstellung der Verhaltensanalyse wird im ▶ Abschn. 6.3 ausführlich beschrieben. Bei der Verhaltensanalyse können die in ▶ Tab. 6.6 bzw. ▶ Tab. 6.7 genannten aversiv erlebten Emotionen identifiziert werden. Es können auch alle anderen Emotionen aus ◘ Tab. 7.3 auftreten. Ein Ziel der Verhaltensanalyse ist es, die als aversiv erlebte Emotion zu identifizieren, welche das Vermeidungsverhalten besonders stark antreibt.

Ein weiteres Ziel der Verhaltensanalyse ist es, subtile Vermeidungsstrategien zu identifizieren. Denn Vermeidung von intensiven Emotionen kann selbst dann auftreten, wenn der Patient eine aus Angst vermiedene Situation aufsucht (z. B. trotz einer Agoraphobie mit Panikstörung in einen Supermarkt geht und sich in der Kassenschlange anstellt). Denn in diesen Situationen wenden die Betroffenen auch subtile Vermeidungsstrategien an, die das Ziel verfolgen, beim Aufsuchen der bislang vermiedenen Situation keine intensiv unangenehmen Gefühle zu erleben (z. B. sich ständig sagen „Halt durch, gleich ist es vorbei" oder eine Beruhigungstablette mitführen für den Fall, dass die Angst zu stark wird). Diese auf den ersten Blick nicht sichtbaren Vermeidungsstrategien können sich auf 3vEbenen äußern (Payne et al. 2014). Diese 3 Ebenen; dazugehörige Beispiele sind in ◘ Tab. 7.6 dargestellt. Der Einsatz dieser subtilen Vermeidungsstrategien behindert den Erfolg der Expositionsbehandlung. Denn durch ihren Einsatz kann der Patient nicht die Erfahrung machen, dass er die stark unangenehmen Gefühle auch ohne den Einsatz dieser Strategien bewältigen kann. Daher sollten diese subtilen Vermeidungsstrategien und nicht nur das auf den ersten Blick sichtbare Vermeidungsverhalten in die Analyse aufgenommen werden.

◻ **Tab. 7.6** Subtile Vermeidungsstrategien bei Aufsuchen von Situationen, die intensive unangenehme Gefühle auslösen

	Beispiel	Zugehörige Störung
Vermeidungsverhalten		
	Blickkontakt vermeiden	Soziale Phobie
	Versuch, die Atmung zu kontrollieren	Panikstörung
	Toiletten nicht berühren	Zwangsstörung
Kognitive Vermeidung		
	Sich aus der Unterhaltung ausklinken	Soziale Phobie
	Gedankenunterdrückung	Zwangsstörung
	Erinnerung an das Trauma vermeiden	Posttraumatische Belastungsstörung
Sicherheitssignale		
	Benzodiazepine mitführen	Agoraphobie
	Zeitung stets griffbereit	Soziale Phobie
	Glücksbringer berühren	Zwangsstörung

▪ **Förderung von Veränderungsmotivation**

Bei der Erarbeitung des Therapierational sollte der Patient darauf vorbereitet werden, dass ein wichtiger Teil der Behandlung darin bestehen wird, sich den bislang vermiedenen, intensiven und als aversiv erlebten Gefühle auszusetzen, um die Erfahrung zu machen, dass er diese Gefühle auch ohne den Einsatz von Vermeidungs- und Kontrollstrategien bewältigen kann. Einige Patienten sind dazu bereits nach Erstellung der Verhaltensanalyse bereit, weil sie die Nachteile ihres Vermeidungsverhaltens erkennen und sie bereits diese Erkenntnis zur Durchführung von Expositionsübungen motiviert. Bei vielen Patienten wird es jedoch notwendig sein, auch gezielt Strategien zum Aufbau von Veränderungsmotivation einzusetzen.

Dazu eignen sich die im ▸ Kap. 7 beschriebenen Strategien, beispielsweise das in ◻ Tab. 7.1 zusammengefasste Vier-Felder-Schema. Oder aber man wählt gezielt Expositionsübungen, welche es dem Patienten ermöglichen, eine werteorientierte Aktivität wiederaufzunehmen, die er aufgrund seines Vermeidungsverhaltens aufgegeben hat (z. B. Besuch eines Fußballspiels der Kinder, auch wenn dabei die soziale Angst auftritt, sich beim Anfeuern der Kinder peinlich zu verhalten, weil einem der Besuch des Fußballspiels als präsenter Vater wichtig ist). Für die Auswahl von werteorientierten Expositionsübungen ist zunächst die Besinnung auf die eigenen Werte wichtig, diese kann mit der Übung in Abb. A.1 erfolgen.

■ **Planung der Expositionsübung**

Für die Gestaltung der Expositionsübung gibt es mehrere Möglichkeiten, die unter anderem in Abhängigkeit von der Erkrankung des Patienten eingesetzt werden (◘ Tab. 7.7). Im Verlauf einer Behandlung können auch verschiedene Formen von Exposition kombiniert werden (z. B. Beginn mit imaginärer Exposition und anschließend situative Exposition).

◘ **Tab. 7.7** Indikation und Vorgehen für verschiedene Formen der Exposition: in vivo, in sensu und interozeptiv. Diese Formen können im Verlauf einer Behandlung auch kombiniert werden.

Beispiele für Störungen	Vorgehen (Beispiele)	Lernerfahrung (Beispiele)
Interozeptive Exposition		
Verschiedene Störungen	Patient exponiert sich gegenüber im gegenwärtigen Augenblick spontan auftretenden Emotionen, so wie sie gerade sind, ohne zu versuchen, deren Wahrnehmung zu verändern, beispielsweise durch Kontrolle oder Vermeidung.	„Ich bin auch in Gegenwart dieser Emotionen handlungsfähig, sie können mir nicht gefährlich werden."
Panikstörung	Patient tut Dinge (z. B. sich schnell auf einem Stuhl drehen oder durch einen Strohhalm atmen), die die aversiv erlebten Körperempfindungen hervorrufen (z. B. Schwindel oder Luftnot).	„Ich kann diese Körperempfindungen wahrnehmen, ohne dass sie mir gefährlich werden."
Imaginäre Exposition (in sensu)		
Generalisierte Angststörung	Patient imaginiert das Auftreten der schlimmsten vorstellbaren Situation (Worst-Case-Szenario).	„Ich kann auch das Auftreten von intensiven aversiv erlebten Emotionen bewältigen."
Posttraumatische Belastungsstörung	Patient erzählt das traumatische Geschehen, er berichtet dabei in der Ich-Form und im Hier und Jetzt („Ich bin…" „Ich erlebe…"). Dabei sollten zur Intensivierung des Erlebens die Augen geschlossen sein oder auf einen Punkt im Raum fixiert werden.	„Ich werde von den heftigen Emotionen nicht überwältigt, sondern bleibe auch in ihrer Gegenwart handlungsfähig."
Situative Exposition (in vivo): Patient begibt sich in Situationen, in denen die vermiedenen aversiv erlebten Gefühle auftreten.		
Agoraphobie	Patient besucht Orte, die er vermeidet, weil beim Auftreten panikartiger Symptome keine sofortige Flucht möglich ist (z. B. Bus oder Schlange im Supermarkt).	„Ich kann auch in der Situation bleiben, selbst wenn dort heftige Emotionen auftreten."

◻ Tab. 7.7 (Fortsetzung)

Beispiele für Störungen	Vorgehen (Beispiele)	Lernerfahrung (Beispiele)
Essstörung - Essanfälle	*Erster Schritt:* Patient geht einkaufen und verzichtet darauf, Lebensmittel zu kaufen, die mit Essanfällen verbunden sind. *Zweiter Schritt:* Patient kauft diese Lebensmittel, isst jedoch nur eine normale Portion davon.	„Ich kann entscheiden, was und wie viel ich esse, selbst wenn heftiges Verlangen nach einem Essanfall auftritt."
- Vermiedene Lebensmittel	Patient erstellt Liste von bislang im Rahmen der Essstörung vermiedenen Lebensmittel und führt diese schrittweise in die Essvereinbarung ein.	„Ich kann die mit dem Essen dieser Lebensmittel verbundenen Ängste bewältigen."
Soziale Phobie	Patient zeigt bewusst in der Öffentlichkeit ein Verhalten, das er als peinlich empfindet, und zwar unabhängig davon, ob er dabei beobachtet wird.	„Ich kann diese Tätigkeit durchführen, selbst wenn mich andere dabei sehen können."
Somatische Belastungsstörung	Patient führt wieder Handlungen durch, die er aus Angst vor Symptomen vermieden hat (z. B. bestimmte Bewegungen, die aus Angst vor Schmerzen vermieden wurden).	„Das Auftreten von Schmerz bedeutet nicht immer, dass ich einen körperlichen Schaden erleide."
Substanzkonsumstörung	Patient setzt sich Reizen aus, die üblicherweise Verlangen nach der Substanz auslösen ("cue exposure"). Beispiel: Der Anblick oder der Geruch von Salzstangen, wenn diese immer beim Alkoholtrinken gegessen wurden, oder auch das häufig konsumierte alkoholische Getränk selbst.	„Auch wenn Verlangen nach Alkohol auftritt: ich entscheide, ob ich trinke oder nicht."
Zwangsstörung	Patient berührt den Boden einer Toilette und verzichtet anschließend auf das Händewaschen (Exposition mit Reaktionsverhinderung).	„Ich kann die Angst bewältigen, selbst wenn ich den Boden berühre und mir danach nicht die Hände wasche."
Zwanghafte sexuelle Verhaltensstörung		

Wie bereits gesagt, sind für Expositionsübungen Situationen mit einem mittleren Schwierigkeitsgrad am geeignetsten. Sie sollten eine Herausforderung darstellen, die bewältigbar ist. Dabei kann folgende Unterscheidung hilfreich sein:

- Komfortzone: Das ist der Bereich, in dem man sich mit seinen Emotionen ganz sicher fühlt.
- Wachstumszone: Hier ist der Bereich, wo man neue Erfahrungen auch mit aversiv erlebten Emotionen machen kann.
- Überforderungszone: In diesem Bereich sind die Emotionen so stark, dass man sie entweder gar nicht mehr wahrnehmen kann oder sich gar nicht mehr bewusst für oder gegen Vermeidungsverhalten entscheiden kann.

Das Entscheidende ist, dass der Patient bereit ist, sich in der ausgewählten Situation den auftretenden unangenehmen Gefühlen ganz auszusetzen und dabei für eine vorher festgelegte Zeit auf alle Vermeidungsstrategien zu verzichten (sowohl die klar sichtbaren als auch die subtilen Vermeidungsstrategien). In diesem Zusammenhang wird auch von **Exposition mit Reaktionsmanagement** gesprochen, um zu betonen, wie wichtig es im Rahmen von Expositionsübungen ist, auf Vermeidungsstrategien zu verzichten.

> **Merke**
>
> Bei einer Expositionsübung kann man also zwei Dinge beeinflussen, eines jedoch nicht:
> — Man kann entscheiden, welche Situation man aufsucht.
> — Man kann entscheiden, für wie lange man diese Situation aufsucht.
>
> Man sollte aber nicht beeinflussen, wie heftig die als aversiv erlebte Emotionen dabei auftritt. Vielmehr sollte man bereit sein, die als aversiv erlebte Emotion in der festgelegten Situation für die festgelegte Zeit so intensiv wahrzunehmen wie möglich und dann zu beobachten, wie sie sich ganz von allein verändert, auch wenn man auf jegliche Vermeidungsstrategien verzichtet.

Zu diesem Zweck kann es hilfreich sein, eine **Hierarchie** zu erstellen. Dabei kann man sich an Abb. A.2 orientieren. Es ist nicht unbedingt notwendig, die verschiedenen Situationen streng hierarchisch auf dem Arbeitsblatt zu sortieren (die am stärksten vermiedene oben usw.). Vielmehr schreibt man einfach alle Situationen in der Reihenfolge auf, in der sie einem in den Sinn kommen. Das Arbeitsblatt soll lediglich dabei helfen, einen Überblick zu bekommen über die verschiedenen vermiedenen Situationen und die dadurch im Alltag entstehende Belastung.

Bei der Erstellung der Hierarchie sollte man auch kleinere Abstufungen berücksichtigen. So kann es zum Beispiel für einen Patienten mit einer Agoraphobie schwieriger sein, ein Geschäft aufzusuchen, wenn viele Menschen darin sind; in diesem Fall könnte man den Besuch des Geschäfts zweimal in die Hierarchie aufnehmen: einmal mit Einschätzung vom Ausmaß der Vermeidung für einen den Fall, dass viele Menschen im Geschäft sind, und einmal mit Einschätzung für den Fall, dass der Patient fast allein im Geschäft ist. Diese Abstufungen erleichtern die Planung der Expositionsübungen.

■ **Durchführung der Expositionsübung**

Vor und während der Übung sollte man den Patienten immer wieder daran erinnern, dass er sich den stark unangenehmen Gefühlen aussetzen sollte, um diese zu bewältigen. Das bedeutet auch, dass er insbesondere dann weitermachen sollte, wenn die unangenehmen Gefühle gerade am stärksten ausgeprägt sind und er am liebsten aufgeben möchte. Es kann hilfreich sein, den Patienten in diesem Moment daran zu erinnern, dass die intensiven Gefühle kommen und gehen – allerdings nur, wenn man sie zulässt.

Während der Übung sollte der Patient dazu angehalten werden, die Aufmerksamkeit auf seine Körperempfindungen und Gefühle zu richten, aber auch auf die dabei auftretenden Gedanken und Verhaltensimpulse. Diese Lenkung der Aufmerksamkeit auf das innere Erleben des Patienten sollte abwechseln mit einer Lenkung der Aufmerksamkeit des Patienten auf die Situation um ihn herum. Dabei ist es für den Patienten vor allem wichtig, auch unangenehme Gedanken, Gefühle und Körperempfindungen zuzulassen und auf die im Rahmen der Verhaltensanalyse festgestellten subtilen Vermeidungsstrategien zu verzichten (■ Tab. 7.6).

Im Verlauf der Expositionsübung wird die Stärke der unangenehmen Gefühle wiederholt vom Patienten auf einer Skala von 0 bis 10 eingeschätzt (0: keine aversiv erlebten Gefühle – 10: aversiv erlebte Gefühle in höchstmöglicher Stärke). Die Emotion sollte eine hohe Intensität erreichen; falls dies nicht eintritt, sollte der Patient versuchen, die Übung schwieriger zu gestalten, beispielsweise indem er eine schwierigere Situation aufsucht. Eine nur geringe Intensität der Emotion könnte auch ein Hinweis darauf sein, dass der Patient während der Übung weiter subtile Vermeidungsstrategien einsetzt.

Die Expositionsübung sollte so gestaltet werden, dass die aversiv erlebten Gefühle eine hohe Intensität erreichen. So kann der Patient die Erfahrung machen, dass diese Gefühle auch nachlassen, ohne dass er die Situation verlässt oder auf subtile Vermeidungsstrategien zurückgreift. Auf diese Weise lernt der Patient auch, dass er selbst die Entscheidung treffen kann, wie er mit seinen stark unangenehmen Gefühlen umgeht. Er ist diesen Gefühlen nicht mehr ausgeliefert.

Manchmal verläuft die aversiv erlebte Emotion auch wellenförmig. Das heißt, sie nimmt zunächst zu, dann ab und im weiteren Verlauf auch wieder zu (und wahrscheinlich auch wieder ab). In diesem Zusammenhang wird in Analogie zum Wellenreiten auch von der Fertigkeit des „Emotions-Surfing" gesprochen, die die Patienten erlernen.

Nach der Expositionsübung sollte man mit dem Patienten folgende Fragen besprechen:

— Welche Erfahrung haben Sie im Rahmen der Übung gemacht? Was hat gut geklappt? Was hätten Sie besser machen können?
  – Haben Sie die Übung lange genug durchgeführt? Haben die aversiv erlebten Gefühle eine hohe Intensität erreicht? Sind Sie dann in der Situation geblieben?
  – Haben Sie in der Situation irgendetwas getan, um Ihren unangenehmen Gefühlen aus dem Weg zu gehen?
  – Haben Sie gemerkt, dass Sie auch in Gegenwart dieser stark unangenehmen Gefühle handlungsfähig bleiben und diese bewältigen können?
  – Hätten Sie irgendetwas tun können, um die Übung zu einer noch größeren Herausforderung zu machen?
— Wie geht es jetzt weiter?
  – Was bedeutet diese Übung für den Umgang mit aversiv erlebten Emotionen in Ihrem Alltag?
  – Welche Möglichkeiten eröffnen sich für Sie in Ihrem Alltag, wenn Sie sich bewusst machen, dass Sie auch intensive Emotionen bewältigen können und handlungsfähig bleiben? (Hier ggf. Bezug auf Werte des Patienten nehmen, siehe ▶ Abschn. 5)
  – Welche Übung werden Sie als Nächstes machen?

■ **Selbstständige Durchführung von Expositionsübungen**

Der Patient sollte dazu ermutigt werden, täglich selbstangeleitete Expositionsübungen durchzuführen. Dabei sollte er nach dem gerade beschriebenen Ablauf vorgehen:

1. Aufsuchen einer herausfordernden Situation, die zu bewältigen ist, für eine im Voraus festgelegte Dauer. Bei Traumaexposition: Expositionssitzung aufzeichnen und sich die Aufzeichnung wiederholt anhören (ca. 5–7×).
2. Die Übung so gestalten, dass das unangenehme Gefühl eine hohe Intensität erreicht:
   a. auf unangenehme Emotionen und begleitende Gedanken achten und diese zulassen,
   b. auf den Einsatz von subtilen Vermeidungsstrategien verzichten,
   c. weitermachen, auch wenn man am liebsten aufhören möchte.
3. Die Übung erst beenden, wenn die im Voraus festgelegte Zeit abgelaufen ist.

7

7.3.4 Imagery Rescripting

Imagery Rescripting beinhaltet die Konfrontation mit einem emotional belastenden mentalen Bild (z. B. einer Erinnerung) und die Veränderung dieses Bildes in ein hilfreiches, sicheres oder tröstendes Bild. Diese Technik kommt bei einem breiten Spektrum an psychischen Störungen zum Einsatz (◘ Tab. 7.8).

Das Imagery Rescripting läuft in 2 Phasen ab:
- Phase I: Imagination der Erinnerung
  - Der Patient beschreibt die Situation in der Ich-Form („Ich betrete den Raum, ich sehe…").

◘ **Tab. 7.8** Beispiele für den Einsatz von Imagery Rescripting

	Zentrales Gefühl	Beispiele für mentale Bilder
Depression	Versagen, Schuld, Verlust, Erniedrigung	Auf diese Gefühle bezogene **autobiografische Erinnerungen** (z. B. „Erinnern Sie sich an eine Zeit in Ihrem Leben, als dieses Gefühl erstmals eine besonders große Rolle gespielt hat: Wie alt waren Sie da?") oder **aversive zukünftige Situation** (z. B. Konflikt, Blamage, Herzanfall)
Soziale Phobie	Angst, Scham	
Panikstörung	Angst, die Kontrolle zu verlieren	
Posttraumatische Belastungsstörung (PTBS)	Angst vor besonders starker Bedrohung, Hilflosigkeit, Ekel	Intrusive **Erinnerungen an Trauma**, beispielsweise in Form von Flashbacks oder Albträumen
Komplexe PTBS	Scham und Schuld	**Erinnerungen an traumatische Invalidierung** (z. B. nahe Bezugspersonen haben traumatisierendes Ereignis in Frage gestellt)

- – Der Therapeut unterstützt den Patienten darin, die dabei auftretenden Emotionen und die dahinterstehenden Bedürfnisse zu erkennen.
- – Fragen: Wo sind Sie? Was sehen/hören/riechen Sie? Was passiert in dem Bild? Was spüren Sie in diesem Augenblick? Was brauchen Sie in diesem Augenblick?
- – Übergang zu Phase II, wenn Emotionen gut spürbar sind, meist bevor die Erinnerungen zu traumatisch sind.
- ━ Phase II: Rescripting
  - – Versorgung der Bedürfnisse des Patienten in dem gerade imaginierten Bild durch eine Hilfsperson:
    - – idealerweise der Patient selbst in seiner erwachsenen Gestalt,
    - – ggf. in Form einer anderen hilfreichen Person bzw. Fantasiefigur,
    - – bei schwer erkrankten Patienten (z. B. schwere PTBS) in Form des Therapeuten.
  - – Die Hilfsperson geht in 2 Schritten vor:
    - – Sicherheit schaffen: Was würden Sie sich in diesem Augenblick wünschen, das für Sie getan wird? Stellen Sie sich vor, dass [die Hilfsperson] dies tut. Was passiert dann in dem Bild? Was spüren Sie? Diese Schritte werden fortgesetzt, bis die Situation sicher ist.
    - – Bedürfnisse versorgen: Was spüren Sie jetzt? Was brauchen Sie in diesem Augenblick? Stellen Sie sich vor, dass [die Hilfsperson] dies tut. Was Spüren Sie? Gibt es sonst noch etwas, das Sie brauchen? Diese Schritte werden fortgesetzt, bis der Patient in dem imaginierten Bild gut getröstet ist.
- ━ Nach der Intervention sollten Sie sich etwas Zeit nehmen, die Imagination mit dem Patienten zu verarbeiten.

7.4   Handlungsorientierte Techniken

7.4.1   Engagiertes Handeln

Engagiertes Handeln beschreibt das Beibehalten eines Musters von Handlungen, das sich an den eigenen Werten orientiert, und weniger daran, dabei auftretendes aversives inneres Erleben zu kontrollieren. Es kann dafür sinnvoll sein, sich beim Auftreten von unangenehmen Gefühlen die Frage zu stellen, ob es in dieser Situation sinnvoll ist, den mit der Emotion verbundenen Handlungsimpuls umzusetzen. Dabei kann der Patient sich an folgenden Fragen orientieren:

1. Ist das unangenehme Gefühl in dieser Situation verankert? Möglicherweise ist es ja auch ein Gefühl, dass eher bedingt ist durch nicht bewältigte frühere Erfahrungen.
2. Ist die Intensität dieser Emotion passend zu dieser Situation? Oder ist das Gefühl vielleicht zwar in der Situation verankert, die Intensität aber mit beeinflusst durch frühere Erfahrungen?
3. Wenn ich in dieser Situation nach meinem unangenehmen Gefühl handele: Erreiche ich dann das Ziel, das ich in dieser Situation erreichen will?

Wenn die Antwort auf diese Fragen „Nein" lautet, kann es hilfreich sein, Handlungen zu wählen, die sich weniger an der gegenwärtigen Emotion und stärker an den eigenen Werten orientieren als zum Beispiel jemanden ansprechen, wenn man sich einsam fühlt, auch wenn man am liebsten die Decke über den Kopf ziehen würde; denn: das Gefühl der Einsamkeit ist zwar möglicherweise schmerzhaft, dieses Gefühl könnte aber auch ein wichtiges Signal sein, welches anzeigt: „Beziehungen sind wichtig für mich". Dabei muss der Patient berücksichtigen, dass die unangenehmen Gefühle bei diesen werteorientierten Handlungen möglicherweise zunächst stärker wird.

Auf die 3. Frage lautete die Antwort der Patienten oft „Ja", weil sie angesichts der starken unangenehmen Gefühle möglicherweise kurzfristig wirklich das Ziel verfolgen, so schnell wie möglich die Situation zu verlassen. In diesem Fall kann dann folgende weiterführende Frage hilfreich sein:

4. Ist dieses Ziel der Vermeidung in Übereinstimmung mit den Werten im Leben des Patienten? Für weitere Informationen zur Arbeit mit Werten siehe ▶ Abschn. 5

Man kann sich auch eine weitere Frage stellen:

5. Was sagt mir die Emotion gerade möglicherweise darüber, was mir im Leben wichtig ist? Wenn ich jetzt nicht versuche, die Emotion um jeden Preis loszuwerden, sondern akzeptiere, dass sie für diesen Augenblick da ist: Was wäre mir dann wichtig, in dieser Situation zu tun?

Wenn Patienten bemerken, dass bestimmte unbewältigte frühere Erfahrungen immer wieder sehr stark ihr emotionales Erleben prägen, dann kann es hilfreich sein, diese Erfahrungen durch Imagery Rescripting zu bearbeiten (▶ Abschn. 14).

7.4.2 Verhaltensaktivierung

Die Verhaltensaktivierung wird besonders in der Behandlung von depressiven Störungen eingesetzt. Dabei wird davon ausgegangen, dass die depressive Stimmung dadurch aufrechterhalten wird, dass die Betroffenen im Rahmen ihrer Erkrankung Aktivitäten mit belohnendem Charakter aufgegeben haben. Das führt zu einer Abwärtsspirale:

Niedergedrückte Stimmung und mangelnder Antrieb → wenig Kontakt mit Aktivitäten, die belohnenden Charakter haben, z. B. weil sie Spaß machen → Stimmung wird schlechter und Antrieb nimmt weiter ab → …

Diese Spirale wird häufig durch Prinzipien der negativen Verstärkung aufrechterhalten (siehe ▶ Abschn. 5.3). Das bedeutet, dass die Betroffenen im Rahmen ihrer Depression beispielsweise sehr starke Gefühle von Überforderung erleben. Wenn sie sich entscheiden, Aktivitäten zu vermeiden (z. B. den ganzen Tag auf dem Sofa sitzen, statt geplanten Aktivitäten nachzugehen), dann nimmt kurzfristig dieses Gefühl der Überforderung ab (negative Verstärkung). Langfristig führt das aber meist zu negativen Konsequenzen (z. B. Kontakt zu Freunden schläft ein).

Das Ziel der Behandlung ist, dass die Patienten es schaffen, Aktivitäten wieder aufzunehmen, die sie angesichts ihrer Depression aufgegeben haben. Dieser Aufbau von Aktivitäten kann unterschiedliche Formen haben und folgt dabei meist den Prinzipien der positiven Verstärkung. Dabei stehen verschiedene Formen von *belohnenden Aktivitäten* zur Auswahl:

— Von *natürlichen Verstärkern* „Psychotherapie spricht man, wenn die Durchführung einer Aktivität von allein angenehme Konsequenzen hat (z. B. wenn man etwas tut, was einem Freude macht). Diese natürlichen Verstärker werden beispielsweise in der Depressionsbehandlung beim Aufbau angenehmer Aktivitäten genutzt.

— Von *willkürlichen Verstärkern* spricht man, wenn man sich für die Durchführung einer an sich nicht angenehmen Aktivität anschließend mit etwas Schönem belohnt (z. B. ein paar Minuten in den Garten setzen und die Blumen genießen, nachdem man den Abwasch gemacht hat).

Auch die Durchführung von Aktivitäten, die nicht unmittelbar Freude machen oder anschließend durch etwas Angenehmes belohnt werden, kann einen verstärkenden Charakter haben. Beispiele dafür:

— *Werteorientierte Aktivitäten*: Verhaltensmuster, die an der groben Richtung orientiert sind, die man seinem Leben geben will. Ein Wert ist beispielsweise „ein liebender Ehemann sein". Diesen Wert selbst kann man nie ganz erreichen (man kann immer "noch liebender" sein). Aber man kann konkrete Verhaltensweisen zeigen, die mit diesem Wert im Einklang stehen, z. B. seiner Frau ein leckeres Abendessen zubereiten.

— *Einhalten von Routinen:* Dies kann zu einem zufriedenstellenden Gefühl führen, das einige Menschen erleben, wenn sie etwas ihren üblichen Gewohnheiten entsprechend getan haben, beispielsweise einmal in der Woche schwimmen zu gehen.

▪ Ablauf der Verhaltensaktivierung

Zu Beginn der Behandlung sollte mit dem Patienten eine Verhaltensanalyse erstellt werden (siehe ► Abschn. 6.3). Diese hilft dem Patienten und dem Therapeuten, genauer zu verstehen, welche Vermeidungsmuster bei dem Patienten im Vordergrund stehen (beim Beispiel oben „den ganzen Tag auf dem Sofa sitzen"), durch welche Verstärkungsprinzipien diese aufrecht erhalten werden (beim Beispiel oben „Abnahme des Gefühls der Überforderung") und welche negativen Konsequenzen dieses Vermeidungsverhalten langfristig hat (im Beispiel oben „Kontakt zu Freunden schläft ein").

Bei einigen Patienten ist die Verhaltensanalyse bereits ausreichend, um sie zu motivieren, an bestimmten Zielen zu arbeiten, um ihre Depression zu überwinden (z. B. Verabredung mit Freunden). Andere Patienten brauchen weitere Schritte, um die Motivation zur Veränderung der depressiven Verhaltensweisen zu steigern und die Ziele der Behandlung zu konkretisieren. In diesem Fall können verschiedene Strategien hilfreich sein (siehe ► Kap. 7):

— die Erhebung der Werte und Ziele des Patienten,
— Einsatz von anderen Strategien zur Steigerung der Motivation wie das 4-Felder-Schema.

Ein weiteres wichtiges Werkzeug bei der Durchführung der Verhaltensaktivierung kann das Führen von Wochenplänen sein. Dabei wird in mehreren Schritten vorgegangen, die abhängig von der Schwere der Depression unterschiedlich schnell durchlaufen werden:

1. Der Patient dokumentiert seine gegenwärtigen Aktivitäten. Auf diese Weise kann erhoben werden, wie hoch das gegenwärtige Aktivitätsniveau des Patienten ist.
2. Der Patient dokumentiert neben seinen Aktivitäten auch seine Stimmung (z. B. mit ☺, ☺ und ☹). Auf diese Weise kann der Patient den Zusammenhang zwischen Aktivitäten und Stimmung erkennen.
3. Der Patient trägt sich in den Wochenplan Aktivitäten ein, die er sich vornimmt (z. B. angenehme oder werteorientierte Aktivitäten, siehe oben).
4. Der Patient erstellt mithilfe des Wochenplans eine Tagesstruktur, das heißt er trägt grob ein, wie er seine Zeit einteilen will. Dabei sollte auf eine gute Balance geachtet werden zwischen Pflichten und belohnenden Aktivitäten (Abb. A.3).

Der Aufbau von werteorientierten Aktivitäten beginnt mit der Werteübung (siehe ▶ Abschn. 5) und identifiziert gemeinsam mit dem Patienten Aktivitäten, die ihm sehr wichtig sind, denen er aber gegenwärtig kaum nachgeht, und ermutigt den Patienten zu entscheiden, welche dieser Aktivitäten er zur Bewältigung seiner Depression wieder aufnehmen will.

Beim Aufbau von angenehmen Aktivitäten Depression wird häufig mit sogenannten Listen angenehmer Aktivitäten gearbeitet. Man kann aber auch so vorgehen, dass man den Patienten danach befragt, welche Aktivitäten er im Rahmen seiner Depression aufgegeben hat, die ihm außerhalb der Depression Freude gemacht haben.

Praxistipp

Beim Aufbau von Aktivitäten kann man sich an folgenden Prinzipien orientieren:
- Fangen Sie klein an und steigern Sie sich schrittweise!
- Planen Sie die Aktivitäten möglichst konkret!
- Planen Sie belohnende Aktivitäten!
- Gestalten Sie die Aktivitäten abwechslungsreich!
- Lassen Sie sich von Misserfolgen nicht entmutigen!

7.4.3   Graduierte Aktivitätssteigerung bzw. Pacing

Sowohl die graduierte Aktivitätssteigerung als auch das Pacing werden beispielsweise bei chronischer Fatigue oder bei chronischen Schmerzen eingesetzt. Gemeinsam sind beiden Techniken folgende Schritte:
- Zunächst wählt der Patient eine Aktivität, die er wieder ausführen möchte (z. B. spazieren gehen). Bei der Auswahl dieser Aktivität kann wie bei der Verhaltensaktivierung eine Orientierung an Routinen, angenehmen Aktivitäten oder den Werten des Patienten hilfreich sein (siehe ▶ Abschn. 5).

- Dann bestimmt der Patient, in welchem Ausmaß an Belastung er diese Aktivität durchführen kann, ohne dass die Symptomatik auftritt (z. B. Schmerzzunahme oder Post-Exertional Malaise, siehe ▶ Tab. 22.2). Dies kann beispielsweise so gestaltet werden, dass der Patient die Aktivität 3–5× durchführt und den Mittelwert der Belastung bestimmt, die nicht zu einem Auftreten der Symptomatik führt (z. B. 25 min langsamer Spaziergang).
- Dann wird diese Aktivität regelmäßig mit einem Ausmaß der Belastung durchgeführt, die 20 % unter der bestimmten Belastungsgrenze liegt (z. B. 20 min langsamer Spaziergang).

Der Unterschied zwischen der graduierten Aktivitätssteigerung und dem Pacing ist Folgender:
- Graduierte Aktivitätssteigerung
  - Sehr langsame Steigerung der Aktivität nach einem festgelegten Quotenplan
    - Beispiel: wenn der 20-minütige Spaziergang mindestens drei Mal ohne Zunahme der Symptomatik durchgeführt wurde, dann wird die Dauer des Spaziergangs um eine Minute auf 21 min erhöht
  - Pacing
  - Das Aktivitätsniveau wird beibehalten, um eine optimale Anpassung an die im Rahmen der Erkrankung reduzierten Möglichkeiten zu erreichen.
  - Auch hierbei kann eine sehr langsame Aktivitätssteigerung erfolgen, wenn diese nicht zu einer Verschlechterung der Symptomatik beiträgt.

7.4.4 Social-Rhythm-Therapie

Bei bipolaren Störungen kann eine Erhöhung der Regelmäßigkeit der täglichen Routinen und insbesondere des Schlaf-Wach-Zyklus zu einer Stabilisierung beitragen. Konkret bittet man den Patienten, bestimmte Aktivitäten und deren Zeiten täglich zu protokolieren (Abb. A.4). Der Fokus liegt auf dem Zeitpunkt des Schlafens, des Aufstehens, der Arbeit, des Essens und der sozialen Kontakte. Der Patient wird dazu angehalten, eine Zielzeit für diese Aktivitäten festzulegen und den Zeitpunkt dieser Aktivitäten um nicht mehr als 1 Stunde zu variieren.

7.5 Edukative Techniken: Psychoedukation

Psychoedukation beschreibt systematische, didaktisch-psychotherapeutische Interventionen, die sich an Patienten und ihre Angehörigen richten. Insbesondere in der Psychoedukation bei Schizophrenie und bipolarer Störung gibt es Studien, die zeigen, dass der Einbezug von Angehörigen einen wichtigen Effekt hat auf die Verhinderung von Rückfällen (Klingberg und Wittorf 2012; Chatterton et al. 2017). Dies gilt möglicherweise auch für andere psychische Störungen, beispielsweise Depressionen.

Im Rahmen einer Psychotherapie bezeichnet Psychoedukation denjenigen Bestandteil der Behandlung, bei dem die aktive Informationsvermittlung, der Erfahrungsaustausch unter den Betroffenen und die Bearbeitung allgemeiner Krankheitsaspekte im Mittelpunkt stehen. Psychoedukation wird jedoch auch außerhalb einer Psychotherapie im engeren Sinne angeboten. Dabei erfolgt die Psychoedukation meist in Form von Gruppenangeboten. In diesem Setting werden Menschen mit einer bestimmten psychischen Störung (z. B. Schizophrenie) zusammen behandelt, die Gruppen sind also meist störungsorientiert und nur selten störungsübergreifend zusammengesetzt.

Psychoedukation verfolgt mehrere Ziele (Borbé et al. 2011)::
- Vermittlung von Information über die Erkrankung (z. B. Symptomatik),
- Förderung des Krankheitsverständnisses (z. B. Vermittlung eines Krankheitsmodells),
- Vermittlung von Information über die Behandlung (z. B. Medikation und Psychotherapie),
- Förderung eines selbstverantwortlichen Umgangs mit der Krankheit (z. B. Verhaltensmodifikation).

7.5.1 Vermittlung von Informationen über die Erkrankung

Bei der Vermittlung der Inhalte und Ziele der Psychoedukation werden oft zunächst die Teilnehmenden der Gruppe befragt, was sie bereits über das Thema wissen (z. B. „Woran erkennt man eine Schizophrenie?") oder welche Annahmen die Teilnehmenden haben (z. B. „Wie entsteht eine Schizophrenie?"). Dabei wird der Austausch unter den Teilnehmenden gefördert und dann übergegangen zur Vermittlung des Wissens. So werden beispielsweise die Symptome einer Schizophrenie nach den gängigen Klassifikationssystemen auf einem Flipchart zusammengefasst.

7.5.2 Vermittlung eines Krankheitsmodells

Nach der Information über die Symptome einer psychischen Erkrankung folgt in der Psychoedukation meist die Vermittlung eines Krankheitsmodells. In diesem Zusammenhang wird häufig zurückgegriffen auf das sogenannte biopsychosoziale Krankheitsmodell. Dieses berücksichtigt die verschiedenen relevanten Ebenen, die an der Entstehung und Aufrechterhaltung der Erkrankung beteiligt sind:
- biologische Faktoren, z. B. Genetik, Neurotransmitter, Hirnfunktion etc.,
- psychologische Faktoren, z. B. Lerntheorie oder kognitive Theorie,
- soziale Faktoren, z. B. Leben in einem urbanen Zentrum oder Migrationserfahrung.

Diese Faktoren werden häufig in einem **Vulnerabilitäts-Stress-Modell** zu-sammengefasst, welches versucht, die an der Entstehung und Aufrechterhaltung beteiligten Faktoren übersichtlich darzustellen. Dem Vulnerabilitäts-Stress-Mo-dell liegt die Annahme zugrunde, dass jeder Mensch eine gewisse Empfindlichkeit (Vulnerabilität) dafür mitbringt, eine bestimmte psychische Erkrankung zu be-kommen. Bei Menschen mit einer hohen Vulnerabilität reichen bereits kleine Aus-löser (Stressoren), um die Erkrankung zum Ausbruch zu bringen. Menschen mit außergewöhnlich geringer Vulnerabilität wiederum halten unter Umständen mehr Stressoren aus, bevor sie psychisch erkranken.

Die **Stressoren** können sowohl psychosozialer als auch biologischer Art sein: Für depressive Störungen ist beispielsweise gezeigt worden, dass Menschen mit einer bestimmten genetischen Variante des Serotonintransporter-Gens besonders anfällig dafür sind, bei belastenden Lebensereignissen (z. B. Arbeitsplatzverlust) an einer Depression zu erkranken (Caspi et al. 2003). Diese belastenden Lebens-ereignisse sind ein Beispiel für einen **psychosozialen Stressor**. Für die Schizophre-nie wiederum wurde gezeigt, dass Menschen mit einer bestimmten Variante des Gens für ein dopaminabbauendes Enzym (COMT) besonders anfällig dafür sind, bei Konsum von Cannabis an einer Schizophrenie zu erkranken (Caspi et al. 2005). Hier wäre der Konsum von Cannabis ein Beispiel für einen **biologischen Stressor**.

Auch **Vulnerabilitätsfaktoren** können psychosozialer und biologischer Natur sein. Ein Beispiel für **biologische Vulnerabilitätsfaktoren** wurde bereits genannt: die genetische Prädisposition. Ein **psychosozialer Vulnerabilitätsfaktor** für die Entstehung von zahlreichen psychischen Störungen sind beispielsweise be-lastende Kindheitserfahrungen wie emotionaler Missbrauch oder emotionale Vernachlässigung. Menschen, die von dieser Form von widrigen Kindheits-erfahrungen berichten, haben ein ungefähr 3-fach erhöhtes Risiko, an einer De-pression zu erkranken (insbesondere an einer chronischen Verlaufsform) (Nel-son et al. 2017).

In der Vermittlung des Vulnerabilitäts-Stress-Modells wird häufig die Meta-pher einer Waage verwendet: Bei für den Ausbruch psychischer Störungen empfind-lichen Menschen bringen bereits kleine Belastungen die Waage aus dem Gleichge-wicht, und es kommt zum Ausbruch der psychischen Erkrankung. Eine weitere Metapher ist die eines Fasses, das durch Belastungen zum Überlaufen gebracht wird. Diese Metapher eignet sich möglicherweise noch besser als die Metapher der Waage für die grafische Darstellung des Zusammenspiels von Vulnerabilität und Belastung (und Resilienz) bei der Entstehung von psychischen Erkrankungen (◘ Abb. 7.1). In ◘ Tab. 7.7 finden Sie ein Beispiel für die Vermittlung des Vulnerabilitäts-Stress-Modells bei einem an Schizophrenie erkrankten Patienten (◘ Tab. 7.9).

Stress

**Prüfungen, Konflikte, Lebensereignisse wie neue
Partnerschaft oder Arbeitsplatzverlust, ...**

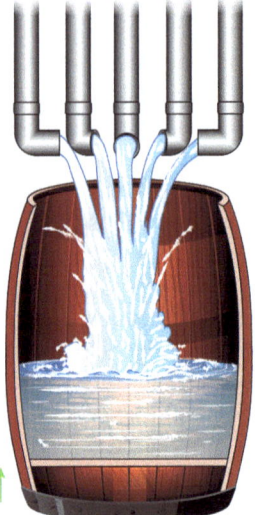
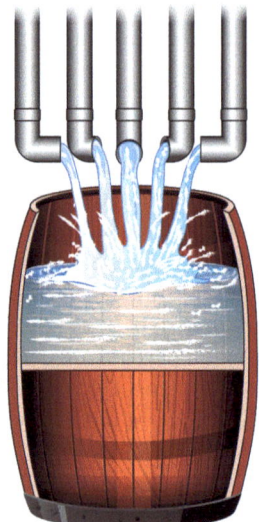
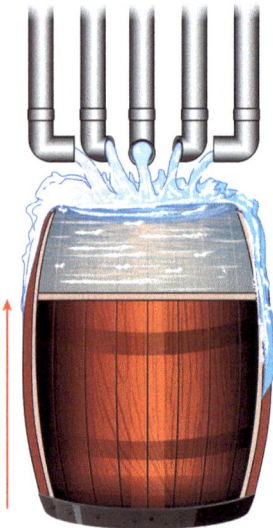

Hohe Belastbarkeit   Mittlere Belastbarkeit   Geringe Belastbarkeit

◻ **Abb. 7.1**   Die Fass-Metapher bei der Vermittlung des Vulnerabilitäts-Stress-Modells

◻ **Tab. 7.9**   Vermittlung des Vulnerabilitäts-Stress-Modells anhand der Fass-Metapher

Abbildung	Bedeutung	Beispiel Schizophrenie	Beispiel Manie
Boden des Fasses ganz unten	Geringe Empfindlichkeit für das Auftreten einer psychischen Störung	- Keine Familienangehörigen mit psychischen Störungen	- Keine Familienangehörigen mit psychischen Störungen
Boden des Fasses weiter oben	Höhere Empfindlichkeit für das Auftreten einer psychischen Störung	- Genetisch: Vater und Bruder leiden an Schizophrenie - Psychosozial: Zugehörigkeit zu einer ethnischen Minderheit	- Genetisch: Mutter leidet an bipolarer Störung - Psychosozial: hyperthymes Temperament
Wasser fließt aus nur einem Hahn ins Fass	Wenige Belastungsfaktoren für das Auftreten einer psychischen Störung	- Regelmäßiger, ausreichender Schlaf - Kein Drogenkonsum	- Regelmäßiger, ausreichender Schlaf - Kein Drogenkonsum

□ Tab. 7.9   (Fortsetzung)

Abbildung	Bedeutung	Beispiel Schizophrenie	Beispiel Manie
Wasser fließt aus mehreren Hähnen ins Fass	Viele Belastungsfaktoren für das Auftreten einer psychischen Störung	- Nahezu täglicher Gebrauch von Cannabis - Psychosozial: emotionales Überengagement und feindlicher Kommunikationsstil in der Familie	- Gelegentlicher Gebrauch von Stimulanzien bei schlechter Stimmung - Spät ins Bett gehen, um Sorgen zu durchdenken
Fluss des Wassers aus einem Hahn reduzieren	Verhaltensmodifikation aufseiten des Patienten oder der Familie	- Unterstützung suchen zur Reduktion des Cannabiskonsums - Veränderung der Kommunikationsmuster in der Familie	- Alternative Strategien zur Bewältigung schlechter Stimmung - Auf soziale Rhythmen achten

Digitale Interventionen (DiGA)

© Der/die Autor(en), exklusiv lizenziert an Springer-Verlag GmbH, DE,
ein Teil von Springer Nature 2025
J. P. Klein, E. M. Klein, *Psychiatrie, Psychosomatik und Psychotherapie*,
https://doi.org/10.1007/978-3-662-71440-9_8

Einige Patienten wünschen weder eine pharmakologische Behandlung noch eine Psychotherapie. Sie möchten für die Bewältigung ihrer Depression nicht so gern auf andere Menschen angewiesen sein. Diesen Menschen kann ein digitales Therapeutikum in Form einer **internetbasierten Selbstmanagement-Intervention (SMI)** empfohlen werden. Diese zählen zu den **digitalen Interventionen** und basieren auf Techniken und Fertigkeiten der Psychotherapie. Diese Fertigkeiten werden aber eben nicht durch einen Psychotherapeuten vermittelt, sondern durch ein internetbasiertes Computerprogramm. Die Inhalte werden in mehreren Modulen vermittelt, diese enthalten neben Texten meist auch gesprochene Inhalte und Videos sowie Anregungen zum eigenständigen Üben der vermittelten Fertigkeiten. Wenn eine SMI im Verzeichnis der **Digitalen Gesundheitsanwendungen (DiGA)** gelistet ist, kann sie zulasten der gesetzlichen Krankenversicherung verordnet werden. Darüber hinaus gibt es auch **kostenlos verfügbare** SMI (COGITO, ifightdepression, moodgym), auch für **Angehörige** von Menschen mit psychischen Störungen (Familiencoach Depression der AOK).

SMI können vollständig **selbst angeleitet** angeboten werden, oder deren Nutzung kann durch einen **Therapeuten angeleitet** werden. Dieser Therapeut unterstützt den Patienten darin, die SMI regelmäßig zu nutzen und die darin gelernten Inhalte im Alltag umzusetzen. Bei DiGAs ist diese therapeutische Anleitung im Preis der DiGA enthalten und wird von dem Anbieter der DiGA durchgeführt.

Zahlreiche Studien belegen die Wirksamkeit von verschiedenen deutschsprachigen Interventionen in der Behandlung depressiver Patienten (Klein et al. 2019). Möglicherweise sind die im DiGA-Verzeichnis gelisteten Interventionen wirksamer als die kostenlos verfügbaren SMI (Haaf et al. 2024). In ◘ Tab. 8.1 finden Sie eine Übersicht der im DiGA-Verzeichnis gelisteten Anwendungen zur Behandlung psychischer Störungen, die in randomisierten Studien ihre Wirksamkeit gezeigt haben. Diese können sowohl von Ärzten als auch von psychologischen Psychotherapeuten verordnet werden. Die Patienten reichen diese **Verordnung** bei ihrer Krankenkasse oder über die E-Rezept-App ein und bekommen einen Freischaltcode für die verordnete DiGA. Patienten können sich aber **auch ohne eine Verordnung** direkt an ihre Krankenkasse wenden und bekommen dann direkt einen Freischaltcode, wenn eine entsprechende Diagnose dort bereits erfasst ist.

◘ **Tab. 8.1** Übersicht der im DiGA-Verzeichnis gelisteten Anwendungen zur Behandlung psychischer Störungen, die in randomisierten Studien ihre Wirksamkeit gezeigt haben. *nur für Menschen zwischen 18 und 65 Jahren

	Durch Therapeuten angeleitet	Selbst angeleitet
Aufmerksamkeits-defizits- und Hyper-aktivitäts-Syndrom (ADHS)		attexis (PZN 20112847)* ORIKO (PZN 20053263)

◻ **Tab. 8.1** (Fortsetzung)

	Durch Therapeuten angeleitet	Selbst angeleitet
Abhängigkeits-erkrankung		Alkohol: vorvida (PZN 17506382) Nikotin: NichtraucherHelden (PZN 17575561) Smoke Free: Rauchen aufhören (PZN 18500476)*
Angststörung	HelloBetter Panik (PZN 18094846) Selfapy Generalisierte Angst-störung* (PZN 16954730) Novego: Ängste überwinden (PZN 18726714)	Invirto* (PZN 17148043 Agoraphobie, 17148072 Panikstörung, 17148066 soziale Phobie) velibra (PZN 16879359) Mindable (PZN 17454202)
Borderline-Störung		priovi (PZN 18704486)
Depression	Selfapy Depression (PZN 16954730)	edupression* (PZN 18458283) MindDoc (PZN 19234031)
Depression (inkl. schwere Episode)	elona therapy Depression[a] (PZN 18458314) Novego (PZN 17865862)	deprexis (PZN 17265872)
Essstörung	Selfapy Binge-Eating-Stö-rung* (PZN 18468382) Selfapy Bulimie* (PZN 18468376) Zanadio (Adipositas, PZN 16898701)	
Kognitive Störung		NeuroNation MED (PZN 18787822)
Lebensbewältigung	HelloBetter Stress und Burn-out (PZN 17871905)	
Psychosomatik	HelloBetter chronischer Schmerz (PZN 17946626) HelloBetter Diabetes und Depression (PZN 17937797) HelloBetter Vaginismus Plus (PZN 18016941) Zanadio (Adipositas) (PZN 17937797)	elevida (Fatigue im Rahmen einer Multiplen Sklerose) (PZN 17161032) Kalmeda (chronischer Tinnitus) (PZN 16876740) Meine Tinnitus App (PZN 18053770) Kranus Edera (Impotenz) (PZN 17946632) levidex (Multiple Sklerose) (PZN 18467678) optimune (Brustkrebs) (nicht verschreibungsfähig) PINK! Coach (Brustkrebs; PZN 18206191) Untire (Fatigue bei Brustkrebs, PZN 19191758)
Schlafstörung	HelloBetter Schlafen (PZN 18453937)	somnio (PZN 16898724) somnovia (PZN 16898724)

[a]elona sollte in eine Psychotherapie im persönlichen Kontakt eingebunden werden.

Elektrostimulationstherapie

Inhaltsverzeichnis

© Der/die Autor(en), exklusiv lizenziert an Springer-Verlag GmbH, DE,
ein Teil von Springer Nature 2025
J. P. Klein, E. M. Klein, *Psychiatrie, Psychosomatik und Psychotherapie*,
https://doi.org/10.1007/978-3-662-71440-9_9

Zur Behandlung psychischer Störungen steht eine Reihe von Elektrostimulations-verfahren zur Verfügung. Darunter ist die Elektrokonvulsionstherapie (früher Elektrokrampftherapie) die bekannteste, aber bei Weitem nicht die einzige Methode. Die verschiedenen Elektrostimulationsverfahren kann man einteilen nach der Lokalisation der Stimulation:

- Nichtinvasive Stimulation
  - Elektrokonvulsionstherapie (EKT)
  - repetetive transkranielle Magnetstimulation (rTMS)
- Invasive Stimulation
  - Vagusnervstimulation (VNS)
  - Tiefe Hirnstimulation (deep brain stimulation – DBS)

Die Wirksamkeit und die Nebenwirkungen der Elektrostimulation sind abhängig von der Lokalisation und der Intensität der Stimulation. Während die EKT vor allem bei schweren Depressionen (z. B. bei psychotischen Symptomen) eingesetzt wird, eignet sich die rTMS möglicherweise eher bei leichten bis mittelgradigen depressiven Episoden. Die DBS wird meist bei schweren, therapierefraktären Fällen eingesetzt (hier besteht in Europa eine Zulassung für Zwangsstörungen, sie wird in Rahmen von Studien aber auch bei depressiven Störungen eingesetzt). Die Wirksamkeit der VNS ist möglicherweise in der Rückfallprophylaxe bei depressiven Störungen am größten.

Im Folgenden wird nur die EKT und die rTMS beschrieben, weil sie für den klinischen Alltag mit Abstand die größte Bedeutung haben.

9.1 Elektrokonvulsionstherapie (EKT)

9.1.1 Wirkweise der EKT

Bei der EKT wird durch elektrische Stimulation ein generalisierter zerebraler Krampfanfall ausgelöst. Dieser erfolgt üblicherweise ohne motorische Entäußerungen, weil der Patient vor der elektrischen Stimulation im Rahmen einer Kurznarkose ein Muskelrelaxans erhält. Zum *Wirkmechanismus* der EKT gibt es verschiedene Hypothesen, die noch nicht abschließend aufgeklärt sind. Eine für die klinische Anwendung wichtige Hypothese ist die sogenannte *antikonvulsive Hypothese* (Wirkung der EKT wird vermittelt durch verschiedene molekulare Prozesse die dadurch ausgelöst werden, dass das Gehirn den Krampfanfall wieder beendet. Diese basiert auf der Beobachtung, dass die Stärke der Wirksamkeit der EKT einhergeht mit der Zunahme der Krampfschwelle im Verlauf der Behandlung.

9.1.2 Indikation zur EKT

Die EKT gilt als eine besonders wirksame Methode in der Behandlung von verschiedenen psychischen Störungen. Bei folgenden Erkrankungen ist sie laut einer

Stellungnahme der Bundesärztekammer die Behandlung der 1. Wahl (Folkerts et al. 2003):

- depressive Episode mit psychotischen Symptomen, depressiver Stupor,
- depressive Episode mit hoher Suizidalität oder Nahrungsverweigerung,
- akute, lebensbedrohliche (perniziöse) Katatonie.

Als Therapie der 2. Wahl ist die EKT bei therapieresistenter (pharmakoresistenter) Depression, Katatonie, Schizophrenie und Manie geeignet (zur Definition der Therapieresistenz siehe ▶ Abschn. 17.5.3). Die Ansprechrate auf die EKT kann abhängig vom Patientenkollektiv 50–90 % betragen, sie nimmt beispielsweise mit zunehmender Dauer der depressiven Episode und Anzahl der Vorbehandlungen ab. Weitere Indikationen für die Anwendung einer EKT sind beispielsweise schizophrene Störungen, insbesondere bei Vorliegen von katatonen Symptomen oder einer febrilen Katatonie.

9.1.3 Konkretes Vorgehen

- **Planung der EKT-Behandlung**
- Schriftlich dokumentierte Aufklärung und Einwilligung für die EKT-Behandlung (durch einen Psychiater) mit folgenden Bestandteilen
  - Indikation und Ablauf der Behandlung
  - Mögliche Nebenwirkungen
- Voruntersuchungen
  - Aktuelles Labor
  - EKG
  - EEG
  - Kranielle Bildgebung (idealerweise kranielles MRT)
- Prämedikationsvisite sowie Aufklärung und Einwilligung für die Narkose (durch einen Anästhesisten)
- Erheben des aktuellen kognitive Status, z. B. mit dem Mini Mental Status Test (MMST – siehe Tab. A1)
- Überprüfen und ggf. Anpassen der Begleitmedikation (v. a. Lithium) (siehe ◘ Tab. 9.1)

- **Anzahl der EKT-Sitzungen**

Die 1.Serie an EKT-Sitzungen zu Beginn einer Behandlung wird oft als „*Indexserie*" bezeichnet. Diese hat folgende Eigenschaften:

- Sie umfasst häufig 12 Sitzungen oder dauert an bis zum Erreichen einer Remission bzw. ausreichenden Besserung der Symptomatik.
- Die Sitzungen finden bis zu 3× in der Woche statt.
- Wenn nach 4–6 EKT-Sitzungen kein Behandlungserfolg eingetreten ist, sollte die Stimulationsintensität erhöht oder eine bilaterale Stimulation erwogen werden.

◼ **Tab. 9.1**   Umgang mit Komedikation bei EKT-Behandlung. SSNRI: Selektive Serotonin- und Noradrenalin-Wiederaufnahmehemmer, SSRI: Selektive Serotonin-Wiederaufnahmehemmer

Substanz	Auswirkung auf EKT		Notwendige Maßnahmen
	Positiv	Negativ	
Antidepressiva			
Trizyklika	Weniger kognitive Nebenwirkungen bei Kombination von EKT + Nortriptylin	Additives Risiko von Herzrhythmusstörungen bei Kombination von TZA und Stimulation	Gegebenenfalls bei vorbelasteten Patienten Rücksprache mit den Kollegen der Kardiologie halten
SSNRI		Bei Gabe von Venlafaxin Gefahr von Asystolien bei Dosierungen 300–375 mg/d	Niedrige Dosierung von Venlafaxin während einer EKT-Behandlung
SSRI und Mirtazapin	Überwiegend gute Verträglichkeit in Kombination mit EKT		Meist keine weiteren Maßnahmen erforderlich
Bupropion		Senkung der Krampfschwelle	EEG vor und während der EKT-Serie
Andere Substanzklassen			
Antikonvulsiva (z. B. Lamotrigin)		Erhöhung der Krampfschwelle	Kombination von EKT und Antikonvulsiva im Sinne einer Augmentation möglich, bei insuffizienten Krampfanfällen Spiegelkontrolle und Reduktion der Dosis
Antipsychotika	Kombination von EKT + Antipsychotika bei Schizophrenie wirksamer als jede der beiden Behandlungen in Monotherapie	Senkung der Krampfschwelle unter Quetiapin und Clozapin	
Benzodiazepine		Erhöhung der Krampfschwelle	Wenn indiziert (z. B. bei akuter Suizidalität), Umstellung auf Substanzen mit kurzer Halbwertzeit, die möglichst am Abend vor der EKT zuletzt gegeben werden; ggf. Antagonisierung des Benzodiazepin mit Flumazenil während der Kurznarkose möglich
Lithium	Am besten untersucht in der Verhinderung von Rückfällen nach einer EKT	Delirien und prolongierte Anfälle nach EKT möglich	Absenkung der Serumkonzentration von Lithium auf 0,4 mmol/l während der EKT-Serie; am Vorabend sowie am Morgen der geplanten Stimulation kein Lithium

9

◘ **Tab. 9.2** Behandlungsfrequenz einer EKT-Behandlung	
Abstand zwischen den Sitzungen	**Dauer dieser Form der Behandlung**
Indexserie	
Bis zu 3× in der Woche	etwa 4 Wochen
Fortführungs-EKT (FEKT) bzw. Erhaltungs-EKT (EEKT, nach sechs Monaten)	
1× wöchentlich	2–6 Wochen (manchmal sogar zwölf)
Alle 2 Wochen	2–4 Wochen
Alle 3 Wochen	Für 2–4 Wochen
Alle 4–6 Wochen	Überprüfung der Indikation alle 6 Monate

Nach dem Abschluss einer erfolgreichen Indexserie ist ähnlich wie bei der Pharmakotherapie bei Depressionen eine Erhaltungstherapie erforderlich, da ansonsten mit einer hohen Rückfallrate zu rechnen ist. Hier scheint eine Kombination aus medikamentöser Behandlung und EKT-Behandlung in niedrigerer Frequenz besonders erfolgversprechend zu sein. Für die Behandlungsfrequenz gibt es Empfehlungen (siehe ◘ Tab. 9.2).

Bis zu 6 Monate nach der Indexserie spricht man von *Fortführungs-EKT (FEKT)* und danach von *Erhaltungs-EKT (EEKT)*. Die Indikation für die Fortführung der EKT sollte dann ungefähr alle 6 Monate überprüft werden. Dabei gibt es keine klaren Kriterien für eine Beendigung. Für eine Fortführung sprechen:

— Schwere der Erkrankung vor Beginn der EKT-Behandlung,
— schlechtes Ansprechen auf andere Behandlungsoptionen,
— Wiederauftreten der Erkrankung zwischen den EKT-Sitzungen,
— gutes Ansprechen auf die EKT-Behandlung, auch in der Erhaltungsphase.

Das bedeutet, dass insbesondere bei erreichter Stabilität der Erkrankung und Verfügbarkeit von anderen Behandlungsoptionen eine Beendigung der EKT erwogen werden sollte. Der Patient sollte darauf hingewiesen werden, dass jederzeit erneut mit einer EKT begonnen werden kann.

EKT-Sitzung

■ **Vorbereitung auf die Stimulation**

Bevor der Anästhesist die Narkose einleitet, muss der Psychiater den Patienten für die Durchführung der Stimulation vorbereiten. Dazu gehören folgende Schritte (siehe ◘ Tab. 9.3):

— Platzierung der Stimulationselektroden: siehe ◘ Tab. 9.4
— Wahl der Stimulationsenergie: siehe ◘ Tab. 9.5
— Prüfung der Ableitqualität und der Impedanz

■ **Tab. 9.3** Checkliste zum Ablauf der EKT

Vorbereitung der Stimulation

Platzierung der Stimulationselektroden

Wahl der Stimulationsenergie

Prüfung der Ableitqualität und der Impedanz (Ziel: < 3000 Ohm)

Durchführung der Stimulation

Beginn erst nach Freigabe durch den Anästhesisten und Dorsalflexion des großen Zehs als Ausdruck der ausreichenden Muskelrelaxation

Beißschutz einführen

Erneute Prüfung der Impedanz (Ziel: < 3000 Ohm)

Sicherstellen, dass alle Anwesenden vom Bett zurückgetreten sind

Auslösung der Stimulation

Überprüfen der Güte des Krampfanfalls (u.a. Dauer mindestens 20-30s im EEG)

Gegebenenfalls Wiederholung der Stimulation (ebenfalls erst nach Rücksprache mit Anästhesisten)

9

■ **Tab. 9.4** Platzierung der Stimulationselektroden

Art der Sti-mulation	unilaterale Stimulation	bitemporale Stimulation
Lokalisie-rung der Elektroden	- Nichtdominante Hemisphäre (z. B. rechts bei Rechtshändern) - *temporale Elektrode*: ca. 1,5 cm über dem Mittelpunkt einer gedachten Linie zwischen dem äußeren Augenwinkel und dem äußeren Gehörgang - *Vertex-Elektrode*: auf dem höchsten Punkt des Schädels in der Mittellinie, am Zusammentreffen der Schädelnähte, oder etwas seitlich davon	- Die Elektroden befinden sich beidseits temporal (s. Beschreibung der Platzierung der temporalen Elektrode bei der unilateralen Stimulation)

Tab. 9.4   (Fortsetzung)

Art der Stimulation	unilaterale Stimulation	bitemporale Stimulation
Indikation	Übliche Platzierung der Elektrode bei den meisten EKT-Behandlungen, weil weniger Nebenwirkungen	- Akute Suizidalität - depressiver Stupor - krankheitsbedingte Nahrungsmittelverweigerung - perniziöse Katatonie - ausbleibender Erfolg einer unilateralen EKT nach 4–6 Sitzungen

Tab. 9.5   Wahl der Stimulationsenergie. Die Stimulationsenergie wird angegeben in Prozent von 504 Millicoulomb (mC) – das ist die Gerätenennleistung der meisten EKT-Geräte. Das beschriebene Vorgehen ist orientiert an dem in Deutschland weit verbreiteten EKT-Gerät der Marke Thymatron®. Abweichungen nach oben oder unten können sich bei einer Begleitmedikation mit Effekt auf die Krampfschwelle ergeben (siehe Tab. 9.1)

Titrationsmethode   In der 1. Sitzung (Titrationssitzung) wird die Stimulationsenergie für die darauffolgenden Sitzungen bestimmt, indem diese langsam so lange gesteigert wird, bis ein suffizienter Krampfanfall ausgelöst wurde.

Titrationssitzung
- Titrierung der Krampfschwelle mit Beginn bei einer Stimulationsdosis von 5 %, falls erforderlich folgen 2 Stimulationswiederholungen mit der jeweils doppelten Dosis von 10 und 20 %, bis ein suffizienter Krampfanfall ausgelöst wurde (Dauer mindestens 30 s im EEG (**Abb. 9.1**).
- Erfolgt bei 10 % kein Anfall und bei 20 % ein suffizienter Anfall, liegt die Krampfschwelle im arithmetischen Mittel bei 15 %.

Darauffolgende Sitzungen
- Die *weiteren Stimulationen* sollten bei unilateraler Stimulation mindestens mit dem 4-Fachen (im Beispiel 60 %) bei bitemporaler Stimulation mit dem 1,5–2-Fachen (im Beispiel 30 %) der ermittelten Krampfschwelle erfolgen.

Altersmethode   Es wird von Anfang an mit einer an das Alter des Patienten angepassten Stimulationsenergie behandelt, weil davon ausgegangen werden kann, dass bei dieser Dosis üblicherweise ein suffizienter Krampfanfall ausgelöst wird.
- Unilaterale Stimulation: Alter des Patienten = Stimulationsdosis in Prozent. Beispiel: Patient, 60 Jahre alt, wird mit einer Dosis von 60 % stimuliert.
- Bitemporale Stimulation: Alter des Patienten geteilt durch 2 = Stimulationsdosis in Prozent. Beispiel: Patient, 60 Jahre alt, wird mit einer Dosis von 30 % stimuliert.
- Bei insuffizientem Krampfanfall kann die Stimulation mit höherer Stimulationsenergie wiederholt werden (10–20 % bei unilateraler Stimulation, 10 % bei bilateraler Stimulation).

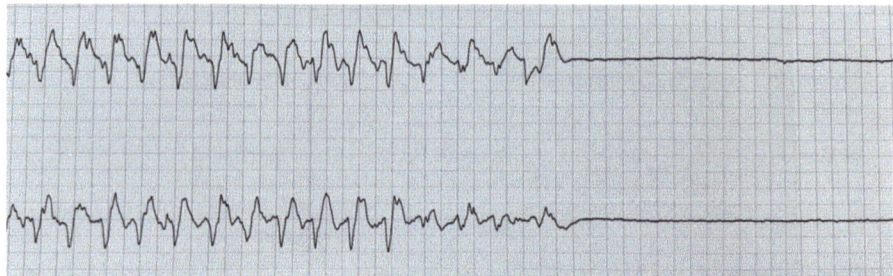

■ **Abb. 9.1**   Epilepsietypische Potenziale (links im Bild) und rascher Abfall nach Ende des Anfalls (rechts im Bild)

- Es wird ein EEG aufgezeichnet, um sicherzustellen, dass das EEG richtig abgeleitet wird. Dazu wird der Patient gebeten, die Augen zu schließen. Es sollte ein α-Rhythmus erkennbar sein.
- Es wird die Impedanz (Stromwiderstand) gemessen, diese sollte bei < 3000 Ohm liegen, ein zu hoher Wert weist darauf hin, dass die Haut vor der Platzierung der Stimulationselektroden nicht ausreichend entfettet wurde.

9 ■ **Durchführung der Stimulation**

Nach Abschluss der oben beschrieben vorbereitenden Schritte leitet der Anästhesist die Narkose ein, und das Muskelrelaxans wird verabreicht. Dann geht es mit folgenden Schritten weiter:

— Nach der Verabreichung des Muskelrelaxans muss man ca. 30–60 s abwarten, bis die Muskelfaszikulationen die großen Zehen erreicht haben (dort meist als Dorsalflexion des großen Zehs zu erkennen) und vollständig sistiert sind.

— Dann muss der Beißschutz eingeführt werden, denn die elektrische Stimulation bewirkt eine Kontraktion der Kiefermuskulatur, durch die es ohne Beißschutz zu Verletzungen der Zähne und der Schleimhäute kommen kann. Die Kiefermuskulatur kontrahiert trotz der Muskelrelaxation, weil sie direkt durch den applizierten elektrischen Strom stimuliert wird.

— Vor Auslösen der Stimulation wird ein weiteres Mal die Impedanz geprüft (siehe oben), und alle Anwesenden werden vor der Auslösung der Stimulation gewarnt und gebeten, vom Bett zurückzutreten.

— Dann wird die Stimulation eingeleitet und dadurch der Krampfanfall ausgelöst. Der Patient sollte nicht berührt werden, bis die Anfallsaktivität im EEG erloschen ist (■ Abb. 9.1).

— Danach wird die Güte des Krampfanfalls nach den unten genannten Kriterien überprüft und ggf. die Stimulation wiederholt. Dabei sollte ein Zeitabstand von mindestens 1 min, besser 1,5–2 min eingehalten und die Stimulationsenergie erhöht werden. Zwischen den beiden Stimulationen sollte der Patient ggf. erneut mit Sauerstoff beatmet werden. In einer Sitzung sollte maximal 3× stimuliert werden.

■ **Kriterien einer ausreichenden Stimulation**
Durch die elektrische Stimulation sollte bei der EKT-Behandlung ein suffizienter Krampfanfall ausgelöst werden. Dieser wird ist verschiedene Eigenschaften charakterisiert:

— Der Krampfanfall sollte mindestens 20 s im EEG anhalten (andere Quellen geben auch mindestens 30 s an).
— Ein weiterer wichtiger Parameter bei der Durchführung der EKT ist der *postiktale Suppressionsindex*. Dieser Wert gibt an, wie schnell und vollständig die EEG-Amplitude nach dem Ende des Anfalls wieder abflacht.
  – Der postiktale Suppressionsindex wird wie folgt berechnet:
    – Zähler: Mittelwert der Amplitude während eines Zeitraums von 3 s, die 0,5 s nach dem Ende des Anfalls beginnt,
    – Nenner: Mittelwert der Amplituden in einem Zeitraum von 3 s während des Anfalls, in welchem die höchsten Amplituden erreicht werden.
  – Als Ideal gilt ein postiktaler Suppressionsindex von >80 %.
— Darüber hinaus fließen der Anstieg der Herzfrequenz (> 120/min), die Amplitudenhöhe (> 180 µV) und die Synchronizität über beiden Hemisphären (> 90 %) in die Bewertung eines Krampfanfalls ein.

■ **Vorgehen bei nicht ausreichender Krampfaktivität**
— Stimulationsparameter anpassen
  – Stimulationsenergie erhöhen
  – ggf. auf bilaterale Stimulation wechseln
— Rücksprache mit Anästhesisten halten bezüglich folgender Punkte:
  – Medikation zur Senkung der Krampfschwelle: Flumazenil (ggf. auch bei Patienten ohne Behandlung mit Benzodiazpinen erwägen), Koffeincitrat, Theophyllin
  – Anästhetikum: Propofol erhöht die Krampfschwelle (→ Dosisreduktion möglich? Umstellung des Anästhetikums möglich, z. B. auf Ethomidat?)
  – Vor der Stimulation: Hyperventilation zur Induktion einer Hypokapnie (pCO_2 < 30 mmHg)

■ **Vorgehen bei prolongiertem Anfall**
Prolongierte Anfälle haben eine Dauer von mindestens mehreren Minuten (Untergrenze 2 min). Diese treten selten auf und sollten nach 90–120 Sekunden durch erneute Gabe des Narkotikums oder Gabe von Benzodiazepinen unterbrochen werden. Bei darauffolgenden EKT-Sitzungen kann Propofol als Narkotikum eingesetzt werden; man sollte auf eine Hyperventilation und eine Gabe von Theophyllin verzichten und ggf. die Stimulationsenergie erhöhen (Grözinger et al. 2013).

9.1.4 Nebenwirkungen der EKT

Die wichtigste Nebenwirkung der EKT sind Gedächtnisstörungen, diese sind meist vorübergehend, können in seltenen Fällen aber auch länger anhaltend sein. Daher wird empfohlen, im Verlauf einer EKT-Behandlung nicht nur den Behandlungserfolg, sondern auch das Auftreten mnestischer Defizite mit standardisierten Skalen regelmäßig zu erheben (z.B. Mini Mental Status Test, MMST). Besonders hoch ist das Risiko von mnestischen Defiziten bei bilateraler Stimulation.

Weitere mögliche Nebenwirkungen sind:

- Muskelschmerzen als Folge der Gabe des Muskelrelaxans,
- kardiopulmonale Entgleisungen (z. B. post Stimulus Asystolien, diese sisitieren oft spontan und sind meist nicht interventionsbedürftig, post iktale Asystolien ist dagegen potentiell gefährlich und scheinen bei noradrenerger Komedikation häufiger aufzutreten),
- prolongierter Krampfanfall (> 2 min, dann Behandlung z. B. mit Diazepam 10–20 mg i. v. oder erneute Gabe des Anästhetikums),
- postiktale Verwirrtheit (bei längerem Anhalten ggf. EEG-Kontrolle zum Ausschluss eines nichtkonvulsiven Status epilepticus),
- Zungenbiss oder Zahnschäden bei insuffizienter Anwendung des Beißschutzes,
- Knochenbrüche bei insuffizienter Muskelrelaxation (sehr selten)..

9.1.5 Kontraindikationen der EKT

- Es gibt keine absoluten Kontraindikationen für die EKT (Kayser et al. 2013)
- In einigen Situationen sollte im Sinne einer relativen Kontraindikation eine sorgfältige Abwägung von Nutzen und Risiko erfolgen, und ggf. sind Sicherheitsabstände einzuhalten:
  - Herzinfarkt: v. a. innerhalb der ersten 10 Tage nach dem Ereignis,
  - Schlaganfall (ischämisch / hämorrhagisch): v. a. innerhalb der ersten 30 Tage nach dem Ereignis,
  - Aneurysma-Coiling: innerhalb der ersten 14 Tage nach dem Eingriff.
- Ebenfalls keine absoluten Kontraindikationen sind (Kayser et al. 2013; Albertsen und Lauridsen 2022):
  - Herzschrittmacher, Cochleaimplantate,
  - Osteoporose,
  - Schwangerschaft,
  - VNS- oder DBS-Stimulatoren.

9.2 Repetitive transkranielle Magnetstimulation (rTMS)

9.2.1 Wirkweise der rTMS

Die repetitive transkranielle Magnetstimulation (rTMS) ist eine nichtinvasive Hirnstimulationsbehandlung, d. h. der Patient ist während der Behandlung bei vollem Bewusstsein, es ist keine Vollnarkose erforderlich, und es wird kein generalisierter Krampfanfall ausgelöst. Mithilfe gepulster Magnetfelder werden kortikale Hirnströme induziert, die wiederum neuroplastische Prozesse anregen.

Die TMS-Effekte sind abhängig von verschiedenen **physikalischen Parametern**, u. a. Spulenposition, Stimulationsintensität, Stimulationsfrequenz. Durch die Stimulationsfrequenz kann beispielsweise die Erregbarkeit der Hirnrinde gezielt beeinflusst werden:

- Niederfrequente Stimulation (Pulsfrequenz < 1 Hz): Reduziert die Erregbarkeit der Hirnrinde, wirkt **inhibitorisch** im Sinne der "long-term depression" (LTD).
- Hochfrequente Stimulation (> 5 Hz): Erhöht die Erregbarkeit der Hirnrinde, wirkt **exzitatorisch** im Sinne der "long-term potentation" (LTP).

Eine besondere Form der rTMS-Behandlung ist die **Theta-Burst-Stimulation (TBS)**. Dabei werden Dreiersalven von Stimulationspulsen mit einer hohen Frequenz von 50 Hz abgegeben. Diese Dreiersalven werden wiederholt mit einer Frequenz von 5 Hz (Theta-Frequenz), also 5 Dreiersalven/s = 15 Einzelpulse. Ein Vorteil der Theta-Burst-Stimulationsprotokolle sind die bessere Wirksamkeit und die länger anhaltenden Effekte bei kürzerer Behandlungszeit (Huang et al. 2005; Brunoni et al. 2017). Die Theta-Burst-Stimulation kann auf zwei Arten erfolgen, die sich in ihre Wirkung auf die kortikalen Neurone unterschieden:

- intermittierende Theta-Burst-Stimulation (iTBS), d.h. 2 s Stimulation gefolgt von 8 s Pause: wirkt **exzitatorisch.**
- kontinuierliche Theta-Burst-Stimulation (cTBS), wirkt **inhibitorisch.**

9.2.2 Indikation zur rTMS

- Sollte-Empfehlung
  - Depression: Therapieresistenz
- Kann-Empfehlung
  - bipolare Depression
  - Depression: nicht erfolgreiche pharmakologische Monotherapie
  - Schizophrenie
    - Negativsymptomatik
    - akustische Halluzinationen
  - Zwangsstörungen
- Kann erwogen werden
  - Chronischer Tinnitus

9.2.3 Konkretes Vorgehen

- **Planung der rTMS-Behandlung**
- Aufklärung und Voruntersuchungen vergleichbar mit EKT (siehe ▶ Abschn. 9.1.3).

- **Anzahl der rTMS-Sitzungen**
- Akutbehandlung
  - Werktägliche Sitzungen über mehrere Wochen.
  - Insgesamt etwa 15 Sitzungen.

- Dauer einer Sitzung: 15–20 min:
  - 1. Sitzung dauert länger,
  - TBS-Sitzungen sind kürzer.
- Rückfallprophylaxe
  - Bislang ist kein Standard verfügbar.
  - 2 Vorgehensweisen sind möglich:
    - Sitzungen ausschleichen (Anzahl der Sitzungen Woche für Woche reduzieren).
    - Boosterbehandlungswoche mit einem Abstand von 3–6 Wochen.
- Rückfallbehandlung
  - Klinisches Ansprechen auf eine rTMS-Behandlung prädiziert das Ansprechen auf eine erneute Behandlung.

- **Durchführung der Stimulation**
- **Vorbereitung der Stimulation**
  - Patient und Behandler sollten metallische Gegenstände ablegen (z. B. Ketten, Ohrringe, Ringe, Armbanduhr) und Gehörschutz tragen.
- **Wahl der Stimulationsintensität**
  - Die unten bei den **Stimulationsparametern** angegebene Stimulationsintensität bezieht sich jeweils auf % der **Ruhemotorschwelle (RMS),** z. B. 120 % der RMS bei iTBS in der Depressionsbehandlung, das bedeutet bei einer RMS von 50 % der Geräteleistung liegt die Zielstimulationsintensität bei 60 %.
  - Die **RMS ist definiert** als die niedrigste Reizintensität (in % der eingestellten Geräteleistung), bei der in 50 % der Stimulationen eine motorische Antwort eines zuvor entspannten Muskels zu sehen ist (bzw. durch Ableitung eines Elektromyogramms, EMG, zu messen ist als motorisch evoziertes Potenzial, MEP, mit einer Peak-to-Peak-Amplitude > 50 µV).
- **Bestimmung der RMS**
  - In der ersten Behandlungssitzung erfolgt die Bestimmung der RMS. Dafür wird der Motorkortex mit Einzelimpulsen stimuliert (**Single-Pulse-Modus**). Als Referenzregion dient der Handmotorhotspot (HMH) Der HMH ist dann gefunden, wenn eine bestmögliche Kontraktion des Daumen der zum stimulierten HMH kontralateralen Hand zu sehen ist. Zum Auffinden des HMH siehe ▪ Abb. 9.2.
- Dann wird die RMS ermittelt:
  - **Mithilfe einer Software**: Hier wird eine Startintensität vorgegeben und je nach Rückmeldung des Anwenders, ob eine Muskelkontraktion erfolgte, werden schrittweise weitere Reizintensitäten durch die Software zur Testung vorgegeben. Dies wiederholt sich so lange, bis die Software die RMS ermittelt hat.
  - **Manuelle Zählmethode**: Begonnen wird hier mit einer Stimulationsintensität knapp oberhalb der vermuteten RMS. Führen 3 oder mehr von 5 Stimulationen oder 6 oder mehr von 10 Stimulationen zu einer motorischen Antwort, muss die Stimulationsstärke weiter reduziert werden, z. B. in 1–2 %-Schritten, bis gerade weniger als 3 von 5 oder 5 von 10 Reizantworten gesehen werden. Die Ruhemotorschwelle liegt dann 1 % über dieser Stimulationsstärke.

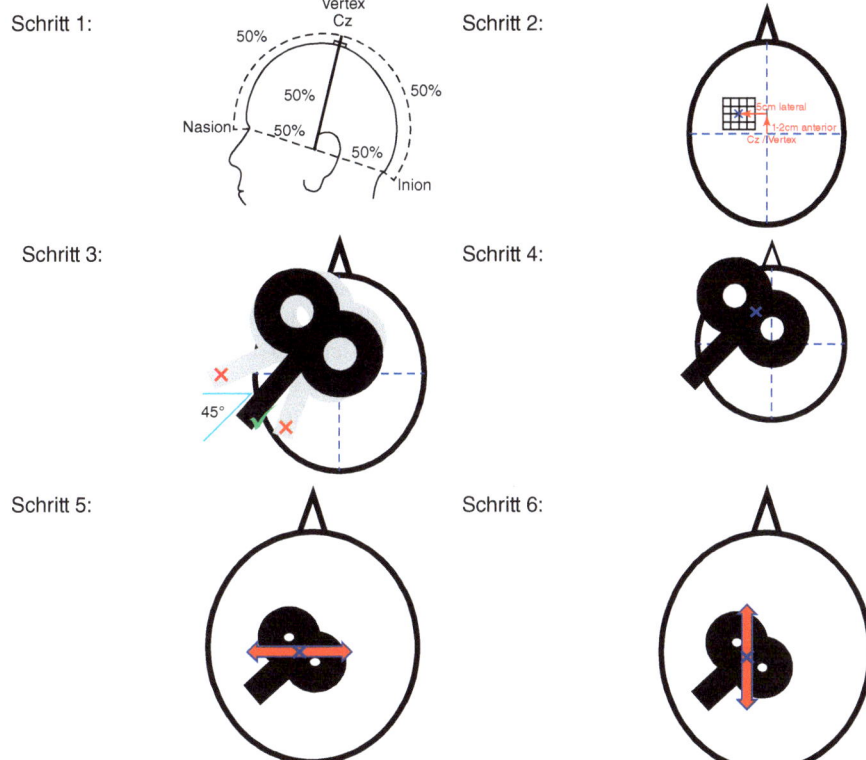

Schritt 1:

Schritt 2:

Schritt 3:

Schritt 4:

Schritt 5:

Schritt 6:

◘ **Abb. 9.2** Auffinden des Handmotorhotspot (HMH). Schritt 1: Aufsuchen des Vertex: auf dem höchsten Punkt des Schädels in der Mittellinie, am Zusammentreffen der Schädelnähte. Schritt 2: Spulenmitte (Ort des stärksten Magnetfeldes) etwa 5 cm seitlich und 2 cm nach vorn davon platzieren. Schritt 3: Positionierung der Spule mit dem Handgriff nach hinten zeigend, in einem Winkel von 45° zur Mittellinie. Schritt 4: Abgeben von Einzelimpulsen mit steigender Intensität, bis eine Kontraktion der Hand beobachtet werden kann; Beginn mit einer Stimulationsintensität von 30–40 % der Geräteleistung, damit sich der Patient daran gewöhnen kann. Schritte 5 und 6: Nun kleinere Bewegungen, um den Punkt zu finden, an dem der Daumen am stärksten kontrahiert. Dieser Punkt wird dann auf der Patientenhaube markiert. (Aus: Fitzgerald und Daskalakis 2022)

– **Merke**: Bei Abgabe der Einzelpulse sollte nicht mehr als 1 Stimulation in 5 s abgeben werden, da höhere Frequenzen die kortikale Erregbarkeit selbst beeinflussen können (▶ Abschn. 9.2.1) und somit die Bestimmung der RMS verfälschen können.

■ **Behandlungssitzung**

– Für die Behandlungssitzung selbst wird dann der **Repetitive-Pulse-Modus** gewählt. Damit sich die Patienten an die Stimulationsstärke gewöhnen können, sollte die Geräteleistung in der 1. Sitzung bei 80–90 % der RMS liegen (z. B. 40 % der Geräteleistung bei RMS von 50 %). Bei guter Verträglichkeit der Stimulation, insbesondere wenn Schmerzintensität und Muskelkontraktionen gut erträglich sind, kann die Stimulationsenergie schrittweise gesteigert werden in Schritten von 3–5 %. Innerhalb der 1. Behandlungswoche sollte die Zielintensität erreicht werden.

- **Auffinden des Stimulationsortes**: Die Behandlung unterschiedlicher psychiatrischer Krankheitsbilder erfordert die Stimulation unterschiedlicher Hirnareale nach unterschiedlichen Protokollen (siehe unten). Beim Auffinden des Stimulationsortes kann man sich entweder an anatomischen Landmarken (sofern vorhanden), dem 10–20-System zur Elektrodenplatzierung im EEG oder einer computergestützten Neuronavigation orientieren.
  - Beispiel: Auffinden des dorsolateralen präfrontalen Kortex (dlPFC):
    - **5- bzw. 6-cm-Regel**: Der dlPFC befindet sich 5–6 cm anterior des individuell erhobenen HMH. Nachteil: berücksichtigt keine interindividuellen Unterschiede bei Kopfgröße oder anatomischer bzw. funktioneller Hirnstruktur.
    - **10–20-System zur Elektrodenpositionierung**: F3-Punkt, entweder durch Verwendung einer Elektrodenkappe oder durch manuelles Messen, dabei kann man sich eines öffentlich zugänglichen Kalkulators bedienen, der auf Basis der individuellen Kopfmaße den F3-Punkt bestimmt (▶ https://clinicalresearcher.org/F3/calculate.php).
    - **Neuronavigation**: Berücksichtigt individuelle anatomische und funktionelle Unterschiede des Gehirns und ermöglicht daher eine wesentlich genauere Bestimmung des Stimulationsortes, auch während der Stimulation; erfordert jedoch ein kostenintensives Gerät, und es ist unklar, ob dieses Vorgehen bessere klinische Ergebnisse erzielt.

- **Stimulationsparameter**
- Akustische Halluzinationen (Schizophrenie)
  - Lokalisation: linker temporoparietaler Kortex
    - Frequenz: 1 Hz (inhibitorisch)
    - Intensität: 80–100 % der RMS
    - 1000–1200 Pulse
  - 10 Sitzungen
- Chronischer Tinnitus
  - Lokalisation: linker temporoparietaler Kortex
    - Frequenz: 1 Hz (inhibitorisch)
    - Intensität: 110 % der RMS
    - 2000 Pulse
  - 10 Sitzungen
- Depression, Negativsymptomatik bei Schizophrenie
  - Lokalisation: linker dorsolateraler präfrontaler Kortex (dlPFC)
    - rTMS: a) Frequenz: 10/20 Hz (exzitatorisch), b) Intensität: 100–120 % der RMS, c) 1500–3000 Pulse
    - iTBS: a) Frequenz: 10 Hz (exzitatorisch), b) Intensität: 120 % der RMS, c) 600 Pulse
  - 15–30 Sitzungen

— Zwangsstörung
  – Lokalisation: supplementär-motorisches Areal (SMA)
    – Frequenz: 1 Hz (inhibitorisch)
    – Intensität: 100 % der RMS
    – 1200 Pulse
  – 15–30 Sitzungen

9.2.4 Nebenwirkungen der rTMS

— Missempfindungen/Schmerzen an der Stimulationsstelle
— Muskelkontraktionen (z. B. Zuckungen des Augenlids)
— Tinnitus oder vorübergehende Hörminderung aufgrund der Lautstärke (daher wird das Tragen von Gehörschutz empfohlen)
— Kopfschmerzen
— Krampfanfall oder Synkope (selten)

9.2.5 Kontraindikationen der rTMS

Es bestehen kaum absolute Kontraindikationen, individuelle Nutzen-Risiko-Abwägung. Besondere Vorsicht ist geboten bei elektromagnetischen Implantaten (z. B. Herzschrittmacher, Cochleaimplantat), metallhaltigen Tätowierungen und neurologischen Vorerkrankungen.

Leistungen zur Teilhabe

© Der/die Autor(en), exklusiv lizenziert an Springer-Verlag GmbH, DE,
ein Teil von Springer Nature 2025
J. P. Klein, E. M. Klein, *Psychiatrie, Psychosomatik und Psychotherapie*,
https://doi.org/10.1007/978-3-662-71440-9_10

Die Leistungen zur Teilhabe gliedern sich in Leistungen zur sozialen Teilhabe (z. B. betreutes Wohnen) und Leistungen zur Teilhabe an Arbeit und Beschäftigung (z. B. berufliche Rehabilitation).

Ziel der **sozialen Teilhabe** ist es, eine beispielsweise durch eine schwere psychische Erkrankung bedingte Behinderung zu verhindern, zu beseitigen oder zu mindern. Das **betreute Wohnen** ist zeitlich nicht begrenzt, muss aber alle 12–24 Monate erneut bewilligt werden. Die Angebote werden eingeteilt in:

- **Ambulant betreutes Wohnen**
  - Patienten leben in ihrer eigenen Wohnung (oder in einer vom Träger angemieteten Wohnung).
  - Unterstützung bei alltäglichen Aufgaben durch psychiatrisch geschultes Fachpersonal (z. B. Unterstützung in der Haushaltsführung oder Begleitung zu Terminen oder in Krisensituationen); 1× pro Woche bis täglich.
  - Kostenträger: Sozialhilfe-/Eingliederungshilfeträger bzw. Pflege- oder Krankenkasse.
- **(Teil-)stationär betreutes Wohnen**
  - Patienten leben in einer Wohneinrichtung vom Träger (ggf. in Außenwohngruppe, in der Patienten an ein selbstständiges Leben herangeführt werden).
  - Richtet sich an Patienten, die nicht mehr stationär behandlungsbedürftig sind, aber vorübergehend oder auf längere Sicht nicht in der Lage sind, ambulant betreut zu werden.
  - Kostenträger: Sozialhilfe-/Eingliederungshilfeträger.
- **Geschütztes psychiatrisches Wohnheim**
  - Geschlossene, stationäre Unterbringung mit freiheitsentziehenden Maßnahmen.
  - Patienten mit einer bestehenden Selbst- oder Fremdgefährdung der Bewohner (richterliche Genehmigung erforderlich).
  - Kostenträger: Sozialhilfe-/Eingliederungshilfeträger.

Ein weiteres Beispiel für Leistungen zur sozialen Teilhabe sind **teilstationäre Angebote zur Tagesstrukturierung** (z. B. Tagesstätte) oder ein durch Assistenzleistungen **unterstütztes ehrenamtliches Engagement**, welches es den Patienten ermöglicht, sich gleichberechtigt in den Dienst der Gesellschaft zu stellen (z. B. über Freiwilligenagenturen). Schließlich gehört auch die **ambulante psychiatrische Pflege** dazu. Diese auf 4 Monate begrenzte Leistung wird meist über die Krankenkasse verschrieben und verfolgt das Ziel, die Einhaltung individueller Behandlungsabsprachen zu fördern (z. B. Medikamenteneinnahme).

Zu den **Leistungen zur Teilhabe an Arbeit und Beschäftigung** zählen:
- **Beschützte Arbeitsmöglichkeiten** (z. B. Werkstätten für Menschen mit psychischen Erkrankungen).
- **Supported Employment**: Patienten erhalten ohne langwierige Trainingszeit eine Anstellung auf dem ersten Arbeitsmarkt und werden vor Ort trainiert.

- **Berufsvorbereitende Maßnahmen**: Förderung von sozialen und kognitiven Kompetenzen, Bewerbungstraining und Vermittlung in Praktika (z. B. **einer**, Rehabilitation für psychisch Kranke (RPK), die über einen Zeitraum von 6 Monaten bis zu 2 Jahren eine Verzahnung von medizinischer und beruflicher Rehabilitation bietet und finanziert wird von Krankenversicherung, Rentenversicherung und Arbeitsagenturen).

Behandlungsziele

© Der/die Autor(en), exklusiv lizenziert an Springer-Verlag GmbH, DE,
ein Teil von Springer Nature 2025
J. P. Klein, E. M. Klein, *Psychiatrie, Psychosomatik und Psychotherapie*,
https://doi.org/10.1007/978-3-662-71440-9_11

In den meisten Fällen zielt Behandlung darauf ab, in einem sequenziellen Vorgehen das Leid der Betroffenen zu mindern und so die Lebensqualität zu verbessern (Westermair et al. 2022):

— Abnahme der Symptome,
— Verbesserung der Alltagsfunktion,
— Reduktion des Leides,
— Verbesserung der Lebensqualität.

Üblicherweise ist dieses Vorgehen auch erfolgreich. Bei besonders lang anhaltenden und schweren psychischen Störungen kann dieses Vorgehen jedoch an zwei Stellen schwierig werden:

— Symptome nehmen trotz wiederholter Versuche einer adäquaten Behandlung nicht ab.
— Nebenwirkung der Behandlung führen zu erheblichem Leid, welche den Nutzen der Behandlung überwiegen.

In diesen Fällen kann es notwendig werden, bei den Behandlungszielen die Verbesserung der Lebensqualität höher zu priorisieren als die Abnahme der Symptome der Erkrankung. Das kann auf zwei Wegen erreicht werden:

— Verzicht auf Behandlungen, deren Nebenwirkungen stärker ausgeprägt sind als ihr Nutzen.
— Direkte Reduktion des Leides oder direkte Verbesserung der Alltagsfunktion (Rehabilitation).

11

Diese Überlegungen können beispielsweise dazu führen, dass man sich gegen eine Zwangsbehandlung entscheidet, wenn diese bei einem Patienten mit einer chronischen Schizophrenie oder einer Patientin mit einer schweren Anorexie wiederholt nicht zu einem Erfolg geführt hat und mit erheblichem Leid einhergegangen ist.

Psychische Störungen

Jedes Störungskapitel gliedert sich in die Unterkapitel Epidemiologie, Diagnostik, Pharmakotherapie und Psychotherapie. Bei der Therapie wird jeweils das konkrete Vorgehen in Kombination mit der dafür verfügbaren Evidenz vorgestellt.

Die Beschreibung und Diagnostik der psychischen Störungen in diesem Buch richtet sich nach dem DSM-5 (5. Aufl. des Diagnostic and Statistical Manual der American Psychiatric Association) (American Psychiatric Association 2013). In Deutschland sehr weit verbreitet ist auch die von der Weltgesundheitsorganisation entwickelte International Classification of Diseases (ICD-10). Diese ist für die Kodierung und Abrechnung von großer Bedeutung. Beide Klassifikationen sind sich sehr ähnlich. Im vorliegenden Buch wird weitestgehend auf die im DSM-5 beschriebenen diagnostischen Kriterien zurückgegriffen. Die Codes, die in Klammern hinter den Diagnosen stehen, richten sich nach der für die Abrechnung relevanten ICD-10.

Seit 2022 wird die ICD-10 schrittweise von der ICD-11 abgelöst. Dieser Übergang wird noch mehrere Jahre in Anspruch nehmen. Dennoch finden Sie im Anhang bereits jetzt eine Tabelle mit den ICD-11-Codes (Tab. A2). Auch wichtige Unterschiede zwischen ICD-10 und ICD-11 werden im Buch erwähnt. Auf diese Art und Weise können die Lesenden sich schon in dem neuen System orientieren, das in Zukunft die Kodierung in Deutschland prägen wird.

Bitte beachten Sie bei der Beschreibung der Pharmakotherapie, dass nicht alle hier empfohlenen Indikationen für Medikamente innerhalb des Rahmen der Zulassung sind. Welche Medikamente für welche Indikationen zugelassen sind, haben wir für Sie systematisch im ► Kap. 4 zusammengestellt. Dort sind auch die jeweils zugelassenen Dosierungen mit mg/d^z gekennzeichnet.

Literatur
━ American Psychiatric Association (2013) Diagnostic and statistical manual of mental disorders: DSM-5, 5. Aufl. American Psychiatric Association, Arlington

Inhaltsverzeichnis

Demenz

Inhaltsverzeichnis

© Der/die Autor(en), exklusiv lizenziert an Springer-Verlag GmbH, DE,
ein Teil von Springer Nature 2025
J. P. Klein, E. M. Klein, *Psychiatrie, Psychosomatik und Psychotherapie*,
https://doi.org/10.1007/978-3-662-71440-9_12

12.1   Epidemiologie

Es besteht eine stark altersabhängige Prävalenz (Deuschle und Maier 2016):
- 60–75 Jahre: <5 %,
- 75–90 Jahre: 5–25 %,
- >90 Jahre: 25–50 %.

Verteilung auf die Demenzformen (Deuschle und Maier 2016; Jessen und Dodel 2023):
- Demenz bei Alzheimer-Krankheit: 60–80 %,
- vaskuläre Demenz: 5–10 %.
- seltenere Demenzformen:
  - Lewy-Körper-Demenz,
  - frontotemporale Demenz: Es ist möglicherweise davon auszugehen, dass 20 % der Personen mit einer Demenz *vor* dem 65. Lebensjahr eine frontotemporale Demenz haben.

Erkrankungsbeginn: Bei der frontotemporalen Demenz deutlich früher als bei anderen Demenzen. Demenzen sind progressive Erkrankungen. Der Verlauf geht über mehrere Jahre und ist sehr variabel.

12.2   Diagnostische Kriterien

Im Folgenden beschreiben wir die allgemeinen Kriterien der Demenz und von ausgewählten Formen der Demenz.

12

12.2.1   Kriterien der Demenz (ICD-Codes: u.a. F00-F03)

Im DSM-5 wird die Demenz als „schwere neurokognitive Störung" bezeichnet. Diese ist abzugrenzen von einer „leichten neurokognitiven Störung", diese wird auch als Mild Cognitive Impairment bezeichnet (MCI). Beide neurokognitiven Störungen sind wie folgt definiert:
- Nachweis einer Abnahme kognitiver Leistung, relativ zum vorherigen Leistungsniveau in einem oder mehreren Bereichen:
  - Gedächtnisfunktionen,
  - Veränderungen im Verhalten („Persönlichkeitsveränderungen"),
  - Beeinträchtigung einer der folgenden höheren Hirnfunktionen:
    - Verstehen und Durchführung komplexer Aufgaben, Urteilsfähigkeit,
    - räumlich-visuelle Funktionen,
    - Sprachfunktionen.

— Diese Abnahme wird festgestellt auf Basis von:
  – Besorgtheit des Patienten oder eines sachkundigen Informanten oder des Klinikers, dass eine erhebliche Abnahme der kognitiven Leistungsfähigkeiten stattgefunden hat, und
  – eine erhebliche Beeinträchtigung der kognitiven Leistungsfähigkeit vorzugsweise durch eine standardisierte neuropsychologische Testung bzw. bei deren Fehlen durch eine sonstige quantifizierte klinische Bewertung dokumentiert.
— Die kognitiven Einschränkungen treten nicht ausschließlich im Zusammenhang mit einem Delir auf und können nicht besser durch eine andere psychische Störung erklärt werden (z. B. Major Depression, Schizophrenie).

Die Unterscheidung zwischen **Demenz** (bzw. schwerer neurokognitiver Störung) und **Mild Cognitive Impairment (MCI)** orientiert sich am Ausmaß der Abnahme der kognitiven Leistung und der Einschränkung der Alltagsfunktionen:
— **Demenz (F00-F03):** Erhebliche Abnahme der kognitiven Leistung **mit** Einschränkung der selbstständigen Fähigkeit zur Verrichtung alltäglicher Fertigkeiten (z. B. Bezahlen von Rechnungen oder Einnahme von Medikamenten).
— **Mild Cognitive Impairment (F06.7):** Mäßige Abnahme der kognitiven Leistung **ohne** Einschränkung der selbstständigen Fähigkeit zur Verrichtung alltäglicher Fertigkeiten (evtl. sind größere Anstrengungen, Anpassungen oder Kompensationsstrategien erforderlich).

Bei der Diagnose einer neurokognitiven Störung sollte auch die Form festgelegt werden (◘ Tab. 12.1).

◘ **Tab. 12.1** Demenzformen, adaptiert nach Deuschle und Maier 2016. Die allgemeinen Kriterien der Demenz müssen jeweils erfüllt sein

Demenzform	ICD-10	Kriterien

Alzheimer	F00	- Kognitive Störung mit schleichendem Beginn und stetigem Fortschreiten über mehrere Jahre
		- Biomarker-Nachweis (ATN-Klassifikation) (Jack et al. 2018):
		  - A: Aβ detektiert als Plaques im PET-Scan oder als vermindertes Aβ42 bzw. vermindertes Aβ42/Aβ40-Verhältnis im Liquor
		  - T: Tau-Pathologie als erhöhtes p-Tau (phosphoryliertes Tau) im Liquor oder als parenchymale Neurofibrillen im PET-Scan
		  - (N): Zeichen für Neurodegeneration im strukturellen MRT oder im FDG-PET oder als erhöhtes T-Tau (totales Tau) im Liquor
		- Kriterien der Alzheimer-Erkrankung erfüllt: A+T+(N)- oder A+T+(N)+

(Fortsetzung)

◼ Tab. 12.1 (Fortsetzung)

Demenzform	ICD-10	Kriterien
	F00.0	- Früher Beginn (vor dem 65. Lebensjahr, rasches Fortschreiten, vielfältige Störungen der höheren kognitiven Funktionen)
	F00.1	- Später Beginn (ab dem 65. Lebensjahr, langsameres Fortschreiten, vor allem Gedächtnisstörungen)

Vaskulär	F01	- Zentrale fokal-neurologische Zeichen mit und ohne anamnestischen Schlaganfall und Zeichen einer relevanten zerebrovaskulären Erkrankung im CT/MR
		- Verknüpfung von Demenz und zerebrovaskulärer Erkrankung häufig definiert durch mindestens eine der folgenden Bedingungen:
		  - Beginn der Demenz innerhalb von 3 Monaten nach einem Schlaganfall
		  - Abrupte Verschlechterung kognitiver Funktionen
		  - Fluktuierende oder stufenweise Progression der kognitiven Defizite

Frontotemporale Demenz[a]	F02.0	- 3 der folgenden Symptome müssen persistierend oder häufig wiederkehrend auftreten und signifikant fortschreiten:
		  - Frühe Verhaltensenthemmung (z. B. sozial unangemessenes Verhalten)
		  - Frühe Apathie oder Passivität
		  - Früher Verlust von Sympathie oder Empathie (z. B. Interesse an oder Eingehen auf Personen)
		  - Frühes perseveratives, stereotypes oder zwanghaftes/ritualisiertes Verhalten
		  - Hyperoralität (z. B. nicht Essbares in den Mund nehmen) und Veränderungen der Ernährungsgewohnheiten (z. B. Essattacken)
		  - Neuropsychologisch im Vordergrund stehende exekutive Dysfunktion bei erhaltenem episodischem Gedächtnis
		  - Frontale und/oder anteriotemporale Auffälligkeiten in der Bildgebung, z. B. Atrophie im MRT oder CT

Primär Progressive Aphasie[b]	F02.0	- Das prominenteste klinische Merkmal sind Schwierigkeiten mit der Sprache - Diese Defizite sind die Hauptursache für eine Einschränkung in den Aktivitäten des täglichen Lebens - Die Aphasie sollte bei Symptomerstmanifestation und in der initialen Phase der Erkrankung das Hauptdefizit darstellen

12

Demenzform	ICD-10	Kriterien

Lewy-Körperchen-Demenz	G31.82	- Gedächtnisfunktion bei Erkrankungsbeginn relativ gut erhalten; Bestehen von 2 der folgenden Kriterien (darunter mindestens 1 Kernmerkmal)
		  - Kernmerkmale:
		    - Fluktuation der Kognition, insbesondere der Aufmerksamkeit und Wachheit
		    - Wiederkehrende ausgestaltete visuelle Halluzinationen (szenische Halluzinationen)
		    - Parkinson-Symptome
		  - Stark hinweisende Merkmale:
		    - Verhaltensstörungen im REM-Schlaf (Schreien, Sprechen, motorisches Ausagieren von Träumen)
		    - Ausgeprägte Neuroleptikaüberempfindlichkeit
		    - Verminderte dopaminerge Aktivität in den Basalganglien, dargestellt mit SPECT oder PET

LATE-Demenz[c] (Görß et al. 2021)	F02.8	- Im Vordergrund stehen Defizite des episodischen Gedächtnisses (ähnlich wie bei Alzheimer-Demenz), allerdings langsamerer kognitiver Abbau und evtl. späterer Beginn - Unauffällige Werte für Amyloid- und Tau-Marker, in der Bildgebung Neurodegeneration im medialen Temporallappen - Häufig auch Komorbidität von TDP-43-Pathologie und Alzheimer-Pathologie, dann eher Verhaltensauffälligkeiten wie Aggression oder Agitation als bei reiner Alzheimer-Pathologie

◨ **Tab. 12.1** (Fortsetzung)

[a]Die frontotemporale Demenz wird in klinisch definierte Prägnanztypen unterteilt, die sich vor allem im Frühstadium unterscheiden. Sie können im Verlauf ineinander übergehen. Die hier als „frontotemporale Demenz" bezeichnete Erkrankung wird auch als „behaviorale Variante" der frontotemporalen Demenz bezeichnet. Diese wird abgegrenzt von der primär progressiven Aphasie.
[b]Streng genommen ist die primär progressive Aphasie eine Verlaufsform der frontotemporalen Demenz (siehe oben).
[c]Limbisch prädominante altersassoziierte TDP-43-Enzephalopathie (LATE).

12.3 Anamnese

Bei einem Verdacht auf eine Demenz sollten sowohl der Patient selbst als auch die Angehörigen befragt werden nach den oben genannten Zeichen der Demenz und den daraus folgenden Einschränkungen im Alltag (Aktivitäten des täglichen Lebens: z. B. Anziehen, Zubereitung von Mahlzeiten, einkaufen gehen, verlaufen wg. Orientierungsstörungen etc.). Anschließend sollte der Verdacht auf eine Demenz weiter abgeklärt werden. Zu diesem Zweck können zunächst orientierende Kurztests eingesetzt werden (z. B. MoCA oder MMST, siehe unten). Insbesondere bei leichter oder fraglicher Demenz ist jedoch eine neuropsychologische Testung ergänzend notwendig, um das Vorliegen einer Demenz zuverlässiger beurteilen zu können. Die Auswahl der neuropsychologischen Testverfahren orientiert sich auch daran, welche Demenzform bei dem Patienten vermutet wird. Daher sollte die Verdachtsdiagnose bei der Anforderung der neuropsychologischen Untersuchung immer mit angegeben werden.

12.3.1 Kognitive Testung

Es gibt eine Reihe von Testverfahren zur orientierenden Einschätzung der Schwere der kognitiven Einschränkung. Dazu zählen beispielsweise das Montreal Cognitive Assessment (MoCA) und der Mini Mental Status Test (MMST). Das MoCA hat im Vergleich zum MMST den Vorteil, dass über die Testung der Aufmerksamkeit, Merkfähigkeit und Orientierung hinaus auch eine differenziertere Untersuchung der höheren kognitiven Funktionen erfolgt (z. B. exekutive Funktionen, visuell räumliche Funktionen, Sprachfunktionen, Abstraktionsvermögen). Ferner existieren für das MoCA 3 Parallelversionen, sodass sich dieser Test besser für die Verlaufsbeurteilung eignet. Das MoCA ist erhältlich unter ▶ www.mocatest.org. Der MMST ist im Anhang dieses Buches abgedruckt (Tab A1).

Genau wie der MMST hat das MoCA einen Gesamtscore von 30 Punkten. Folgende Schweregradeinteilung kann bei der Auswertung des MoCA als grobe Orientierung dienen:

- 18–25 Punkte: leichte kognitive Beeinträchtigung
- 10–17 Punkte: mittelgradige kognitive Beeinträchtigung
- < 10 Punkte: schwere kognitive Beeinträchtigung

Für den MMST gelten folgende Grenzwerte:

- 20–26 Punkte: leichte kognitive Beeinträchtigung
- 10–19 Punkte: mittelgradige kognitive Beeinträchtigung
- < 10 Punkte: schwere kognitive Beeinträchtigung

12.4 Diagnostik

Bei etwa 9 % der demenziellen Syndrome findet sich eine behandelbare Ursache. Daher sollte im Rahmen der Diagnostik der Demenz eine Reihe von Untersuchungen durchgeführt werden. Die folgenden diesbezüglichen Empfehlungen orientieren sich an der S3-Leitlinie (Deuschle und Maier 2016) und gliedern sich in eine obligatorische Basisdiagnostik und eine indizierte gezielte Diagnostik. Allerdings führt auch die Therapie dieser „behandelbaren Ursachen" nur zu einem Rückgang der demenziellen Symptomatik, wenn dies früh und gezielt durchgeführt wird (Wiltfang et al. 2017).

Folgende Untersuchungen sollten im Sinne einer Basisdiagnostik immer durchgeführt werden:

- Labor: Blutbild, Elektrolyte (Natrium, Kalium, Kalzium), Nüchternblutzucker, TSH, Blutsenkungsgeschwindigkeit oder CRP, GOT, Gamma-GT, Kreatinin, Harnstoff, Vitamin B_{12}.

- Bildgebung des Kopfes: MRT oder CT (auf diese Untersuchung kann jedoch unter Umständen bei sehr alten multimorbiden Patienten verzichtet werden, bei denen diese Untersuchung eine zu große Belastung darstellt):
  - Ausschluss einer potenziell behandelbaren Ursache (etwa 5 % aller Demenzkranken, z. B. subdurales Hämatom, Tumor, Normaldruckhydrozephalus).
  - Differenzialdiagnostik der einzelnen Demenzformen (hier sollte jedoch neben der Bildgebung immer auch die Klinik mitberücksichtigt werden).
- Liquor:
  - Ausschluss einer entzündlichen Genese bei Vorliegen entsprechender Hinweise in Anamnese oder körperlichem Befund.
  - Bestimmung von Neurodegenerationsparametern (wenn die Bestimmung einen erwartbaren Effekt auf die Behandlung hat). Dies ermöglicht eine Abgrenzung von einer Demenz bei Alzheimer-Krankheit im Vergleich zu gesunden Personen mit einer Sensitivität und Spezifität von ca. 90 % (Tab. 12.1).
- Positronen-Emissionstomografie (PET)
  - Wenn die Ursache der neurokognitiven Störung nach Bildgebung und Liquoruntersuchung unklar ist und durch die Differenzialdiagnostik ein Effekt auf das klinische Management zu erwarten ist, wird eine PET-Untersuchung empfohlen.

Darüber hinaus sollten bei unklarer Ausprägung oder spezifischen Verdachtsdiagnosen weitere gezielte Untersuchungen durchgeführt werden:
- Labor: Ausschluss behandelbarer Ursachen, z. B. Lues-Serologie, HIV-Serologie, Borrelien-Serologie, Vitamin B_1, Vitamin B_6.
- EEG: Ausschluss behandelbarer Ursachen, z. B. Anfallsleiden.

12.5 Therapie

12.5.1 Allgemeine Prinzipien

Ein wichtiger Aspekt in der Behandlung von demenzkranken Menschen ist neben der psychopharmakologischen Behandlung die Begleitung der Betroffenen und deren Angehörigen. Diese Begleitung kann mehrere Bereiche betreffen:
- Hilfebedarf des Demenzkranken frühzeitig erkennen und entsprechende Beratung vermitteln (z. B. Sozialdienst).
  - Beispiel 1: Die Patientin ist nur noch eingeschränkt in der Lage, die Aktivitäten des täglichen Lebens selbstständig zu meistern (z. B. Einkaufen und Zubereiten von Mahlzeiten).
  - Beispiel 2: Der Patient gefährdet sich selbst durch bestimmte Verhaltensweisen (z. B. Anlassen des Herds bei Verlassen der Wohnung).
- Ansprechen, dass im Verlauf der Erkrankung Einschränkungen der Einwilligungsfähigkeit auftreten können und entsprechende Regelungen getroffen werden sollten (z. B. Vorsorgevollmacht; zu den Details siehe Klein et al. 2024a, b).
- Eventuellen Hilfebedarf von Angehörigen erkennen und z. B. Selbsthilfegruppen vorschlagen.

Darüber hinaus können **psychosoziale Therapien** angeboten werden, diese können sowohl auf die kognitiven Symptome als auch auf die psychischen und Verhaltenssymptome wirken:

- **Kognitive Stimulation:** Anregung durch Aktivitäten, idealerweise in Gruppen (z. B. Spielen oder spazieren gehen).
- **Reminiszenztherapie:** Aktivierung des Altgedächtnisses durch biografiebezogenes Arbeiten (z. B. Fotos ansehen).
- **Kognitives Training.**
- **Körperliches Training.**

Die oben genannten kognitiven Kurztests (MoCA, MMST) können im Rahmen der Behandlung im Sinne einer **Verlaufskontrolle** zur fortlaufenden Dokumentation des Schweregrades der Demenz eingesetzt werden. Bei diesen Verlaufskontrollen sollte auch immer die Auswirkung der Demenz auf die Aktivitäten des täglichen Lebens miterfasst werden. Ferner sollte erfragt werden, ob es bedingt durch die kognitiven Einschränkungen zu gefährlichen Situationen kam, um auf diese Weise den weiteren Hilfebedarf des Betroffenen abzuschätzen.

12.5.2 Psychopharmakotherapie der Demenz

Die Auswahl der Antidementiva richtet sich nach der Demenzform und dem Schweregrad der Demenz (■ Tab. 12.2). Es sollte jeweils die höchste verträgliche Dosis gewählt werden (zur Dosierung siehe ▶ Tab. 4.4), und bei guter Verträglich-

12

■ **Tab. 12.2**   An die Form und Schwere der Demenz angepasste Pharmakotherapie

Mild Cognitive Impairment (MCI)	Demenz		Schwer
	Leicht	Mittelgradig	
Keine Behandlung mit Antidementiva	**Alzheimer:** Acetylcholinesterasehemmer		**Alzheimer:** Memantin[a], Donepezil, Rivastigmin transdermal
	Parkinson-Demenz: Rivastigmin Kps. oder transdermal, Donezpezil		
	Lewy-Körperchen-Demenz: Donepezil		
	Vaskuläre Demenz: Donepezil 10 mg, Galantamin 24 mg, Memantin		
	Frontotemporale Demenz und **primär progressive Aphasie:** keine überzeugende Evidenz für Antidementiva		

[a]Memantin wird besonders in fortgeschrittenen Krankheitsstadien eingesetzt. Kann in der Frühphase der Erkrankung evtl. die kognitive Leistungsfähigkeit verschlechtern.

keit sollte die Behandlung langfristig fortgesetzt werden, auch bei klinischer Progredienz in die mittelschwere oder schwere Verlaufsform. Denn durch die Medikation kann das Fortschreiten der Erkrankung nicht aufgehalten, wohl aber verlangsamt werden. Das bedeutet, dass bei Absetzen der Medikation eine Beschleunigung des kognitiven Abbaus befürchtet werden muss. Ein Absetzversuch sollte daher nur erfolgen, wenn die Nebenwirkungen den Nutzen überwiegen. In diesem Fall kann auch eine Umstellung auf ein anderes Antidementivum erwogen werden.

Bei der Behandlung der *vaskulären Demenz* sollte vor allem auf die Behandlung von relevanten vaskulären Risikofaktoren geachtet werden (z. B. arterielle Hypertonie, Diabetes mellitus) und eine Sekundärprophylaxe mit Thrombozytenaggregationshemmern (z. B. ASS) erfolgen.

12.5.3 Psychopharmakotherapie von psychischen und Verhaltenssymptomen im Rahmen einer Demenz

Zu den psychischen und Verhaltenssymptomen der Demenz zählen Depression, Wahn, Halluzinationen, Apathie und auch Aggressivität. Vor dem Einsatz von Psychopharmaka zur Reduktion dieser Symptome bei dementen Patienten sollten immer andere Behandlungsmöglichkeiten ausgeschöpft sein. Dazu zählt unter anderem die Behandlung folgender Ursachen von Verhaltenssymptomen:
- Behandlung von Schmerzen,
- Unterstützung bei der Einhaltung des Schlaf-Wach-Rhythmus,
- Maßnahmen zur Orientierung (z. B. große Wandkalender oder Namensschilder an den Türen).

Wenn bislang keine Behandlung mit Antidementiva erfolgt, sollte diese zunächst versucht werden, weil sich bereits die alleinige Gabe von Antidementiva positiv auf die Verhaltenssymptome auswirken kann. Wenn das ebenfalls nicht zu einer ausreichenden Besserung führt, steht abhängig von der im Vordergrund stehenden Symptomatik eine Reihe von Optionen zur Verfügung (Benkert und Hippius 2017):
- Depressive Symptome
  - Antidepressiva, insbesondere Mirtazapin oder Sertralin (jedoch keine Trizyklika mit anticholinergen Wirkungen)
- Schlafstörungen
  - Dipiperon 60–120 mg/d
  - Melperon 25–200 mg/d
  - Mirtazapin 7,5–15 mg/d
- Leichte bis mittelgradige psychomotorische Unruhe
  - Dipiperon 60–120 mg/d
  - Melperon 25–200 mg/d

— Psychotische oder paranoide Symptome, schwere psychomotorische Unruhe, Aggressivität[1]
  – Aripiprazol 2,5–10 mg/d
  – Risperidon 0,25–1 mg/d
  – Lewy-Körperchen Demenz und Parkinson-Demenz: Quetiapin 6,25 mg/d, Zielbereich 25–50 mg/d

Bei der Auswahl der Präparate sollte insbesondere darauf geachtet werden, dass keine anticholinerg wirksamen Substanzen gegeben werden. Ferner sollte die Notwendigkeit der Fortführung der Medikation regelmäßig überprüft werden. Insbesondere mit Antipsychotika sollte nur kurzzeitig behandelt werden.

12

---

1   Bei Lewy-Körperchen-Demenz sollten Antipsychotika nur sehr zurückhaltend eingesetzt werden und wenn, nur sehr niedrig dosiert gegeben werden, z. B. Quetiapin 25–100 mg/d, da sie die motorischen Symptome verschlechtern können.

Organische psychische Störung

© Der/die Autor(en), exklusiv lizenziert an Springer-Verlag GmbH, DE,
ein Teil von Springer Nature 2025
J. P. Klein, E. M. Klein, *Psychiatrie, Psychosomatik und Psychotherapie*,
https://doi.org/10.1007/978-3-662-71440-9_13

Wenn die Vorgeschichte, körperliche Untersuchung, Labordiagnostik oder apparative Untersuchungen Hinweise ergeben, die zeigen, dass eine bestimmte psychische Erkrankung eine direkte Folge eines sogenannten medizinischen Krankheitsfaktors ist, dann spricht man in der ICD-10 von einer „organisch bedingten psychischen Störung".

Im DSM wurde der Begriff der „organisch bedingten psychischen Störung" aufgegeben, weil der Begriff zu einer falschen Dichotomie führt, welche nahelegt, dass es „organische bedingte" und „nicht organische bedingte" psychische Störungen geben könnte. Diese Dichotomie gilt als überholt (siehe auch Erläuterungen zum biopsychosozialen Krankheitsmodell im ▶ Abschn. 7.5.2). Daher spricht man im DSM-5 von einer „psychischen Störung aufgrund eines medizinischen Krankheitsfaktors".

Diese Störungen werden eingeteilt nach den vorherrschenden psychischen Symptomen (◘ Tab. 13.1). Wenn eine bestimmte Krankheitsentität vorliegt, welche die Symptome verursacht, dann sollte diese auch diagnostiziert werden: Beispielsweise sollte bei Erfüllen der entsprechenden Kriterien eine Lewy-Körperchen-Demenz diagnostiziert werden anstatt einer organisch bedingten Halluzinose. Denn je präziser die psychische Störung beschrieben ist, desto wahrscheinlich ist es auch, dass man eine spezifische Behandlung findet oder zumindest Aussagen zur Prognose machen kann.

Weitere Beispiele für spezifische Syndrome sind:

— *Fetales Alkoholsyndrom (F07.0)*, charakterisiert durch folgende Eigenschaften bei Menschen mit gesicherter pränataler Alkoholexposition (Wagner et al. 2020):
  – verringerte Körpergröße und Gewicht,
  – verstrichenes Philtrum, schmale Oberlippe und geringe Lidspaltenlänge (◘ Abb. 13.1),
  – verringerter Kopfumfang,
  – soziale Fertigkeitendefizite (z. B. Distanzlosigkeit), starke Stimmungsschwankungen, Störungen der Exekutivfunktion (z. B. Handlungsplanung), Intelligenzminderung.
— *Postenzephalitisches Syndrom* (F07.1), charakterisiert durch Verminderung von Antrieb und kognitiver Leistungsfähigkeit und Veränderung der Regulation von Schlaf-, Ess- und Sexualverhalten. Daneben bestehen auch neurologische Symptome wie Lähmungen, Taubheit, Aphasie oder Apraxie.
— *Organisches Psychosyndrom nach Schädel-Hirn-Trauma* (F07.2), charakterisiert durch Kopfschmerzen, Schwindel, Reizbarkeit, Erschöpftheit, Konzentrationsstörungen und verminderte Belastbarkeit (Differenzialdiagnose: mit Schleudertrauma assoziierte Störung, siehe auch ▶ Tab. 22.2). Dabei hat neben fokalen Läsionen das globale Ausmaß der in der Bildgebung erkennbaren Schädigung einen Einfluss auf die Schwere der Symptomatik.

▣ Tab. 13.1 Einteilung der organischen psychischen Störung (ICD-10) bzw. psychischen Störung aufgrund eines medizinischen Krankheitsfaktors (DSM-5) in Abhängigkeit der im Vordergrund stehenden psychischen Symptome

	ICD-10	DSM-5	Beispiele für Ursachen
F06.0	Organische Halluzinose	Psychotische Störung aufgrund eines medizinischen Krankheitsfaktors, mit Halluzinationen	Lewy-Körperchen-Demenz, hier treten typischerweise szenische optische Halluzinationen auf (siehe ► Abschn. 12.2)
F06.1	Organische katatone Störung	Katatone Störung aufgrund eines medizinischen Krankheitsfaktors	
F06.2	Organische wahnhafte (schizophreniforme) Störung	Psychotische Störung aufgrund eines medizinischen Krankheitsfaktors, mit Wahn	Chorea Huntington
F06.3	Organische affektive Störung		
F06.31		Depressive Störung aufgrund eines medizinischen Krankheitsfaktors, mit *depressiven* Merkmalen	Multiple Sklerose, Hypothyreose, vaskuläre Enzephalopathie
F06.33		Bipolare Störung aufgrund eines medizinischen Krankheitsfaktors, mit *manischen* Merkmalen	Hyperthyreose, Frontallappenläsionen, Dopaminagonisten
F06.34		Bipolare Störung aufgrund eines medizinischen Krankheitsfaktors, mit *gemischten* Merkmalen	
F06.4	Organische Angststörung	Angststörung aufgrund eines medizinischen Krankheitsfaktors	Hyperthyreose, Herzrhythmusstörungen
F06.5	Organische dissoziative Störung		Migräne, Anfälle im Rahmen einer Epilepsie
F06.6	Organische emotional labile Störung		
F06.8	Sonstige näher bezeichnete organische psychische Störung des Gehirns	Andere spezifische Störung aufgrund eines medizinischen Krankheitsfaktors (z. B. Zwangsstörung)	Dopaminagonisten
F07	Organische Persönlichkeitsänderung	Persönlichkeitsveränderung aufgrund eines medizinischen Krankheitsfaktors	Frontotemporale Demenz (siehe ► Abschn. 12.2), andere Frontallappenläsionen

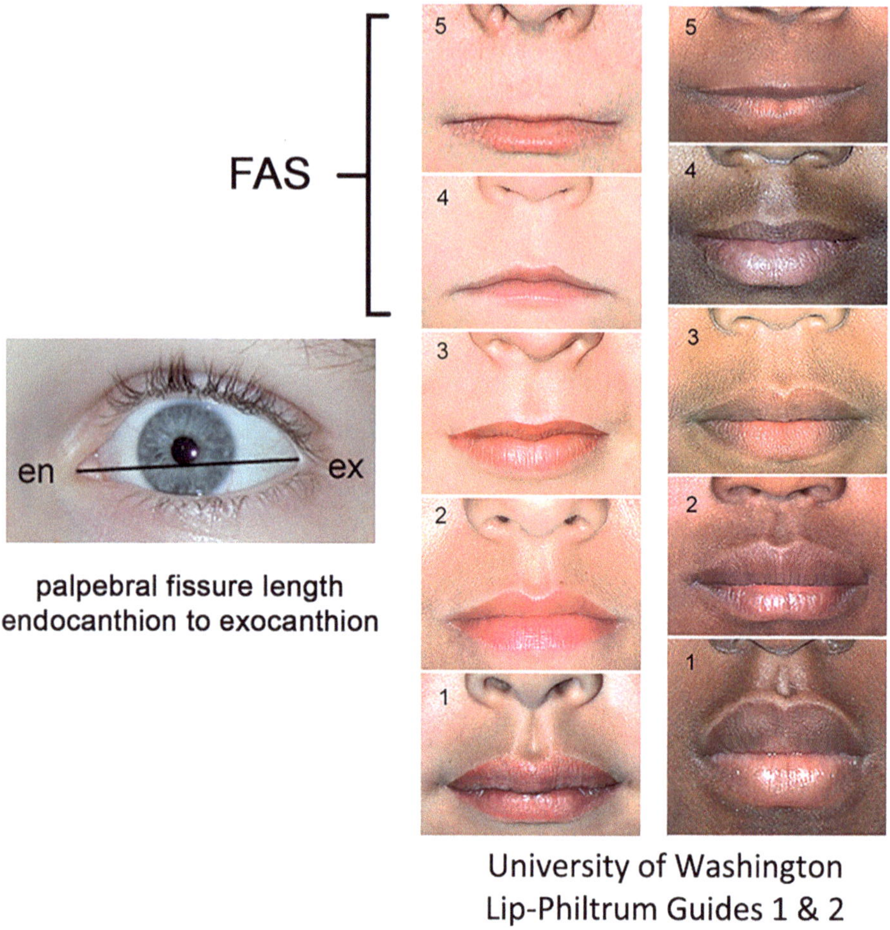
FAS
5
4
3
2
1
5
4
3
2
1
en
ex
palpebral fissure length
endocanthion to exocanthion
University of Washington
Lip-Philtrum Guides 1 & 2

Abb. 13.1 Beurteilung von Philtrum und Oberlippe bei der Diagnose eines fetalen Alkoholsyndroms (FAS) und Messung der Lidspaltenlänge (≤ 2 Standardabweichungen unter der Norm ist hinweisend auf FAS). (Abbildung nach Wagner et al. 2020)

Substanzkonsumstörungen

Inhaltsverzeichnis

© Der/die Autor(en), exklusiv lizenziert an Springer-Verlag GmbH, DE,
ein Teil von Springer Nature 2025
J. P. Klein, E. M. Klein, *Psychiatrie, Psychosomatik und Psychotherapie*,
https://doi.org/10.1007/978-3-662-71440-9_14

14.1   Epidemiologie

Die 12-Monatsprävalenz der Alkoholabhängigkeit beträgt 3,0 % (w < m) (Jacobi et al. 2014).

14.2   Diagnostische Kriterien

14.2.1   Substanzkonsumstörung (F1X.1 bzw. F1X.2)

In der Diagnostik der Substanzkonsumstörungen gibt es gegenwärtig große Unterschiede zwischen den gängigen diagnostischen Systemen: Im ICD-10 wird unterschieden zwischen einem Substanzmissbrauch und einer Substanzabhängigkeit. Letztlich sind die Grenzen zwischen Missbrauch und Abhängigkeit aber fließend. Im DSM-5 sind diese beiden Diagnosen daher zugunsten der Kategorie „Substanzkonsumstörung" aufgegeben worden. Dieser im Vergleich zu den Wörtern „Abhängigkeit" oder „Sucht" neutralere Begriff wurde auch gewählt, um das breite Spektrum der Störung besser abzubilden. In der ICD-11 wiederum wird die Unterscheidung zwischen Abhängigkeit und schädlichem Gebrauch beibehalten werden, insbesondere weil abhängigkeitskranke Menschen intensivere Formen von Behandlung brauchen und diese Unterteilung daher für die Behandlung bedeutsam ist (Rumpf und Mann 2015).

Die ICD-Codes für die Substanzkonsumstörung haben einen systematischen Aufbau:

— Alle Diagnosen aus der Gruppe der Störungen im Zusammenhang mit psychotropen Substanzen beginnen mit F1.
— An der nächsten Stelle steht die jeweilige psychotrope Substanz:
  – z. B. F13: Sedativa und Hypnotika (◻ Tab. 14.1).
— An wiederum der nächsten Stelle steht die spezifische durch die psychotrope Substanz bedingte Störung:
  – z. B. F10.4 Alkoholentzugsdelir.

14

Substanzkonsumstörung

1. Kontrollverlust während des Konsums: Konsumiert der Patient immer wieder mehr von der Substanz als beabsichtigt?
2. Kontrollverlust über Konsummuster: Anhaltender Wunsch oder erfolglose Versuche, den Substanzkonsum zu reduzieren?
3. Einengung auf Substanzkonsum: Wird viel Zeit damit verbracht, die Substanz zu beschaffen, zu konsumieren oder sich von ihrer Wirkung zu erholen?
4. Fortgesetzter Substanzkonsum trotz negativer sozialer Folgen: Wird die Substanz weiter konsumiert, obwohl dadurch eindeutig negative Folgen aufgetreten sind?

> ◘ **Tab. 14.1** Suchtmittel mit den jeweils zugehörigen Intoxikationszeichen und Entzugs-
> zeichen. Die Liste der Substanzen ist unvollständig. Insbesondere synthetische Drogen wer-
> den ständig neu entwickelt und sind schwer zu überblicken

Substanz	Intoxikationszeichen	Entzugszeichen	Komplikationen
Alkohol (F10) Benzodiazepine (F13)	Gangunsicherheit, Gereiztheit, Enthemmtheit, Affektlabilität, Dysarthrie, Vigilanzminderung	Unruhe, Schwitzen, Tachykardie, Hypertonie	Entzugskrampfanfall oder Entzugsdelir
Opiate (F11)	Miosis, Obstipation, psychomotorische Verlangsamung, Vigilanzminderung	Durchfall, Mydriasis, Rhinorrhö, Erbrechen, Gänsehaut, Muskelschmerzen	Apnoe, Ileus
Cannabis (F12)	Mydriasis, Verlangsamung, formale Denkstörungen, inadäquater Affekt, Ich-Störungen	Gereiztheit, Schlafstörungen, Appetitmangel	
Kokain (F14)	Hypervigilanz, Unruhe, Erregung, Tachykardie, Hypertonie	Depressives Syndrom, Müdigkeit, vermehrter Appetit	Herzrhythmusstörungen, zerebrale und kardiale Ischämien in der Intoxikation
Amphetamine (F15)	Hypervigilanz, Unruhe, Erregung, formale Denkstörung, psychotische Symptome	Depressives Syndrom, Müdigkeit, vermehrter Appetit	Herzrhythmusstörungen; hypertone Krisen
Halluzinogene (F16)	Halluzinationen mit Wahn und fehlender Distanz zum Erleben, Erregung, Unruhe		Flashbacks („Echopsychosen")

5. Fortgesetzter Substanzkonsum trotz negativer gesundheitlicher Folgen: Wird die Substanz weiter konsumiert, obwohl anhaltende oder wiederkehrende gesundheitliche Folgen eingetreten sind?
6. Vernachlässigung anderer Aktivitäten zugunsten des Substanzkonsums: Hat der Patient bestimmte Aktivitäten wegen des Substanzkonsums aufgegeben?
7. Toleranzentwicklung: Braucht der Patient immer mehr von der Substanz, um dieselbe Wirkung zu erzielen? Oder lässt die Substanzwirkung trotz fortgesetztem Konsum nach?
8. Entzugssymptome: Bestehen bestimmte Symptome, wenn der Patient aufhört, die Substanz zu konsumieren? Konsumiert der Patient die Substanz, um Entzugssymptome zu lindern?

In der 4. Auflage des DSM, dem DSM-IV, wurde bei den Substanzkonsumstörungen ähnlich wie in der ICD-10 und in der ICD-11 unterschieden zwischen
einer Abhängigkeit und einem **Missbrauch (F1X.1)**. Von einer **Abhängigkeit
(F1X.2)** wurde im DSM-IV gesprochen, wenn im Laufe eines Jahres insgesamt
mindestens 3 der oben genannten Symptome 1–8 in irgendeinem Zeitraum
aufgetreten sind. Zu den Kriterien der Substanzkonsumstörung zählen neben den
oben genannten Kriterien der Abhängigkeit auch folgende Symptome:
1. Craving: Besteht ein starkes Verlangen, die Substanz zu konsumieren?
2. Substanzkonsum mit negativen Folgen: Sind durch den Substanzkonsum
   Schwierigkeiten im Alltag aufgetreten (beispielsweise Nichtnachkommen von
   wichtigen Verpflichtungen wegen einer Intoxikation oder den Nachwirkungen
   der Intoxikation)?
3. Substanzkonsum in gefährlichen Situationen (z. B. alkoholisiertes Fahren).

Eine Substanzkonsumstörung nach DSM-5 wird diagnostiziert, wenn innerhalb
eines Zeitraums von 12 Monaten mindestens 2 der 11 oben genannten Kriterien
vorlagen. Dabei wird unterschieden zwischen folgenden Schweregraden:
- **leichte Substanzkonsumstörung (F1X.1)**: 2–3 Kriterien erfüllt,
- **mittelgradige Substanzkonsumstörung (F1X.2)**: 4–5 Kriterien erfüllt,
- **schwere Substanzkonsumstörung (F1X.2)**: 6 oder mehr Kriterien erfüllt.

14.2.2　Substanzintoxikation (F1X.0)

Eine **Substanzintoxikation (F1X.0)** ist ein vorübergehender Zustand, der auf die
Wirkung eines Suchtmittels zurückzuführen ist. Die Art der Intoxikationssymptome ist abhängig vom verursachenden Suchtmittel (◘ Tab. 14.1). Die Ausprägung der Intoxikationssymptome wird unter anderem durch Toleranz für die
Suchtmittelwirkung bestimmt, wie sie bei langanhaltendem Gebrauch auftreten
kann. So reicht die Varianz der psychopathologischen Befunde bei Patienten mit
einem Alkoholspiegel von 2–3 Promille von kaum beeinträchtigt (bei schwer
alkoholabhängigen Patienten) bis hin zu einer schweren Intoxikation. Ab einem
Alkoholspiegel von 4 Promille verlaufen Intoxikationen häufig tödlich, ab 5 Promille liegt die Letalität bei über 50 % (Kiefer und Schuster 2017).

14.2.3　Substanzentzug ohne und mit Delir (F1X.3 bzw. F1X.4)

Ein **Suchtmittelentzug (F1X.3)** ist charakterisiert durch eine bestimmte Symptom-
konstellation, die bei einem abhängigen Patienten auftreten kann, wenn er aufhört,
diese Substanz zu konsumieren (◘ Tab. 14.1). Im Verlauf des Entzugs von bestimmten Substanzen (z. B. Alkohol oder Benzodiazepine) kann es auch zu einem
Entzugsdelir (F1X.4) kommen. Dieses ist beispielsweise charakterisiert durch ausgeprägte psychomotorische Unruhe, Desorientiertheit und Halluzinationen (v. a.
optische) (Details bei Klein et al. 2024a, b).

Der Beginn des Auftretens der Entzugssymptomatik nach Absetzen der Substanz ist abhängig von der Halbwertszeit der Substanz und der Schwere der Abhängigkeitserkrankung. So treten bei einer Alkoholabhängigkeit die Krampfanfälle meist zwischen 1 und 2 Tagen nach Abstinenzbeginn auf, der Beginn eines Delirs kann auch noch bei 4 Tagen nach Abstinenzbeginn liegen. Bei besonders schwer ausgeprägten Abhängigkeitserkrankungen können Entzugssymptome bereits auftreten, wenn der Patient eine geringere Menge der Substanz als für ihn üblich konsumiert.

14.2.4 Weitere Substanzkonsumstörungen

Die Kriterien für die **substanzinduzierte psychotische Störung (F1X.5)** finden sich in ▶ Tab. 15.3, das **substanzinduzierte amnestische Syndrom (F1X.6)** wird auch als Korsakow-Syndrom bezeichnet und ist anderswo beschrieben (Klein et al. 2024b).

14.3 Anamnese

Einige Patienten mit Substanzkonsumstörungen neigen dazu, ihren Gebrauch entweder herunterzuspielen („Sind doch nur ein paar Bier") oder zu dramatisieren („Ich habe schon wieder versagt"). Im Gespräch kann es daher wichtig sein, einen möglichst beschreibenden Umgang mit dem Substanzkonsum zu finden.

1. Zunächst lässt man sich beschreiben, welche Substanzen in möglicherweise problematischem Umfang konsumiert werden:
   a. Kommt es vor, dass Sie 5 oder mehr alkoholische Getränke an einem Tag trinken? (Die Anzahl der Getränke bezieht sich hier auf Standardgetränke; ◘ Abb. 14.1.)
   b. Nehmen Sie irgendwelche Drogen? Welche davon nehmen Sie regelmäßig?
   c. Nehmen Sie bestimmte Medikamente häufiger oder in höherer Dosis als verordnet?
2. Wenn eine dieser Fragen mit „Ja" beantwortet wurde, dann kann man folgende nächste Schritte gehen:
   a. Erhebung des Konsummusters (Frage nach der Häufigkeit und Menge des Konsums).
   b. Abfragen der Kriterien der Substanzkonsumstörung (▶ Abschn. 14.2.1).
3. Die weiteren Fragen bei Vorliegen einer Substanzkonsumstörung richten sich nach der Schwere der Substanzkonsumstörung und nach dem Ziel der Behandlung.
   a. Bei noch nicht vorliegender Behandlungsmotivation kann es beispielsweise hilfreich sein, Strategien der motivierenden Gesprächsführung einzusetzen (▶ Tab. 7.2).
   b. Wenn eine Entgiftung indiziert ist und der Patient sich unmittelbar dafür entscheidet, dann können wiederum die Fragen im kommenden Abschnitt hilfreich sein.

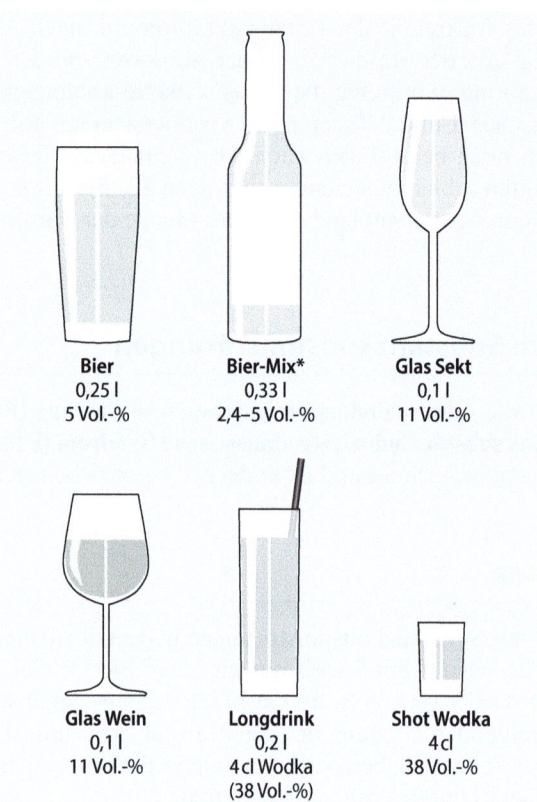

■ **Abb. 14.1** Beispiele für Standardgetränke. Ein Standardgetränk enthält 10 g Alkohol. (Quelle: kenndeinlimit.de)

14.4 Diagnostik

14 Für die Feststellung einer Substanzkonsumstörung können neben der Anamnese objektive Untersuchungen herangezogen werden. Dazu zählen vor allem eine Bestimmung des Atemalkohols bei Alkoholintoxikation und die Untersuchung des Urins auf Drogen bei Verdacht auf den Konsum von anderen Substanzen. Zu Sicherung des Verdachts auf das Vorliegen einer Substanzkonsumstörung können neben der Bestimmung des Atemalkohols auch bestimmte Laboruntersuchungen herangezogen werden (■ Tab. 14.2).

Bei einem positiven Drogenurin muss beachtet werden, dass dies nicht beweisend ist für einen Suchtmittelgebrauch. Es kann zu Kreuzreaktion mit Nichtsuchtmitteln kommen. Beispiele dafür finden Sie im Buch „Mein erster Dienst: psychiatrische Notfälle" (Klein et al. 2024b). Darüber hinaus erlaubt ein positiver Drogenurin keinen unmittelbaren Rückschluss darüber, wann die Substanz zuletzt konsumiert wurde, da einige Substanzen sehr lange im Urin nachweisbar sind (■ Tab. 14.3).

🔹 **Tab. 14.2** Laboruntersuchungen bei Alkoholabhängigkeit. CDT: "carbohydrate deficient transferrin", ETG: Ethylglukoronid, GGT: Gamma-Glutamyltransferase, MCV: mittleres korpuskuläres Volumen (Andresen-Streichert et al. 2018)

Blutwert	Sensitivität	Spezifität	Veränderung	Bemerkungen
MCV	40–50 %	80–90 %	Erhöht für etwa 3–6 Monate	
Thrombo-zyten Erythrozyten			Erniedrigt	Zeichen für alkohol-bedingte Knochenmark-schädigung
GGT	40–90 %	20–90 %	Erhöht für 2–3 Wochen	Höhe korreliert nicht mit der Schwere der Lebeschädigung
CDT	40–90 %	70–100 %	Erhöht für 2–3 Wochen	Hinweis auf mehr-tägigen starken Konsum (> 60g/Tag)
ETG (Urin)	100 %	100 %	Erhöht für ca. 24 h, bei exzessivem Konsum sogar 130 h	Abstinenzkontrolle, län-ger nachweisbar als Atemalkohol

🔹 **Tab. 14.3** Dauer der Nachweisbarkeit bei Drogenurintestung (adaptiert nach Semple und Smyth 2013, S. 593); diese ist unter Umständen abhängig von der Halbwertzeit (Benzo-diazepine) bzw. der Menge des Konsums (Cannabis)

Substanz	Dauer der Nachweisbarkeit
Amphetamine	48 h
Benzodiazepine	
Ultrakurze HWZ (z. B. Midazolam)	12 h
Kurze HWZ (z. B. Triazolam)	24 h
Mittlere HWZ (z. B. Temazepam)	40–80 h
Kokain Metabolite	2–3 Tage
Methadon (Erhaltungsdosis)	ca. 7–9 Tage
Codein/Morphin (Heroin wird im Urin als Metabolit von Morphin nachgewiesen)	48 h
Cannabis	
Seltener Konsum	3 Tage
Moderater Konsum (ca. 4×/Woche)	4 Tage
Starker Konsum (täglich)	10 Tage
Chronischer starker Gebrauch	21–27 Tage
Phenylcyclidin (PCP)	8 Tage

Genauso ist ein negativer Drogenurin kein Beweis, dass keine Substanzen konsumiert wurden. Bestimmte Suchtmittel lassen sich mit den herkömmlichen Testverfahren nicht nachweisen. Als Ursache für ein falsch-negatives Ergebnis kommt auch eine zu kurze Zeit zwischen Substanzkonsum und Urinprobenentnahme oder eine Manipulation der Urinprobe in Frage. Gegebenenfalls muss die Urinprobennahme daher wiederholt werden.

14.5   Therapie

14.5.1   Allgemeine Prinzipien

Die Beschreibung der Behandlung von Substanzkonsumstörungen orientiert sich im Folgenden zunächst an der Behandlung der Alkoholkonsumstörung, weil diese im psychiatrischen Alltag eine besonders große Rolle spielt. Abschließend werden noch die wichtigsten Spezifika der Behandlung anderer Substanzkonsumstörungen kurz zusammengefasst.

Das Ziel der Behandlung bei Vorliegen eines Abhängigkeitssyndroms sollte eine Abstinenz sein, eine Trinkmengenreduktion kann jedoch ein Zwischenschritt auf dem Weg dorthin sein. Die Behandlung einer Substanzkonsumstörung gliedert sich in mehrere Phasen und kann unterschiedliche Schwerpunkte haben:

1. *Behandlung der Intoxikation*: Bei einer Alkoholintoxikation steht oft die Sicherung der Vitalfunktionen im Vordergrund. Daher werden alkoholintoxikierte Patienten oft auch in der internistischen Notaufnahme behandelt. Psychiater werden in diesem Kontext oft aus folgenden Gründen hinzugezogen:
   a. Behandlung eines akuten Erregungszustandes im Rahmen der Intoxikation: Hier sollte auf Benzodiazepine wenn möglich verzichtet werden (Alternative sind Antipsychotika; Dosierung: siehe Klein et al. 2024b: „Mein erster Dienst: psychiatrische Notfälle".)
   b. Beratung bezüglich des weiteren therapeutischen Vorgehens, insbesondere Einordnung in eine der im Folgenden genannten Behandlungsphasen, und entsprechende Beratung.
2. *Beratung bei riskantem Konsum*: Dieser ist in Bezug auf Alkohol definiert als der Konsum von mehr als 21 Standardgetränken bei Männern und mehr als 14 bei Frauen pro Woche (◘ Abb. 14.1). In diesem Fall sollten folgende Schritte erfolgen:
   a. Hinweis auf die Gefahren der Entwicklung einer Abhängigkeit und entsprechender körperlicher Folgen,
   b. Empfehlung zur Reduktion der Trinkmenge und Einhaltung von trinkfreien Tagen.
3. *Aufbau von Veränderungsmotivation:* Wenn die Kriterien einer Substanzkonsumstörung bzw. einer Abhängigkeit erfüllt sind, aber der Betroffene noch keine Notwendigkeit sieht, etwas zu verändern, dann empfiehlt sich der Einsatz von Strategien der motivierenden Gesprächsführung (▶ Tab. 7.2).

4. *Entgiftungsbehandlung:* Hier steht die medikamentöse Behandlung im Mittelpunkt mit dem Ziel, gefährliche Komplikationen des Entzugs zu verhindern. Das konkrete Vorgehen bei der Entgiftungsbehandlung wird an anderer Stelle beschrieben (Klein et al. 2024b).

5. *Motivationstherapie*: Diese sollte sich unmittelbar an eine Entgiftungsbehandlung anschließen, um die Motivation zur Erhaltung der Abstinenz zu erhöhen. Hier kommen psychotherapeutische Strategien zum Einsatz (▶ Abschn. 15.5.3). Die Kombination von Entgiftungsbehandlung und Motivationstherapie wird auch als *„qualifizierte Entgiftung"* bezeichnet und dauert in der Regel 21 Tage, mindestens jedoch 14 Tage.

6. *Entwöhnungsbehandlung*: Diese findet oft im Rahmen von sogenannten Langzeittherapien statt. Langzeittherapien sind von der Rentenversicherung finanziert und werden sowohl im stationären als auch im teilstationären und ambulanten Setting angeboten. Die Auswahl des Settings orientiert sich unter anderem an der Rückfallwahrscheinlichkeit, aber auch an der sozialen Integration und der Wohnsituation. Auch in dieser Phase der Behandlung spielen psychotherapeutische Strategien eine wichtige Rolle. Voraussetzung für die Teilnahme an dieser Therapiephase ist, dass die Entzugssymptomatik abgeklungen ist und eine ausreichende Motivation für eine Entwöhnungsbehandlung besteht.

7. *Selbsthilfegruppen:* Selbsthilfegruppen spielen eine große Rolle in der langfristigen Aufrechterhaltung der Abstinenz. Für eine manualisierte Form des 12-Punkte-Programms der Anonymen Alkoholiker konnte beispielsweise in Studien eine Wirksamkeit gezeigt werden.

8. *Pharmakologische Unterstützung der Rückfallprophylaxe*: Bestimmte Medikamente (Acamprosat, Naltrexon) werden bei abstinenten Patienten eingesetzt zur Verhinderung eines Rückfalls. Es wird empfohlen, diese Medikamente im Rahmen eines Komplexprogramms anzubieten, zum Beispiel in Kombination mit einer Psychotherapie. Details zur Dosierung und Wirkstärke finden sich in ▶ Tab. 4.5.

Bei *Medikamenten- und Drogenabhängigkeit* kann im Vergleich zur Alkoholabhängigkeit eine längere Behandlungsdauer beim qualifizierten Entzug erforderlich sein.

14.5.2 Pharmakotherapie

Das konkrete Vorgehen bei der Entgiftungsbehandlung haben wir an anderer Stelle beschrieben (Klein et al. 2024b). Die verfügbaren Medikamente zur Rückfallprophylaxe bei Alkoholabhängigkeit sind in ▶ Abschn. 4.6 zusammengefasst.

14.5.3 Psychotherapie

Psychotherapeutische Strategien sind bedeutend in verschiedenen Phasen der Behandlung der Alkoholkonsumstörung. Strategien der motivierenden Gesprächsführung werden zum Aufbau von Veränderungsmotivation eingesetzt, um beispielsweise zu einer Entgiftungsbehandlung zu motivieren. Die Gestaltung der motivierenden Gesprächsführung ist in ▶ Tab. 7.2 beschrieben.

Im Rahmen der Entgiftungsbehandlung und der Rückfallprophylaxe kann eine Reihe von verhaltenstherapeutischen Strategien eingesetzt werden. Im Folgenden sollen einige Beispiele genannt werden:

— *Psychoedukation*: Diese hat das Ziel, dass der Patient erkennt, dass bei ihm eine Substanzkonsumstörung vorliegt, und dass er informiert wird über die möglichen Folgen für seine körperliche und seelische Gesundheit. Ferner werden hier Informationen zu weiteren Behandlungsmöglichkeiten vermittelt (z. B. Informationen zur Langzeitbehandlung oder zu Selbsthilfegruppen). Zu den allgemeinen Prinzipien der Gestaltung der Psychoedukation ▶ Abschn. 7.5.

— *Motivierende Gesprächsführung*: Das Ziel der motivierenden Gesprächsführung ist in dieser Phase der Behandlung die Motivation zur Aufrechterhaltung der Abstinenz. Dabei kann es ein Zwischenziel der Behandlung sein, die Menge des Substanzkonsums zu reduzieren. Zur Gestaltung der motivierenden Gesprächsführung ▶ Tab. 7.2. Auch andere Motivationsstrategien können hilfreich sein, z. B. das 4-Felder-Schema („motivational interviewing", ▶ Kap. 7).

— *Verhaltensanalyse*: Das Ziel der Verhaltensanalyse ist es, auslösende und aufrechterhaltende Bedingungen des Substanzkonsumverhaltens besser zu verstehen. Das eröffnet die Möglichkeit für den Patienten, alternative Bewältigungsstrategien für diese auslösenden Situationen zu finden. In diesem Rahmen können auch Verhaltensalternativen erarbeitet werden. Zum genauen Vorgehen bei der Erstellung der Verhaltensanalyse ▶ Abschn. 6.3.

— Weitere wichtige Elemente der Behandlung können sein: die Vermittlung von Emotionsregulationsfertigkeiten (siehe ▶ Abschn. 7.3) und die Expositionsbehandlung („cue exposure", ▶ Kap. 1).

14

Psychotische Störungen

Inhaltsverzeichnis

© Der/die Autor(en), exklusiv lizenziert an Springer-Verlag GmbH, DE,
ein Teil von Springer Nature 2025
J. P. Klein, E. M. Klein, *Psychiatrie, Psychosomatik und Psychotherapie*,
https://doi.org/10.1007/978-3-662-71440-9_15

15.1 Epidemiologie

Die 12-Monats-Prävalenz der möglichen psychotischen Störung beträgt 2,6 % (m > w) (Jacobi et al. 2014).

15.2 Diagnostische Kriterien

Psychotische Symptome sind charakterisiert durch eine gestörte Fähigkeit der Realitätstestung. Zu den psychotischen Symptomen zählen Wahn und Halluzinationen (◘ Tab. 15.1).

Psychotische Symptome können bei einem breiten Spektrum von psychischen Störungen auftreten. Diese werden oft als Schizophreniespektrumstörungen zusammengefasst. Das Spektrum ist zum einen dadurch charakterisiert, dass bei bestimmten Störungen auch affektive Symptome auftreten im Sinne von depressiven

◘ **Tab. 15.1**   Überblick über psychotische Symptome

Wahn	Wahn zählt zu den **inhaltlichen Denkstörungen,** es handelt sich also um Überzeugungen, welche charakterisiert sind durch folgende Kriterien:
	- Sie basiert auf einer Fehlbeurteilung der Realität.
	- Sie ist dem Betroffenen unmittelbar evident, ohne dass es Hinweise für die geglaubte Tatsache gibt (*A-priori-Evidenz* oder *erfahrungsunabhängige Gewissheit*).
	- Sie kann auch durch gegenteilige Evidenz nicht korrigiert werden (*Unkorrigierbarkeit*).
	Im DSM-IV konnte die Diagnose einer Schizophrenie bereits gestellt werden, wenn ausschließlich ein bizarrer Wahn aufgetreten ist.
	- **Bizarrer Wahn**: Denkinhalt ist nach allgemeiner Erfahrung unmöglich: Beispiele:
	  - Überzeugung, jemand habe einem heimlich ein bestimmtes Organ entfernt.
	  - **Beeinflussungswahn**: Gedanken oder Handlungen werden von außen gesteuert (auch schizophrenietypische Ich-Störungen genannt).
	- **Nicht bizarrer Wahn:** Beispiel:
	  - Überzeugung, von der Polizei verfolgt zu werden; die Grenze zwischen bizarr und nicht bizarr ist aber schwer zu ziehen.

Halluzinationen	Halluzinationen beschreiben **Sinneswahrnehmungen** (z. B. Hören von Stimmen) ohne eine tatsächliche äußere Reizquelle. Dabei sind akustische Halluzinationen charakteristisch für eine Schizophrenie. Optische Halluzinationen können auch bei einer Schizophrenie auftreten, werden jedoch häufiger bei einem Delir beobachtet. Ferner gibt es Körperhalluzinationen (z. B. das Gefühl, bestrahlt zu werden), Geruchs- und Geschmackshalluzinationen sowie andere bizarre Körperwahrnehmungen (z. B. „die Organe zerfließen"). Im DSM-IV konnte die Diagnose einer Schizophrenie bereits gestellt werden, wenn ausschließlich bestimmte Formen von Halluzinationen aufgetreten sind, welche als besonders charakteristisch für eine Schizophrenie gelten: - **Dialogisierende Stimmen:** Stimmen, die sich miteinander unterhalten. - **Kommentierende Stimmen:** Stimmen kommentieren Handlungen und Gedanken des Betroffenen.

15

⬛ Tab. 15.2 Differenzialdiagnose von Schizophrenie, schizoaffektiver Störung und affektiver Störung mit psychotischen Symptomen

Schizophrenie	Schizoaffektive Störung	Depressive Episode/manische Episode mit psychotischen Symptomen
F20	F25	F31.2 manische Episode mit psychotischen Symptomen F31.5 depressive Episode mit psychotischen Symptomen (bipolar) F32.3/ F33.3.depressive Episode mit psychotischen Symptomen (unipolar)
Die Kriterien einer Schizophrenie werden vollständig erfüllt.	In der *akuten Krankheitsphase* sind das Vollbild einer Schizophrenie und das Vollbild einer affektiven Episode (Depression oder Manie) gleichzeitig erfüllt.	Die Kriterien einer affektiven Episode werden vollständig erfüllt.
Affektive Symptome treten v. a. im Sinne von Negativsymptomen auf (z. B. Affektverflachung) oder nach einer schizophrenen Episode (postschizophrene Depression).	Im *Verlauf der Erkrankung* treten Zeiten mit psychotischen Symptomen auf, in denen keine ausgeprägten Symptome einer affektiven Störung bestehen.	Psychotische Symptome treten ausschließlich im Rahmen von affektiven Episoden auf und sind meistens stimmungskongruent (z. B. Größenwahn bei Manie).

oder manischen Symptomen. Das gilt sowohl für die schizoaffektive Störung als auch die affektive Störung mit psychotischen Symptomen. Die Unterscheidungsmerkmale sind in ⬛ Tab. 15.2 zusammengefasst.

Auch wenn psychotische Symptome im Vordergrund der Symptomatik stehen (und affektive Symptome eine untergeordnete Rolle spielen), gibt es ein breites Spektrum an Differenzialdiagnosen. Diese sind in ⬛ Tab. 15.3 übersichtlich dargestellt. Im Mittelpunkt der differenzialdiagnostischen Überlegungen bei psychotischen Symptomen steht meist die Schizophrenie. Die Symptome einer Schizophrenie werden oft in Positiv- und Negativsymptome sowie kognitive Symptome eingeteilt:

— **Positivsymptomatik**: Phänomene, die beim Gesunden selten oder weniger ausgeprägt vorkommen:
  – Wahn und Halluzinationen: Einige davon gelten als besonders charakteristisch für eine Schizophrenie (⬛ Tab. 15.1).
  – Desorganisation des Verhaltens und Denkens (⬛ Abb. 15.1).
  – Katatone Symptome (⬛ Tab. 15.4).

■ **Tab. 15.3**   Differenzialdiagnosen von Schizophreniespektrumstörungen bei im Vordergrund stehender psychotischer Symptomatik (American Psychiatric Association 2013)

Störung	Charakteristika	ICD-Code
Schizotype Störung	Exzentrisches Verhalten und Anomalien des Denkens und der Stimmung, die schizophren wirken, obwohl nie eindeutige und charakteristische schizophrene Symptome aufgetreten sind	F21
Anhaltend wahnhafte Störung	Meist nichtbizarrer Wahn, der mindestens 3 Monate anhält, ohne dass die Kriterien für eine Schizophrenie erfüllt werden	F22
Schizophreniforme Störung	Schizophrene Symptome, die mindestens 1 Monat, aber *weniger als 6 Monate* anhalten, also das Zeitkriterium der Schizophrenie nicht erfüllen	F20.8
Kurze psychotische Störung	Schizophrene Symptome, die mindestens 1 Tag, aber *weniger als 1 Monat* anhalten, also weder das Zeitkriterium der Schizophrenie noch das Zeitkriterium der schizophreniformen Störung erfüllen	F23
Substanzinduzierte psychotische Störung	Psychotische Symptome, die sich in engem zeitlichen Zusammenhang mit Substanzintoxikation oder Substanzentzug entwickeln und die nicht besser durch eine andere psychotische Störung erklärt sind Hinweise für das Vorliegen einer anderen psychotischen Störung sind: - Symptome sind auch unabhängig von Substanzeinnahme schon einmal aufgetreten - Symptome halten über länger als 1 Monat auch unabhängig von schwerer Intoxikation an	F1X.5[a]„ICD-Code
Attenuiertes Psychosesyndrom	Mindestens 1× pro Woche auftretende Positivsymptome in abgeschwächter Form (v. a. erhaltene Realitätstestung), jedoch in ausreichender Schwere oder Häufigkeit, um klinische Beachtung zu rechtfertigen	F20.8 „ICD-Code

[a]Bei F1X.5 steht das X für die Substanz (z. B. F10.5 bei einer alkoholinduzierten psychotischen Störung).

15

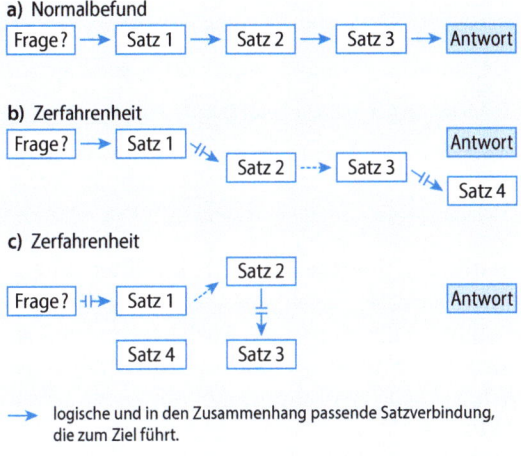

a) Normalbefund

Frage? → Satz 1 → Satz 2 → Satz 3 → Antwort

b) Zerfahrenheit

Frage? → Satz 1 ⇢
Satz 2 ⇢ Satz 3
Antwort
Satz 4

c) Zerfahrenheit

Satz 2
Frage? ⊣⊩ Satz 1
Antwort
Satz 4   Satz 3

→ logische und in den Zusammenhang passende Satzverbindung, die zum Ziel führt.

⇢ nicht logische, nicht zum Zusammenhang passende Verbindung, die aufgrund von Wort- oder Satz-Assoziationen noch nachvollziehbar ist (auch wenn oft in der konkreten Gesprächssituation unmöglich).

⊣⊩ nicht logische, nicht zum Zusammenhang passende Verbindung, die nicht mehr aufgrund von Wort- oder Satz-Assoziationen nachvollziehbar ist (auch nicht für den Patienten).

■ **Abb. 15.1**   Zwei Beispiele für die Zerfahrenheit, eine schizophrenietypische formale Denkstörung. (Adaptiert nach Ebert 2011)

■ **Tab. 15.4**   Übersicht über katatone Symptome. Katatonie wird diagnostiziert, wenn das klinische Bild von 3 oder mehr der aufgeführten Symptome geprägt ist (American Psychiatric Association 2013)

Stupor	Keine oder nur geringe psychomotorische Aktivität, kein oder nur geringer aktiver Austausch mit der Umgebung
Katalepsie	Eine durch den Untersucher beigebrachte Körperhaltung wird gegen die Schwerkraft abnorm lange beibehalten, auch wenn diese bizarr oder unangenehm ist
Wächserne Flexibilität	Leichter, gleichmäßiger Widerstand gegenüber einer Veränderung der Körper- oder Extremitätenhaltung des Betroffenen durch den Untersucher (Flexibilitas cerea)
Mutismus	Keine oder nur geringe verbale Antwort
Negativismus	Widerständliche oder keine Befolgung von Anweisungen
Verharren	Spontanes und aktives Aufrechterhalten einer einmal eingenommenen Körperhaltung gegen die Schwerkraft
Manierismen	Eigentümliche, umständliche Karikatur normaler Handlungen
Stereotypien	Repetitive, abnorm häufige, nicht zielgerichtete Bewegungen
Agitation	Agitation (Erregung) wird hier kodiert, wenn sie nicht durch äußere Reize beeinflusst wird

◘ **Tab. 15.4** (Fortsetzung)	
Grimassieren	Ungewöhnlicher Gesichtsausdruck, der nicht der Situation angemessen ist
Echolalie	Nachahmen der Sprache eines anderen Menschen
Echopraxie	Nachahmen der Bewegungen eines anderen Menschen

— **Negativsymptomatik:** Phänomene, die bei Erkrankten selten oder weniger ausgeprägt vorkommen:
  – Verminderter emotionaler Ausdruck: Auch bei emotionalen Erlebnisinhalten ist deren Ausdruck in Mimik, Stimme und Körpersprache reduziert.
  – Reduzierte Willenskraft (Avolution): Abnahme der selbstinitiierten, zweckgerichteten Aktivität.
  – Alogie: verminderte sprachliche Äußerungen.
— Kognitive Defizite:
  – Abstraktionsvermögen (kann man beispielsweise testen, indem man bittet, Sprichwörter zu erklären).
  – Aufmerksamkeit (z. B. selektive Filterung von relevanter gegenüber irrelevanter Information).

15.2.1   Kriterien der Schizophrenie (F20.0)

Mindestens 2 der folgenden Symptome für einen erheblichen Teil einer Zeit von mindestens 1 Monat (**Vollbild/floride Symptome**):
— Wahn,
— Halluzinationen,
— desorganisierte Sprache,
— desorganisiertes Verhalten/katatone Symptome,
— Negativsymptome.

Zeichen des Krankheitsbildes halten für mindestens 6 Monate an, zum Beispiel ausschließlich Negativsymptome, oder auch 2 oder mehr der oben genannten Symptome in abgeschwächter Form (Prodrom/Residuum)..

15

15.2.2   Verlauf

▪ Schizophrenie
— Ersterkrankungsalter
  – Männer erkranken im Schnitt zwischen dem 15. und dem 24. Lebensjahr.
  – Frauen erkranken im Schnitt zwischen dem 15. und 29. Lebensjahr, sie haben einen zweiten, flacheren Manifestationsgipfel zwischen 45 und 49 Jahren.

— Nach einer Erstmanifestation einer Schizophrenie erleben mindestens zwei Drittel der Betroffenen weitere Krankheitsphasen, mehr als ein Drittel haben einen chronischen Verlauf mit residualen Symptomen und daraus resultierenden Beeinträchtigungen zwischen den akuten Krankheitsphasen.

— Daraus wurde oft die Drittelregel gemacht: Ein Drittel erlebt nach der Erstmanifestation keine weiteren Episoden; ein Drittel erleidet weitere Episoden, erholt sich aber dazwischen wieder; ein Drittel hat Episoden mit Einschränkungen zwischen den Episoden bzw. einen chronischem Verlauf (epidemiologische Daten sprechen dafür, dass diese Angabe etwas zu optimistisch ist)

— Im DSM-IV und der ICD-10 wurde unterschieden zwischen verschiedenen **Verlaufsformen der Schizophrenie** (diese Unterteilung wurde im DSM-5 und in der ICD-11 aufgegeben). Dabei erfolgte die Zuordnung zu der Verlaufsform nach den in der aktuellen Krankheitsepisode im Vordergrund stehenden Symptomen (das heißt, die Zuordnung zur Unterform kann sich von einer Krankheitsepisode zur nächsten ändern):
  – paranoide Schizophrenie (v. a. Wahn und Halluzinationen): F20.0,
  – desorganisierte/hebephrene Schizophrenie (v. a. desorganisiertes Sprechen und Verhalten): F20.1,
  – katatone Schizophrenie (v. a. katatone Symptome): F20.2.

■ **Wahnhafte Störung**

— Das durchschnittliche Ersterkrankungsalter liegt höher als bei der Schizophrenie.

— Die Erkrankung nimmt meist einen chronischen Verlauf, es sind jedoch auch Vollremissionen möglich.

■ **Akute, vorübergehende psychotische Störung**

— Das Ersterkrankungsalter liegt meist in der Jugend bzw. im jungen Erwachsenenalter; Frauen sind etwa doppelt so häufig betroffen wie Männer.

— Der Verlauf ist meist günstiger als bei einer Schizophrenie, auch wenn wiederholte Krankheitsphasen auftreten, sind kaum residuale Symptome zwischen den Krankheitsphasen vorhanden.

■ **Schizoaffektive Störung**

— Die Ersterkrankung erfolgt typischerweise im späten Jugend- und jungen Erwachsenenalter.

— Die Prognose ist besser als bei der Schizophrenie, jedoch schlechter als bei affektiven Störungen.

15.3 Anamnese

Menschen, die unter psychotischen Symptomen leiden, antworten meist mit „Nein", wenn sie direkt gefragt werden, ob sie sich verfolgt fühlen oder Stimmen hören. Das liegt meist daran, dass bei den psychotischen Symptomen die Störung der Realitätstestung im Mittelpunkt steht: Die Betroffenen glauben fest daran, dass sie verfolgt werden und dass die Stimmen tatsächlich da sind. Sie werten dies nicht als Symptome einer Krankheit und berichten es daher oft nicht direkt (es gibt jedoch auch Patienten, die klar von ihrem psychotischen Erleben berichten können).

Bei einem Verdacht auf das Vorliegen von psychotischen Symptomen hat es sich als hilfreich erwiesen, zu versuchen die Wahrnehmung des Patienten zu verstehen (z. B. gab ein Patient, der sich wegen Schmerzen vorstellte, an, die Nachbarn würden ihn damit piesacken und wollten ihn fertig machen). Hilfreiche Fragen können sein: Woher wissen Sie das? Was ist genau passiert? Was sagen andere zu Ihren Erklärungen, wenn Sie davon erzählen? Die ersten beiden Fragen (Woher wissen Sie das? Was ist genau passiert?) geben oft Hinweise darauf, dass die Betroffenen an ihren Wahninhalten festhalten, ohne dass es klare Hinweise dafür gibt, dass diese Denkinhalte der Realität entsprechen (erfahrungsunabhängige Gewissheit). Die letzte Frage (Was sagen andere zu Ihren Erklärungen, wenn Sie davon erzählen?) kann Hinweise darauf geben, dass der Patient unkorrigierbar an diesem Denkinhalt festhält.

Mit diesen Fragen kommt man dem psychotischen Erleben meist auf die Spur (z. B. berichtete der eben bereits genannte Patient, die Nachbarn würden ihn durch die Wand am Geschlechtsteil bestrahlen. Als er sie auf ihr Tun angesprochen hat, haben sie es geleugnet und schnell die Tür geschlossen. Zurück in seiner Wohnung habe er sie über sich sprechen hören: „Wir müssen uns beeilen, weil er uns auf die Spur gekommen ist"). Bei der Erhebung der Anamnese ist es also wichtig, sich nicht auf eine Diskussion einzulassen, ob die Realitätswahrnehmung des Patienten „wahr" ist. Das Erleben des Patienten sollte als eben solches betrachtet werden: als Erleben. Dabei ist es wichtig, dieses zunächst weder in Frage zu stellen noch zu bestätigen: „Sie haben den Eindruck, dass Sie von den Geheimdiensten beobachtet werden. Ich bin mir nicht sicher, ob das stimmt, aber ich verstehe, dass Sie im Moment ganz fest daran glauben."

15.3.1 Differenzialdiagnose

Bei der Differenzialdiagnose von psychotischen Symptomen müssen nicht nur die oben bereits genannten Störungen des Schizophreniespektrums bedacht werden (◻ Tab. 15.2, 15.3). Insbesondere bei der Erstmanifestation von psychotischen Symptomen muss auch gedacht werden an folgende Differenzialdiagnosen: Substanzintoxikation bzw. substanzinduzierte psychotische Störung, Delir und Autoimmunenzephalitis. Diese erfordern jeweils ein spezialisiertes therapeutisches Vorgehen, welches sich deutlich unterscheidet von der Behandlung der Schizophreniespektrumstörungen. Daher werden für diese 3 Differenzialdiagnosen im Folgenden die wichtigsten Fakten zusammengestellt:

1. Delir
   - Wahn und Halluzinationen treten bei fast der Hälfte der Patienten mit Delir auf.
   - Hinweise auf Delir:

- Beginn über Stunden und Tage.
- Fluktuation der Symptome im Verlauf des Tages mit deutlicher Störung der Aufmerksamkeit und der Orientierung (siehe orientierende neuropsychologische Untersuchung im Buch: „Mein erster Dienst: psychiatrische Notfälle"; Klein et al. 2024b).
- Erstmanifestation psychotischer Symptome bei älteren Patienten (hier sollte bei über Tage und Wochen anhaltenden szenischen Halluzinationen auch die Differenzialdiagnose Lewy-Körperchen-Demenz erwogen werden) bzw. Auftreten psychotischer Symptome im Rahmen eines Entzugs von Alkohol oder Benzodiazepinen.
2. Intoxikation (z. B. Amphetaminintoxikation, ▶ Abschn. 14.2.1)
   - Hinweise auf Intoxikation:
     - Schneller Beginn und schnelles Abklingen der Symptome.
     - Drogenurin nicht immer verlässlich, d. h. bei einer Anamnese, die für das Vorliegen einer Intoxikation spricht, sollte diese Diagnose bei einem negativen Drogenurin nicht sofort verworfen werden.
3. Differenzialdiagnose immunvermittelte Enzephalitis (s. folgender Abschnitt).

15.4 Diagnostik

Bei einer Erstmanifestation einer Schizophrenie sollen entsprechend der S3-Leitlinie Leitlinien folgende Untersuchungen angeboten werden (DGPPN e. V. für die Leitliniengruppe 2019):

- Blutentnahme: Differenzialblutbild, Nüchternblutzucker, GPT, GGT, Kreatinin, Natrium, Kalium, Kalzium, BSG/CRP und TSH,
- Drogenscreening im Urin,
- strukturelle Bildgebung des Gehirns, idealerweise MRT (alternativ CT).

Diese Untersuchungen ermöglichen den Ausschluss von Differenzialdiagnosen und beinhalten die Basisdiagnostik im Vorfeld der meist notwendig werdenden Pharmakotherapie. Darüber hinaus sollte eine weiterführende Diagnostik (EEG und Liquorpunktion) angeboten werden, wenn sich Hinweise auf eine sekundäre somatische Genese ergeben (z. B. ein epileptisches Geschehen [dann EEG] oder eine immunvermittelte Enzephalitis [dann LP]). Details zum Vorgehen bei Verdacht auf eine immunvermittelte Enzephalitis haben wir an anderer Stelle beschrieben (Klein et al. 2024b).

15.5 Therapie

15.5.1 Allgemeine Prinzipien

Angesichts der oft geringen Krankheitseinsicht gestaltet sich die Behandlung der Schizophrenie anfangs oft schwer. Eine wichtige Voraussetzung für das Gelingen der Behandlung ist, das Vertrauen des Patienten zu gewinnen. Dabei kann es hilfreich sein, sich immer wieder kurz die Wahrnehmung des Patienten anzuhören (z. B. „Ich werde von den Geheimdiensten verfolgt") und dem sanft, aber klar die medizinische Sichtweise gegenüberzustellen (z. B. „Ich höre, dass sie große Angst vor den Geheimdiensten haben, ohne dass wir bislang klare Hinweise darauf gefunden haben, dass Sie von diesen verfolgt werden. Möglicherweise sind diese Ängste auch Ausdruck einer psychischen Krankheit, auch wenn es Ihnen gegenwärtig schwerfällt, mir das zu glauben. Ich würde Ihnen gerne Hilfe anbieten im Umgang mit diesen Ängsten").

Zentrale Elemente dieser Form von Gestaltung der Behandlung sind folgende:

- Dem rigiden Modell des Patienten („Ich werde verfolgt, egal was Sie sagen") wird kein rigides medizinisches Modell entgegengesetzt („Sie sind schizophren, auch wenn Sie es mir nicht glauben").
- Es werden keine Versuche unternommen, zu beweisen, dass die Wahninhalte des Patienten nicht zutreffend sind (z. B. wird keine zahnärztliche Untersuchung durchgeführt, wenn der Patient glaubt, er würde durch ein Mikrofon im Zahn durch die Geheimdienste abgehört). Diese „Beweise" würden den Patienten nur kurz beruhigen und verhindern, dass er lernt, seinen Überzeugungen weniger Glauben zu schenken.
- Der Wahn des Patienten wird aber auch nicht im Sinne einer falsch verstanden Kameradschaft bestätigt (z. B. indem dem Patienten gesagt wird, man nehme ihn stationär auf, um ihn vor den Gefahren durch den Geheimdienst zu schützen).

Das Ziel dieser Form des Umgangs mit dem psychotischen Erleben ist, dass der Patient die Möglichkeit bekommt, dem psychotischen Erleben in seinem Denken und Handeln Schritt für Schritt weniger Raum zu geben und sich in seinem Denken und Handeln stärker von Dingen leiten zu lassen, die für seine Alltagsbewältigung und die Verfolgung langfristiger Ziele in seinem Leben wichtig sind.

Um dieses Ziel zu erreichen, ist meist eine Kombination von Psychopharmakotherapie und Psychotherapie notwendig. Auch Leistungen zur Teilhabe sind in der Behandlung der Schizophrenie oft sehr wichtig (▶ Kap. 10). Welche dieser 3 Säulen der Therapie bei der Behandlung im Vordergrund steht, ist stark abhängig vom aktuellen Schweregrad und dem Verlauf der Erkrankung.

15

15.5.2 Psychopharmakotherapie

Die Beschreibung der Psychopharmakotherapie der Schizophrenie orientiert sich eng an der aktuellen S3-Leitlinie (DGPPN e.V. für die Leitliniengruppe 2019).

- **Erstmanifestation und Akutphase**
In dieser Phase der Behandlung gibt die aktuelle Leitlinie der DGPPN folgende Empfehlungen:
- Eine Monotherapie mit einem Antipsychotikum ist bei der Therapie der akuten schizophrenen Episode zu bevorzugen.

– Die Dosierung sollte so gering wie möglich, aber so hoch wie nötig gewählt werden. Konkret bedeutet das, man sollte insbesondere bei der Erstmanifestation mit niedriger, aber sicher wirksamer Dosis beginnen, da sowohl ein besseres Ansprechen als auch eine größere Sensibilität für Nebenwirkungen zu erwarten sind (Dosierungsempfehlungen: siehe ▶ Tab. 4.1).

– Aufgrund geringer Wirksamkeitsunterschiede der einzelnen Präparate und allgemein hoher Ansprechraten bei der Ersterkrankung soll die Auswahl primär an den Nebenwirkungen orientiert erfolgen:
  – Blutbildveränderungen, v. a. bei Clozapin (siehe ▶ Abschn. 3.1.1),
  – extrapyramidalmotorische Nebenwirkungen (siehe ▶ Abschn. 3.1.2),
  – Gewichtszunahme und metabolisches Syndrom (siehe ▶ Abschn. 3.1.3),
  – Herzrhythmusstörungen (siehe ▶ Abschn. 3.1.5),
  – Hyperprolaktinämie (siehe ▶ Abschn. 3.1.6).

Eine häufig eingesetzte Strategie ist eine Behandlung mit Amisulprid wegen seiner vergleichsweise guten Wirkung und der vergleichsweise geringen Nebenwirkungen (weniger Gewichtszunahme, allerdings Risiko von Frühdyskinesien und Hyperprolaktinämie). Bei stark gereizten und angespannten Patienten ist Olanzapin eine gute Behandlungsoption, weil Olanzapin sowohl gut antipsychotisch als auch sedierend wirkt.

■ **Mangelnde Wirksamkeit**
Bei unzureichender Wirksamkeit empfiehlt sich folgendes Vorgehen:
– Umstellung frühestens nach 2 Wochen, spätestens jedoch nach 4 Wochen.
– Umstellung beispielsweise auf Olanzapin oder Risperidon; diese zeigen auch bei Nichtansprechen auf ein Antipsychotikum im Vergleich zu anderen Wirkstoffen eine überlegene Wirksamkeit.
– Umstellung auf Clozapin erst bei Nichtansprechen auf zwei Antipsychotika (überlegene Wirksamkeit bei Therapieresistenz mit bis zu 75 % Responserate, auch bei Nichtansprechen auf vorherige Behandlungsversuche, jedoch Gefahr einer Agranulozytose) (Remington et al. 2013).

■ **Negativsymptomatik**
Bei prädominanten Negativsymptomen sollte Amisulprid (in niedriger Dosis) oder Olanzapin angeboten werden. Eine Alternative stellt Cariprazin dar. Bei unzureichendem Ansprechen auf eine antipsychotische Monotherapie sollte Patienten mit prädominanten Negativsymptomen eine zusätzliche Behandlung mit Antidepressiva angeboten werden.

■ **Kombinationsbehandlung**
Im Allgemeinen sollte in der Behandlung der Schizophrenie auf eine Kombination von Antipsychotika verzichtet werden. Insbesondere sollte immer mit einer Monotherapie begonnen werden. Bei unzureichender Wirkung sollte ein weiteres Antipsychotikum nur in gut begründeten Ausnahmefällen hinzugegeben werden:
– In der Behandlung der *psychotischen Symptomatik* nur, wenn eine Behandlung mit 2 verschiedenen Antipsychotika in Monotherapie nicht erfolgreich war und

212 Kapitel 15 · Psychotische Störungen ·

eine Umstellung auf Clozapin nicht möglich ist. Bei der Kombination kann darauf geachtet werden, dass die beiden Antipsychotika sich in ihrem Rezeptorprofil unterscheiden.

— Zur Behandlung der *Negativsymptome* kann eine Kombination mit Aripiprazol wirksam sein.

— Zur Reduktion bestimmter *Nebenwirkungen* (Hyperprolaktinämie, sexuelle Funktionsstörungen und Gewichtszunahme) kann eine Kombination mit Aripiprazol wirksam sein.

■ **Erhaltungstherapie**

Bei Patienten mit einem rezidivierenden Verlauf der Schizophrenie verdoppelt sich das Risiko eines erneuten Rezidivs bei Absetzen des Antipsychotikums im 1. Jahr von 27 % (bei Weiterbehandlung) auf 65 % (bei Absetzen) (DGPPN e.V. für die Leitliniengruppe 2019). In einer Reihe von Studien konnte jedoch kein Zeitpunkt für das sichere Absetzen von Antipsychotika gefunden werden. Auch nach einer bis zu 20 Jahre dauernden Nachbeobachtungszeit lässt sich immer noch ein rezidivprophylaktischer Effekt einer fortgesetzten antipsychotischen Medikation nachweisen (Tiihonen et al. 2014).

Die Empfehlungen zur Gestaltung und Dauer der Behandlung haben sich in den letzten Jahren gewandelt:

— Unverändert wird empfohlen, bei guter Wirksamkeit und Verträglichkeit das in der Akutbehandlung wirksame Präparat auch in der Erhaltungstherapie beizubehalten, und zwar in der individuell **minimal effektiven Dosierung** (Dosierungsempfehlungen siehe ▶ Tab. 4.1).

— Die aktuelle S3-Leitlinie empfiehlt angesichts der Tatsache, dass es keinen sicheren **Zeitpunkt zum Absetzen** gibt, die Patienten über das erhöhte Rezidivrisiko nach Absetzen der Medikation aufzuklären und die Dauer der Medikation dann individuell mit dem Patienten festzulegen.

— In einer früheren Version der DGPPN-Leitlinie wurde bezüglich der Dauer der Behandlung empfohlen, diese nach Erstmanifestation 12 Monate fortzuführen, bei einem rezidivierenden Verlauf sogar **mehrere Jahre**, besser sogar lebenslang.

— Bei Erstmanifestation einer Schizophrenie kann alternativ auch eine **intermittierende Behandlung** erwogen werden: die Medikation wird langsam abgesetzt, der Patient wird auf das Wiederauftreten von Krankheitszeichen überwacht und die Medikation ggf. wieder begonnen (Gaebel et al. 2002).

15

■ **Rezidiv**

Bei einer akuten Wiedererkrankung, also eines akuten schizophrenen Rezidivs, sollte nach den möglichen Ursachen gesucht werden. Ein häufiger Grund für ein Rezidiv ist das Absetzen der Medikation. Daher ist die medikamentöse Compliance oder Therapieadhärenz zu evaluieren und der Rückfall dazu in Bezug zu setzen. Die Pharmakotherapie sollte dann so rasch wie möglich ohne langes Zuwarten wieder aufgenommen oder intensiviert werden. Bei der Verordnung sollten eventuelle Nebenwirkungen berücksichtigt werden, die der Patient bei zurückliegenden Behandlungen erlitten hat (z. B. könnte bei einem anamnestisch unter Risperidon aufgetretenen Parkinsonoid als Alternativpräparat Quetiapin gewählt werden).

■ **Wirkstärke**

Die Wirksamkeit von Antipsychotika in der Akutbehandlung und in der Erhaltungstherapie wird mit 0,51 bzw. 0,92 angegeben (ausgedrückt als standardisierte Mittelwertsdifferenz im Vergleich zu Placebo – SMD). Das entspricht einer "*number needed to treat*" von etwa 3–4 in der Akutbehandlung und etwa 2 in der Erhaltungstherapie (siehe ▶ Tab. 1.2).

Im Folgenden finden Sie eine Rangliste für die Wirksamkeit von in Deutschland verfügbaren Antipsychotika (SMD im Vergleich zu Placebo). Diese beruhen auf einer Netzwerkmetaanalyse (Leucht et al. 2013) und sollen eine Hilfestellung sein bei der Auswahl von Antipsychotika:

- Clozapin 0,88,
- Amisulprid 0,66,
- Olanzapin 0,55,
- Risperidon 0,56,
- Paliperidon 0,50,
- Haloperidol 0,45,
- Quetiapin 0,44,
- Aripiprazol 0,43.

15.5.3 Psychotherapie

In der Akutphase der Behandlung liegt der Schwerpunkt der Psychotherapie oft auf der Psychoedukation. Das Ziel ist dabei zunächst, mit den Betroffenen über die Erlebnisse und Erfahrungen ins Gespräch zu kommen, die zur Initiierung der Behandlung geführt haben (Klingberg und Wittorf 2012). Dabei sollte die oben bereits beschriebene Grundhaltung im Umgang mit psychotischen Patienten berücksichtigt werden. Es geht also beispielsweise nicht darum, den Patienten davon zu überzeugen, dass er an einer Schizophrenie leidet (das wird bei vielen Patienten angesichts der eingeschränkten Krankheitseinsicht anfangs sehr schwer sein). Vielmehr soll reflektiert werden, ob und inwieweit die Erfahrungen des Patienten Ausdruck einer Erkrankung sind und ob Behandlungsmaßnahmen in diesem Zusammenhang vom Patienten als Hilfe und Unterstützung angesehen werden. Gruppeninterventionen haben den Vorteil, dass Äußerungen von Mitbetroffenen häufig glaubwürdiger erscheinen und für Betroffene akzeptabler sind.

Die Wirksamkeitsstudien zeigen, dass die Einbeziehung der Familie unverzichtbar ist. So konnte bei Einbezug der Familie beispielsweise eine Reduktion der Rückfälle erreicht werden. Zur konkreten inhaltlichen Ausgestaltung der Psychoedukation siehe ▶ Abschn. 7.5.

Bipolar affektive Störung

Inhaltsverzeichnis

© Der/die Autor(en), exklusiv lizenziert an Springer-Verlag GmbH, DE,
ein Teil von Springer Nature 2025
J. P. Klein, E. M. Klein, *Psychiatrie, Psychosomatik und Psychotherapie*,
https://doi.org/10.1007/978-3-662-71440-9_16

16.1 Epidemiologie

Die 12-Monats-Prävalenz der bipolaren Störung beträgt 1,5 % (w > m) (Jacobi et al. 2014).

16.2 Kriterien der manischen Episode und der hypomanen Episode im Rahmen einer bipolaren Störung (F31)

Ein **manisches Syndrom** ist charakterisiert durch folgende Hauptsymptome (beide müssen vorhanden sein):
- abnorm und anhaltend gehobene, expansive oder gereizte Stimmung
- abnorm und anhaltend gesteigerte zielgerichtete Aktivität oder Energie

Daneben bestehen im Rahmen eines manischen Syndroms meistens mehrere Nebensymptome:
- Größenideen („Ich bin Gott") oder übersteigertes Selbstwertgefühl,
- vermindertes Schlafbedürfnis (fühlt sich z. B. nach bereits 3 Stunden ausgeruht),
- Rededrang oder vermehrte Gesprächigkeit,
- Ideenflucht (Patient kommt vom „Hölzchen auf Stöckchen" und findet nicht mehr zum Thema zurück) oder subjektives Gefühl des Gedankenrasens,
- erhöhte Ablenkbarkeit,
- Zunahme zielgerichteter Aktivität (im sozialen, beruflichen/schulischen oder sexuellen Bereich) oder psychomotorische Unruhe (d. h. planlose, nicht zielgerichtete Aktivität),
- übermäßige Beschäftigung mit Aktivitäten, die mit hoher Wahrscheinlichkeit negative Konsequenzen haben (z. B. ungezügelte sexuelle Aktivität, ungehemmtes Einkaufen, törichte Investitionen etc.).

Für die Diagnose einer **manischen Episode** oder einer **hypomanen Episode** wird gefordert, dass beide Hauptsymptome über eine bestimmte Dauer an den meisten Tagen fast den ganzen Tag vorhanden sind. Gleichzeitig bestehen mindestens 3 Nebensymptome in einem deutlichen Ausmaß (bei reizbarer Stimmung sind 4 Nebensymptome gefordert).

Die Unterscheidung zwischen einer manischen und einer hypomanen Episode richtet sich nach folgenden Kriterien:
- **Manische Episode:** Die Symptome dauern mindestens eine Woche an und sind in der gegenwärtigen Episode *so stark* ausgeprägt, dass sie zu einer deutlichen *Beeinträchtigung der sozialen oder beruflichen Funktionsfähigkeit* führen oder eine *Krankenhausaufnahme* nötig machen. Wenn *psychotische Merkmale* auftreten, ist die Episode per definitionem eine manische Episode
  - **ohne psychotische Symptome (F31.1),**
  - **mit psychotischen Symptomen (F31.2),** zum Beispiel Größenwahn (siehe ▶ Abschn. 15.2).

16

— **Hypomane Episode (F31.0)**: Die Symptome dauern mindestens 4 Tage an und sind in der gegenwärtigen Episode lediglich schwer genug, dass sie zu einer *Änderung des Funktionsniveaus im Vergleich zur symptomfreien Zeit* führen, ohne dass eine deutliche Funktionsbeeinträchtigung wie bei einer manischen Episode auftritt

Es werden verschiedene **Verlaufsformen** der bipolaren Störung unterschieden:
— Bipolar-I-Störung: manische und depressive Episoden,
— Bipolar-II-Störung: hypomane und depressive Episoden.

Darüber hinaus kann der Verlauf der bipolaren Störung als „Rapid Cycling" beschrieben werden und eine affektive Episode im Rahmen einer bipolaren Störung als „gemischte Episode" eingeordnet werden.

16.2.1 Rapid Cycling

— Im Zeitraum eines Jahres mindestens 4 affektive Episoden (z. B. manisch oder depressiv).
— Dabei sind diese Episoden voneinander getrennt durch eine der beiden folgenden Möglichkeiten:
  – Switch (=Umschlag) in den entgegengesetzten Pol (z. B. von manisch nach depressiv),
  – Remission von mindestens 2 Monaten zwischen den Episoden.

16.2.2 Gemischte Episode (F31.6)

Neben dem Vollbild einer manischen oder hypomanen Episode bestehen während der Mehrzahl der Tage auch mindestens 3 depressive Symptome (siehe ▶ Abschn. 15.3.1) bzw. neben dem Vollbild einer depressiven Episoden bestehen während der Mehrzahl der Tage auch mindestens 2 manische Symptome.

16.3 Anamnese

Die Erhebung ist häufig erschwert durch den ausgeprägten Rededrang der Betroffenen. Oft reagieren sie auch gereizt, wenn man versucht, den Gesprächsfluss durch gezielte Fragen zu unterbrechen. Häufig wird das Bestehen eines manischen Syndroms bereits durch die spontan berichteten Symptome ausreichend deutlich. Entscheidend ist dann die Sammlung von Informationen bezüglich eventueller Differenzialdiagnosen. Meist sind die Patienten in Bezug auf die Diagnose „Manie" nicht krankheitseinsichtig. Manchmal lassen sie sich dennoch bereitwillig auf eine Behandlung ein, wenn diese vermittelt wird als eine Möglichkeit, in der aktuell als stressig empfundenen Situation ein wenig zur Ruhe zu kommen.

16.3.1 Differenzialdiagnose

- Psychiatrische Differenzialdiagnosen:
  - Bei Vorliegen von psychotischen Symptomen ist die Schizophrenie bzw. die schizoaffektive Störung eine wichtige Differenzialdiagnose. Zur weiteren differenzialdiagnostischen Einordnung siehe ▶ Abschn. 15.3.1.
  - Intoxikation mit Drogen, insbesondere Stimulanzien, siehe ▶ Abschn. 14.2.2.
- Sonstige Krankheitsbilder:
  - Hyperthyreose.
  - Behandlung mit Steroiden (*Steroidpsychose*): Manische Syndrome gehören zu den häufigsten psychiatrischen Komplikationen einer Steroidbehandlung. Diese sind meist dosisabhängig und können mehrere Wochen andauern.

16.4 Diagnostik

Bei einem Patienten mit einem manischen Syndrom sollten zum Ausschluss organischer Ursachen folgende Untersuchungen durchgeführt werden (DGBS e.V. und DGPPN e.V. 2019):

- Blutentnahme:
  - obligat:
    - TSH (Ausschluss Hyperthyreose),
    - Syphilis-Serologie (Ausschluss Neurosyphilis),
    - CRP,
  - bei klinischem Verdacht:
    - Cortisol im 24-h-Urin (Ausschluss Morbus Cushing),
- bildgebende Diagnostik (MRT oder CCT) zum Ausschluss eines Frontalhirntumors, einer frontotemporalen Demenz oder einer multiplen Sklerose,
- EEG zum Ausschluss einer Epilepsie (bei entsprechendem klinischen Verdacht).

16.5 Therapie

16.5.1 Basismaßnahmen

16

Eine wichtige Basismaßnahme in der Behandlung von manischen Syndromen ist die Reizabschirmung (beispielsweise durch Unterbringung in einem Einzelzimmer, Vereinbarung über Einschränkung der Nutzung von Handy und Computer …).

16.5.2 Psychopharmakotherapie

■ Behandlung der Manie

In der medikamentösen Behandlung von manischen Syndromen ist sowohl eine stimmungsstabilisierende Wirkung als ggf. auch eine Sedierung wichtig. Bei schweren manischen Syndromen ist daher oft eine Kombinationstherapie nötig, z. B. Kombination von Valproat oder Lithium mit einem atypischen Antipsychotikum. Im Allgemeinen gelten die in ◘ Tab. 16.1 zusammengefassten Empfehlungen.

■ Behandlung der bipolaren Depression

Im Allgemeinen gilt:

— Die Indikation für eine psychopharmakologische Behandlung orientiert sich am Schweregrad:
  - leicht: nur in Ausnahmefällen indiziert,
  - mittelgradig: stellt eine Option dar,
  - schwer: sollte behandelt werden.

◘ **Tab. 16.1** Übersicht über die Therapieempfehlungen bei manischer Episode. Aufgrund der Vielzahl der Behandlungsmöglichkeiten ist diese Tabelle auf die „Sollte"-Empfehlungen begrenzt, weil für diese eine besonders gute Evidenzbasis besteht (DGBS e.V. and DGPPN e.V. 2019)

Päparat	Bemerkungen	Dosierung
Initialtherapie (ggf. in Kombination mit Benzodiazepinen)		
Lithium	- Weniger sedierende Wirkung, daher ggf. Kombination mit sedierenden Antipsychotika	► Abschn. 4.4.3
Antipsychotika	- Aripiprazol - Asenapin - Haloperidol, v. a. zur Akuttherapie - Olanzapin, auch bei der gereizten Manie und möglicherweise auch bei gemischter Episode - Quetiapin - Risperidon - Ziprasidon	► Abschn. 4.1.2
Carbamazepin	- Auch bei gemischter Episode	► Abschn. 4.4.1
Valproat	- Schneller Wirkeintritt	► Abschn. 4.4.4
Nicht ausreichendes Ansprechen: Kombinationstherapie (ggf. zusätzlich Benzodiazepine)		
Valproat oder Lithium mit Olanzapin oder Risperidon		Siehe oben
Weiterhin nicht ausreichendes Ansprechen		
Elektrokrampftherapie (EKT)		► Abschn. 9.1

◘ Tab. 16.2   Übersicht über die Therapieempfehlungen bei bipolarer Depression

Präparat	Bemerkungen	Dosierung
Initialtherapie (immer in Kombination mit Psychotherapie und ggf. in Kombination mit Wachtherapie, Lichttherapie oder rTMS)		
Quetiapin	**- Einziges Medikament mit Soll-Empfehlung (beste Evidenz)** - Wirkung konnte auch bei Patienten mit Rapid Cycling gezeigt werden	▶ Abschn. 4.1.2
Olanzapin	- Insbesondere bei Bipolar-I-Störung	▶ Abschn. 4.1.2
Carbamazepin		▶ Abschn. 4.4.1
Lamotrigin	- Wegen des langsamen Aufdosierens ist eine Wirkung erst nach mehreren Wochen zu erwarten	▶ Abschn. 4.4.2
Nicht ausreichendes Ansprechen		
Elektrokonvulsionstherapie (EKT)		▶ Abschn. 9.1

— Wenn man sich für eine pharmakologische Behandlung entscheidet, sollte bei bestehender Behandlung mit Stimmungsstabilisierer der Serumspiegel bestimmt und ggf. optimiert werden.
— Wenn die alleinige Optimierung der Stimmungsstabilisierer nicht zu einem ausreichenden Erfolg führt oder gegenwärtig keine Behandlung mit Stimmungsstabilisierer besteht, dann gelten die in ◘ Tab. 16.2 zusammenfassten Therapieempfehlungen.

In Bezug auf eine Behandlung mit Antidepressiva gilt:
— Eine alleinige Behandlung einer bipolaren Depression mit einem Antidepressivum ist assoziiert mit 2 wichtigen Risiken:
  – Auslösen einer manischen Episode (Switch in die Manie),
  – Auslösen eines "Rapid Cycling".
— Dies gilt insbesondere bei:
  – Behandlung mit trizyklischen Antidepressiva und Venlafaxin; als sicherer gelten SSRI (v. a. Fluoxetin, Paroxetin und Sertralin) und Bupropion,
  – Bipolar-I-Störung; bei einer Bipolar-II-Störung besteht bei einer alleinigen Behandlung mit einem Antidepressivum ein geringes Switch-Risiko (Amsterdam und Brunswick 2003).

Bei gemischten affektiven Episoden sollte auf Antidepressiva verzichtet werden.

16

Tab. 16.3 Übersicht über die Therapieempfehlungen zur Phasenprophylaxe

Präparat	Bemerkungen	Dosierung
Monotherapie (in Kombination mit Psychotherapie)		
Lithium	**- Einziges Medikament mit Soll-Empfehlung (beste Evidenz)**	▶ Abschn. 4.4.3
Antipsychotika	- Aripiprazol: gegen manische Episoden bei Ansprechen in Akutphase - Olanzapin: bei Ansprechen in der Manie - Quetiapin: wenn hierunter Remission erreicht wurde - Risperidon-Depot: bei Ansprechen in der Akutphase	▶ Abschn. 4.1.2
Carbamazepin		▶ Abschn. 4.4.1
Lamotrigin	- Gegen depressive Episoden bei Ansprechen in der Akutphase - bei "Rapid Cycling"	▶ Abschn. 4.4.2
Valproat		▶ Abschn. 4.4.4

Nicht ausreichendes Ansprechen

- Valproat bzw. Lithium mit Quetiapin bei Ansprechen auf diese Kombination in Akutbehandlung
- Valproat bzw. Lithium oder Lamotrigin mit Risperidondepot bei Rapid Cycling bzw. Ansprechen in der Akutphase
- Valproat mit Lithium

Kein Ansprechen

- Umstellung auf anderen Wirkstoff in Monotherapie

- **Phasenprophylaxe**

Bereits nach einer ersten manischen Episode sollte eine Phasenprophylaxe, z. B. mit Lithium, erfolgen: Nach der 1. manischen Episode mindestens 12-monatige Phasenprophylaxe, nach einer 2. Episode ist die langfristige Phasenprophylaxe oft unumgänglich (siehe ☐ Tab. 16.3).

- **Wirkstärke (siehe ☐ Tab. 16.4)**

◙ **Tab. 16.4** Wirkstärken in der Behandlung der bipolaren Störung

	Akutbehandlung der Manie (Cipriani et al. 2011)	Rezidivprophylaxe (Leucht et al. 2012)
Aripiprazol	0,37	
Carbamazepin	0,36	
Haloperidol	**0,56**	
Lithium	0,37	**1,12**
Olanzapin	0,43	
Quetiapin	0,37	
Risperidon	**0,50**	
Valproat		0,37

16.5.3 Psychotherapie

Zur psychotherapeutischen Behandlung der bipolaren Störung stehen verschiedene Behandlungsprogramme zur Verfügung, die bestimmte Gemeinsamkeiten haben (Chatterton et al. 2017):

- Beginn mit **Psychoedukation** über die Erkrankung und deren Behandlung (▶ Abschn. 7.5) und **Entwicklung eines individuellen Störungsmodells** (Beispiel: Ein Patient mit einer bipolaren Störung machte sich Sorgen wegen eines Konfliktes bei der Arbeit und ging infolgedessen erst spät zu Bett, um sich noch Gedanken machen zu können, wie er das Problem löst; der daraus resultierende Schlafmangel führte in den folgenden Tagen zu einer zunehmend euphorisch-gereizten Stimmung mit ausgeprägtem Rededrang und vermindertem Schlafbedürfnis).
- Ausgehend von diesem Störungsmodell können Strategien besprochen werden zur **Aufrechterhaltung von Rhythmen**. Das Ziel ist, die als anfällig angenommene zirkadiane Rhythmik zu stabilisieren durch eine Erhöhung der Regelmäßigkeit der täglichen Routinen und insbesondere des Schlaf-Wach-Zyklus (Frank et al. 2006, ▶ Abschn. 7.4.4)
- **Erkennen von Frühwarnzeichen** des Auftretens einer affektiven Episode (Manie oder Depression) und Entwicklung von Bewältigungsstrategien bei deren Auftreten (z. B. den behandelnden Arzt aufsuchen, um die Blutspiegel der verordneten Medikamente zu untersuchen bzw. deren Dosierung anzupassen).
- Bessere Wirksamkeit bei **Einbezug der Angehörigen** (insbesondere in Bezug auf Rückfälle, weil Angehörige in das Management beim Auftreten von Frühwarnsymptomen mit einbezogen werden können).
- Weitere psychotherapeutische Techniken orientieren sich an der Phase der Erkrankung (depressive vs. manische Phase).

- Die **antidepressiven Strategien** sind denen bei der psychotherapeutischen Behandlung der unipolaren Depression vergleichbar (▶ Abschn. 17.5.4).
- Für den Erwerb von **antimanischen Strategien** der Erkrankung ist es wichtig, dass der Patient sich bewusst macht, dass ein gesteigertes Aktivitätsniveau und verminderter Schlaf in einer manischen Phase im Sinne einer sich selbst verstärkenden Schleife zu einer Verstärkung der manischen Symptomatik führen. Ziel der Behandlung ist, dass der Betroffene sich Grenzen für Aktivitäten festlegt und Strategien zur Begrenzung von risikoreichem Verhalten findet. Bei stark ausgeprägter manischer Symptomatik ist dafür eine deutliche Strukturierung von außen notwendig (z. B. Reizabschirmung in einem stationären Setting).

Depressive Störungen

Inhaltsverzeichnis

© Der/die Autor(en), exklusiv lizenziert an Springer-Verlag GmbH, DE,
ein Teil von Springer Nature 2025
J. P. Klein, E. M. Klein, *Psychiatrie, Psychosomatik und Psychotherapie*,
https://doi.org/10.1007/978-3-662-71440-9_17

17.1   Epidemiologie

Die 12-Monats-Prävalenz der unipolaren Depression beträgt 7,7 % (w > m) (Jacobi et al. 2014), etwa 1/3 aller depressiven Störungen verlaufen chronisch.

Typische Komorbiditäten sind Angststörungen, Persönlichkeitsstörungen, Substanzkonsumstörungen.

17.2   Diagnostische Kriterien

Man kann grob drei Verlaufsformen der depressiven Störung unterscheiden: einmalige depressive Episode (F32), wiederkehrende depressive Episoden (F33) und eine anhaltende depressive Störung (F34.1).

17.2.1   Depressive Episode (F32 bzw. F33)

Kriterien der depressiven Episode (F32 bzw. F33, siehe ◘ Tab. 17.1)

Depressive Verstimmung und Verlust von Freude und Interesse an Aktivitäten sowie eine Störung des Antriebs sind die Kernsymptome einer Depression. Eine depressive Episode wird diagnostiziert, wenn mindestens 5 der folgenden Symptome an fast allen Tagen für die meiste Zeit des Tages während derselben 2-Wochen-Periode bestehen (Symptom 1 oder 2 *muss* darunter sein) (American Psychiatric Association 2013):

17

◘ **Tab. 17.1**   Kodierung der Verlaufsformen und des Schweregrades der depressiven Störung

	Einzelne Episode (F32)	Rezidivierend (F33)
Leicht (keine oder wenige Symptome zusätzlich zu denen, die für die Diagnose erforderlich sind; geringfügige Beeinträchtigung)	F32.0	F33.0
Mittelgradig (zwischen leicht und schwer)	F32.1	F33.1
Schwer (Anzahl der Symptome geht deutlich über diejenigen hinaus, die für die Diagnose erforderlich sind; deutliche Beeinträchtigung)	F32.2	F33.2
Mit *psychotischen Symptomen* (z. B. Schuld, verdiente Bestrafung, Verarmung, Nihilismus)	F32.3	F33.3
Teilremittiert (Kriterien nicht mehr vollständig erfüllt)	F32.4	F33.4
Vollremittiert (während der letzten 2 Monate keine bedeutsamen Symptome der Störung)	F32.5	F33.5
Nicht näher bezeichnet	F32.8	F33.8

1. Depressive Verstimmung für die meiste Zeit des Tages (z. B. niedergestimmt, traurig, leer, hoffnungslos)
2. Deutlich vermindertes Interesse oder Freude an allen oder fast allen Aktivitäten,
3. Deutlich verminderter oder gesteigerter Appetit
4. Deutliche Schlafstörungen
5. Unruhe oder Verlangsamung
6. Müdigkeit oder Energieverlust
7. Gefühle von Wertlosigkeit oder übermäßige oder unangemessene Schuldgefühle
8. Verminderte Fähigkeit zu denken oder sich zu konzentrieren oder verringerte Entscheidungsfähigkeit
9. Wiederkehrende Gedanken an den Tod (nicht nur Angst vor dem Sterben), wiederkehrende Suizidvorstellungen ohne genauen Plan, tatsächlicher Suizidversuch oder genaue Planung eines Suizids (dieses Kriterium ist auch erfüllt, wenn die Symptome nicht an fast allen Tagen vorhanden sind)

Das Vorgehen bei der Kodierung der Verlaufsformen und des Schweregrads der depressiven Störung finden Sie in ■ Tab. 17.1.

17.2.2 Persistierende depressive Störung (Dysthymie – F34.1)

1. Depressive Stimmung, die über einen Zeitraum von 2 Jahren oder länger mindestens für die meiste Zeit (oder im Falle einer persistierenden depressiven Episode sogar an fast allen Tagen) besteht.
2. In diesem Zeitraum bestehen mindestens 2 (im Falle einer persistierenden depressiven Episode mindestens 5) weitere depressive Symptome.
3. In dem 2-jährigen Zeitraum gibt es keine Phase von 2 Monaten oder länger ohne die Symptome aus (1) oder (2).

17.2.3 Depressive Störung mit Angst (F41.2)

Die depressive Störung mit Angst wird kodiert, wenn 2 der folgenden Symptome während der Mehrzahl der Tage einer depressiven Episode oder einer persistierenden depressiven Störung (Dysthymie) auftreten:
- Gefühl der Überreiztheit oder Anspannung
- Gefühl ungewöhnlicher Ruhelosigkeit
- Konzentrationsschwierigkeiten aufgrund von Sorgen
- Befürchtung, dass etwas Furchtbares passieren könnte
- Gefühl, dass die Person die Kontrolle über sich verlieren könnte

Leider steht für die depressive Störung mit Angst kein ICD-Code zur Verfügung. Man kann den ICD-Code F41.2 verwenden, allerdings kann dieser streng genommen nur vergeben werden, wenn keines der Symptome für sich genommen ausreichend ist, um die Diagnose einer anderen depressiven Störung oder einer

Angststörung zu rechtfertigen. Hilfsweise könnte man den Code F41.2 zusammen mit dem Code für die depressive Episode vergeben. Dies sollte man aber nur machen, wenn die Kriterien für die depressive Episode voll erfüllt sind und nicht die Kriterien einer eigenständigen Angststörung erfüllt sind.

17.3 Anamnese

Das Vorgehen bei der Anamnese depressiver Störungen wird in ☐ Tab. 17.2 dargestellt. Die in der Tabelle genannten abschließenden Fragen zum Verlauf der depressiven Störung sind aus zwei Gründen wichtig:

☐ **Tab. 17.2** Systematisches Vorgehen in der Anamnese eines depressiven Syndroms

Symptom/Kriterium	Mögliche Eingangsfragen	Mögliche Vertiefungsfragen
Depressive Kernsymptome		
(1) Depressive Verstimmung	Wie würden Sie in den letzten Wochen Ihre Stimmung beschreiben?	Wenn der Patient seine Stimmung als gedrückt, traurig, leer oder hoffnungslos beschreibt, erheben Sie: War das in den letzten zwei Wochen nahezu durchgehend, nahezu jeden Tag so?
(2) Interessen- oder Freudlosigkeit	Haben Sie das Interesse oder die Freude an nahezu allen Dingen verloren, die Ihnen normalerweise Freude bereiten?	*Wenn Sie es bislang nicht erhoben haben, fragen Sie jetzt*: War das in den letzten 2 Wochen nahezu durchgehend, nahezu jeden Tag so?
(3) Übergang zu den weiteren depressiven Symptomen.	Wie lange bestehen diese Symptome bereits nahezu jeden Tag/nahezu durchgehend?	*Bereiten Sie den Übergang zu den nächsten Fragen vor:* Im Folgenden werde ich Ihnen einige Fragen stellen zu weiteren Beschwerden, die möglicherweise in dieser Zeit bestanden haben. Dabei interessiert mich, ob diese Symptome nahezu täglich bestanden haben.
Weitere depressive Symptome		
(4) Todeswunsch oder Suizidgedanken	War es so schlimm, dass Sie den Gedanken hatten, dass Sie so nicht mehr weiterleben wollen?	Gab es auch Gedanken, dass Sie am liebsten tot wären (passiver Todeswunsch) oder sogar Gedanken, sich das Leben zu nehmen (Suizidalität)?
(5) Schlafstörungen	Wie haben Sie geschlafen? Hatten Sie irgendwelche Schlafprobleme?	*Fragen zur Differenzierung von Einschlafstörung und Durchschlafstörung:* Wann sind Sie abends ins Bett gegangen? Wie lange brauchten Sie zum Einschlafen? Sind Sie nachts wach geworden? Waren Sie dann länger als 20 min wach? Wann sind Sie morgens aufgewacht? Mehr als 1 Stunde vor der gewohnten Zeit?

17

Tab. 17.2 (Fortsetzung)

Symptom/Kriterium	Mögliche Eingangsfragen	Mögliche Vertiefungsfragen
(6) Appetit-steigerung oder Appetitverlust	Hat sich Ihr Appetit in dieser Zeit verändert? Hat sich dies auch auf Ihr Gewicht ausgewirkt?	
(7) Psycho-motorische Unruhe oder Ver-langsamung	Waren Sie besonders unruhig? Oder bewegten Sie sich langsamer als sonst?	
(8) Müdigkeit und Energieverlust	Fühlten Sie sich ständig energielos, müde oder abgeschlagen?	
(9) Niedriges Selbstwertgefühl oder Schuldgefühle	Wie sah es mit Ihrem Selbstbewusstsein aus? Haben Sie sich viel mit Schuldgefühlen beschäftigt? Waren diese der Situation angemessen? Machen Sie sich selbst viele Vorwürfe?	
(10) Konzentrations-störung	Haben Sie gemerkt, dass es Ihnen schwerer fiel als sonst, sich auf etwas zu konzentrieren? Beispielsweise beim Lesen oder Fernsehen?	

Verlauf der depressiven Episode

Dauer der de-pressiven Episode	Die Beschwerden, über die wir jetzt gesprochen haben: Haben Sie diese in den letz-ten 2 Jahren an mehr als der Hälfte der Tage erlebt?	*Frage zur Vertiefung:* Wann haben Sie zum letzten Mal einen Zeitraum von 2 Monaten oder länger erlebt, in denen Sie nicht an diesen Symptomen gelitten haben? [Remission]
Anzahl der de-pressiven Episoden	Wie oft in Ihrem Leben hatten Sie bereits Phasen, in denen Sie für 2 Wo-chen oder länger nahezu durchgehend diese Beschwerden hatten?	

– Einordnung der Depression als persistierende depressive Störung: Dauer der depressiven Symptomatik länger als 2 Jahre, ohne dass jemals Remissions-kriterien erfüllt waren.
– Einschätzung der Prognose: Je häufiger in der Vergangenheit depressive Phasen aufgetreten sind, desto wahrscheinlicher ist es, dass auch in Zukunft depressive Episoden auftreten werden.

Daneben ist es bei einer diagnostizierten depressiven Episode wichtig, nach häufigen komorbiden Störungen zu fragen, insbesondere nach folgenden psychischen Störungen:
– Angststörungen (siehe ▶ Abschn. 18.3),
– Persönlichkeitsstörungen (siehe ▶ Tab. 26.2),
– Abhängigkeitserkrankungen (siehe ▶ Abschn. 14.3).

17.3.1   Differenzialdiagnose

Differenzialdiagnostisch muss die depressive Störung abgegrenzt werden von einer Anpassungsstörung. Die Diagnose einer **Anpassungsstörung (F43.2)** wird gestellt, wenn die depressiven Symptome
1. infolge eines erkennbaren Belastungsfaktors aufgetreten sind,
2. zu einem deutlichen und unverhältnismäßigen Leiden oder einer erkennbaren Beeinträchtigung führen,
3. nicht die Kriterien einer depressiven Episode oder einer anderen psychischen Störung erfüllen.

Das heißt, sobald die Kriterien der depressiven Episode erfüllt sind, wird die Diagnose einer depressiven Episode gestellt, auch wenn diese nach einem belastenden Ereignis aufgetreten ist. Die ausführlichen Kriterien der Anpassungsstörung sind beschrieben in ▶ Tab. 20.3.

17.4   Diagnostik

Bei einem Patienten mit einem depressiven Syndrom sollten zum Ausschluss organischer Ursachen folgende Untersuchungen durchgeführt werden:
- Blutentnahme:
  - obligat:
    - TSH,
    - Elektrolyte: Natrium, Kalium, Kalzium,
    - Leber- und Nierenfunktionsparameter,
  - bei klinischem Verdacht:
    - Vitamin B_{12},
    - Syphilis-Serologie,
- bei klinischem Verdacht: kranielle Bildgebung (MRT oder CCT) bzw. EEG.

17.5   Therapie

17.5.1   Allgemeine Prinzipien

Die wichtigsten Behandlungsoptionen in der Therapie depressiver Störungen sind:
- Psychopharmakotherapie,
- Psychotherapie,
- Digitale Gesundheitsanwendungen.

Daneben steht eine Reihe an weiteren Behandlungsoptionen zur Verfügung:
- Elektrostimulationsverfahren (v. a. Elektrokunsvulsionstherpie (EKT) und repetitive transkranielle Magnetstimulation (rTMS) ▶ Kap. 9),
- Schlafentzugstherapie,
- Lichttherapie.

In der deutschen Leitlinie zur Depressionsbehandlung wird empfohlen, bei *leicht-oder mittelgradigen* depressiven Episoden entweder psychopharmakologisch oder psychotherapeutisch zu behandeln (bei einer *leichtgradigen* Störung wird vom generellen Verschreiben von Psychopharmaka abgeraten, vielmehr kann initial auch abwartendes Beobachten ausreichend sein). Bei der *schweren* depressiven Episode sollte eine Kombination aus Psychopharmakotherapie und Psychotherapie zum Einsatz kommen (Bundesärztekammer et al. 2022).

In der Akutbehandlung sind die psychopharmakologische und die psychotherapeutische Behandlung gleich wirksam. Nach Abschluss einer erfolgreichen Behandlung wird bei zuvor mit Psychotherapie behandelten Patienten seltener ein Wiederauftreten der Depression beobachtet als bei zuvor mit Antidepressiva behandelten Patienten. Das könnte dafür sprechen, bei leicht bis mittelgradig depressiven Patienten eine Psychotherapie vorzuziehen. Allerdings müssen Patienten oft lange auf eine psychotherapeutische Behandlung warten. Eine Medikation ist hingegen unmittelbar verfügbar.

17.5.2 Digitale Gesundheitsanwendungen

Digitale Gesundheitsanwendungen **(DiGA)** sollten bei leichten depressiven Episoden als Behandlung der 1. Wahl eingesetzt werden, bei mittelgradigen depressiven Episoden werden sie eingesetzt, wenn der Patient lieber mit einer DiGA behandelt werden möchte als mit Psychotherapie oder Psychopharmakotherapie. Bei einer schweren depressiven Episode sollten DiGA nur in Ergänzung zu Psychotherapie oder Psychopharmakotherapie eingesetzt werden. Zur Auswahl einer DiGA siehe ▶ Tab. 8.1.

17.5.3 Psychopharmakotherapie

■ **Akutbehandlung**

Zunächst kommen in der Psychopharmakotherapie der Depression vor allem Antidepressiva zum Einsatz. Die Auswahl des Antidepressivums richtet sich nach folgenden Eigenschaften der einzelnen Substanzen:
— Wirkstärke,
— Nebenwirkungen,
— Wirkprofil (sedierend/nicht sedierend).
— Interaktionspotenzial, insbesondere bei somatisch kranken Patienten.

Allgemein kann man sagen, dass Antidepressiva sich vor allem in ihren Nebenwirkungen und weniger in ihrer Wirksamkeit unterscheiden. ◘ Tab. 17.3 bietet einen Überblick über Antidepressiva, welche für die Akut- bzw. Erhaltungstherapie in aktuellen Metaanalysen ein besonders gutes Verhältnis von Wirksamkeit und Verträglichkeit gezeigt haben. Da in der Erhaltungsphase meist die Behandlung mit dem Medikament aus der Akuttherapie fortgesetzt wird, sollte bereits bei der Auswahl des Medikamentes in der Akutbehandlungsphase auch auf die Wirksamkeit in der Erhaltungsphase geachtet werden.

◘ **Tab. 17.3** Antidepressiva in der Akut- und Erhaltungsphase der Depressionsbehandlung (Cipriani et al. 2018; Kishi et al. 2023). +: Empfehlung wegen guter Balance aus Wirksamkeit und Verträglichkeit, (+): gute Wirksamkeit, aber weniger gute Verträglichkeit, –: nicht wirksamer als Placebo

	Akutphase	Erhaltungsphase
Agomelatin	+	-
Escitalopram	+	-
Milnacipran	(+)	-
Mirtazapin	+	(+)
Paroxetin	+	+
Sertralin	+	(+)
Venlafaxin	(+)	+
Vortioxetin	(+)	+

Unter Berücksichtigung dieser Studienergebnisse ergibt sich folgende Medikationsempfehlung, die die oben genannten Faktoren berücksichtigt:
- **Primär stimmungsaufhellende Antidepressiva** (besser verträglich, aber auch weniger wirksam als Duloxetin und Venlafaxin) – diese Substanzen werden häufig als Behandlung der 1. Wahl eingesetzt:
  - Escitalopram (insbesondere in der Behandlung einer 1. depressiven Episode),
  - Paroxetin (allerdings größeres Interaktionspotenzial),
  - Sertralin (besonders gute Verträglichkeit in Schwangerschaft und Stillzeit und bei kardialen Vorerkrankungen).
- **Aktivierende Antidepressiva**
  - Milnacipran (deutlich besser verträglich als Venlafaxin und etwas besser wirksam als Escitalopram und Sertralin),
  - Venlafaxin (Alternative: Duloxetin).
- **Einschlaffördernde Antidepressiva**
  - Agomelatin (kaum Gewichtszunahme im Gegensatz zu Mirtazapin),
  - Mirtazapin (sehr gute einschlaffördernde und antidepressive Wirkung).

Wenn Sie sich zusammen mit dem Patienten für eine antidepressive Medikation entscheiden, sollten Sie den Patienten darüber aufklären, dass mit einer Wirklatenz von 2–3 Wochen bis zum Eintritt der antidepressiven Wirkung zu rechnen ist. In diesen ersten Wochen treten meist auch die stärksten Nebenwirkungen auf, bis zum Eintritt der Wirkung haben diese sich meist bereits wieder gebessert. Außerdem müssen Sie mit dem Patienten besprechen, wie er sich verhält, wenn unter der Behandlung Suizidgedanken auftreten.

Die Dosierung der Antidepressiva in der Akutbehandlung finden Sie im ▶ Abschn. 4.2. Bei SSRI und Mirtazapin wird die beste Wirksamkeit meist bereits bei der Anfangsdosis erreicht (die Anfangsdosis für SSRI finden Sie in ▶ Tab. 4.3).

17

Bei Venlafaxin ist die Wirksamkeit bei einer flexiblen Aufdosierung bis auf 150 mg größer als bei einer festen Minimaldosierung (75 mg/Tag) (Furukawa et al. 2020). Bei den trizyklischen Antidepressiva nimmt die Wirksamkeit ebenfalls mit steigender Dosierung zu.

■ **Depressive Episode mit psychotischen Symptomen**

Hier besteht eine besonders große Gefahr durch Suizidalität, daher engmaschige Überwachung. Eine Kombination aus Antidepressiva und Antipsychotika (z. B. Sertralin und Olanzapin) ist wirksamer als eine Monotherapie (Rothschild 2013), die Kombinationstherapie sollte bei guter Verträglichkeit für mindestens ein halbes Jahr fortgesetzt werden (Flint et al. 2019). Eine Elektrokonvulsionstherapie (EKT) sollte frühzeitig erwogen werden (siehe ▶ Abschn. 9.1).

■ **Nichtansprechen**

Wenn der Patient nach 3–4 Wochen nicht auf die medikamentöse Behandlung mit Antidepressiva angesprochen hat, stehen mehrere Optionen zur Verfügung (◻ Tab. 17.4). Von einer **therapieresistenten Depression** wird im Allgemeinen ge-

◻ **Tab. 17.4** Optionen bei Nichtansprechen auf Antidepressiva

Option	Vorgehen
Soll Empfehlung	
Serumspiegelkontrolle und Dosisanpassung	- Bei Antidepressiva, für die das Monitoring gut etabliert ist - Talspiegelkonzentration vor Medikamenteneinnahme (ng/ml) - TZA: Amitriptylin 80–200, Doxepin 50–150, Trimipramin 150–300 - SSRI: Citalopram 50–110, Escitalopram 15–80 - SSNRI: Duloxetin 30–120, Venlafaxin 100–400, Milnacipran 100–150 - Andere: Mirtazapin 30–80, Bupropion 10–100
Kombination mit Psychotherapie	- Konkretes Vorgehen: ▶ Abschn. 17.5.4
Sollte-Empfehlung	

Augmentation	- Gabe von Medikamenten, die allein keine antidepressive Wirkung haben, zur Wirkungsverstärkung von Antidepressiva
	  - Lithium
	    - Dosierung: ▶ Abschn. 4.4.3
	    - Wenn nach 2–4 Wochen keine Wirkung: wieder absetzen
	    - Bei ausreichender Wirkung: mindestens 6 Monate beibehalten
	  - Niedrig dosierte Antipsychotika
	    - Quetiapin (zugelassen)
	    - Aripiprazol (Off-Label) (Luan et al. 2018)

(Fortsetzung)

◘ Tab. 17.4 (Fortsetzung)

Option	Vorgehen
Kombination	- Gabe von 2 Antidepressiva (am ehesten Kombination von SSRI oder SSNRI mit Mianserin, Mirtazapin oder Trazodon; Dosierung: ▶ Abschn. 4.2.5)
Sollte-Empfehlung, wenn Kombination mit einem weiteren Antidepressivum bzw. Psychotherapie oder Augmentationstherapie nicht erfolgreich waren	
Elektrokonvulsionstherapie	- Konkretes Vorgehen: ▶ Abschn. 9.1
rTMS	- Details: ▶ Abschn. 9.2
Unterbrechen oder Beenden der Medikation	- Unwirksame medikamentöse Behandlungen sollten auf Dauer nicht fortgeführt werden - Konkretes Vorgehen: ▶ Abschn. 3.1.14
Kann-Empfehlung	
Wechsel des Antidepressivums	- Vorgehen: schrittweise Aufdosierung des neuen, und ausschleichendes Absetzen des alten Antidepressivums - Bei bislang unbehandelten Patienten kann ein Wechsel von einem SSRI auf Mirtazapin wirksamer sein als die Fortsetzung des SSRI (Kato et al. 2018) - Bei zuvor mit 2 oder mehr verschiedenen Antidepressiva vorbehandelten Patienten führt ein weiterer Wechsel eher zu einem schlechteren Verlauf als die Beibehaltung des Antidepressivums (Souery et al. 2011)
Esketamin intranasal	- Bei therapieresistenter Depression - Achtung: nicht wirksamer als Augmentation mit Antipsychotika; Warnung vor Missbrauchspotenzial und evtl. auch Suizidalität (Fountoulakis et al. 2025) - Konkretes Vorgehen: ▶ Abschn. 4.2.5

sprochen, wenn bei der Behandlung einer depressiven Episode nach Gabe von mindestens 2 Antidepressiva in ausreichender Dosierung und ausreichender Dauer kein ausreichendes Ansprechen eingetreten ist.

■ **Erhaltungstherapie und Rezidivprophylaxe**

Nach Empfehlungen der oben bereits genannten Leitlinie (Bundesärztekammer et al. 2022) sollte nach Abschluss der Akutbehandlung die gleiche Dosierung beibehalten werden. Die Dauer richtet sich nach folgenden Kriterien:

17

— Bei einer erstmaligen depressiven Episode soll die **Erhaltungstherapie** 6–12 Monate dauern, weil sich hierdurch das Risiko eines Rückfalls erheblich vermindern lässt (gleiche Dosierung wie in der Akuttherapie).

— Nach Abschluss der Erhaltungstherapie sollte das Antidepressivum **ausgeschlichen** werden, es sei denn, es besteht eine Indikation zur Rezidivprophylaxe.

– Eine Indikation für eine mindestens 2 Jahre dauernde **Rezidivprophylaxe** besteht eventuell bei 2–3 oder mehr depressiven Episoden mit bedeutsamen funktionellen Einschränkungen in der jüngeren Vergangenheit (letzte 5 Jahre).

■ **Wirkstärke**

In Bezug auf die Wirksamkeit kann man davon ausgehen, dass Antidepressiva im Vergleich zu Placebo in der Akutbehandlung einen kleinen bis mittleren Effekt haben, in der Erhaltungstherapie jedoch einen mittleren bis großen Effekt in Bezug auf die Verhinderung von Rückfällen aufweisen (Leucht et al. 2012). Das bedeutet, dass in der Akuttherapie etwa 6 Menschen mit einem Antidepressivum behandelt werden müssen, damit im Vergleich zu einer Placebobehandlung 1 Person zusätzlich profitiert (NNT = ca. 6). In der Erhaltungstherapie ist die NNT nur etwa 3, die Wirkstärke also größer.

17.5.4 Psychotherapie

Eine besonders weit verbreitete und gut wissenschaftlich untersuchte Methode der verhaltenstherapeutischen Behandlung von Depression ist die Verhaltensaktivierung (Martell et al. 2010). Die Prinzipien der Behandlung werden im ► Abschn. 7.4.2 praxisorientiert vorgestellt und sind bei den meisten Patienten erfolgreich. In bestimmten Fällen müssen diese Techniken jedoch erweitert werden:

– Bestimmte Patienten leiden besonders stark unter Antriebslosigkeit und Freudlosigkeit; in diesem Fall ist es hilfreich, die Strategien der Verhaltensaktivierung zu ergänzen um die Vermittlung der Prinzipien des entgegengesetzten Handelns (► Abschn. 7.3.1).

– Bei **komorbiden Persönlichkeitsstörungen** müssen diese bei der Gestaltung der Verhaltensaktivierung berücksichtigt werden, zum Beispiel indem bei Patienten mit komorbider zwanghafter Persönlichkeitsstörung rigide Muster in der Verhaltensplanung (z. B. „Ich muss immer etwas leisten") identifiziert und hinterfragt werden. Ferner kommt bei diesen Patienten der Gestaltung der therapeutischen Beziehung eine besonders große Bedeutung zu (► Abschn. 6.2.3).

– Bei **komorbiden Angststörungen** kann es hilfreich sein, diese in den Mittelpunkt der Behandlung zu stellen (z. B. bei einer komorbiden Agoraphobie mit Panikstörung), weil diese die Umsetzung der Verhaltensaktivierung oft erheblich behindern. In diesem Fall könnte es notwendig sein, der Verhaltensaktivierung eine Expositionsbehandlung voranzustellen (siehe ► Abschnitt 7.3.3).

– Bei **chronischen Depressionen** sind Schwierigkeiten in der zwischenmenschlichen Interaktion möglicherweise bedeutende aufrechterhaltende Faktoren der Erkrankung; die Überwindung dieser Defizite steht im Mittelpunkt einer speziell für chronische Depression entwickelten Psychotherapie, dem Cognitive Behavioral Analysis System of Psychotherapy (CBASP) (Klein und Belz 2023).

17.5.5 Besondere Therapiesituationen

- ■ Saisonale affektive Störung („Winterdepression")
- ━ Hier gelten folgende Empfehlungen (Melrose 2015):
  - – SSRI (z. B. Fluoxetin, Beginn im Herbst und ausschleichendes Absetzen zu Beginn des Frühlings).
  - – Lichttherapie (z. B. idealerweise morgens 20 bis 60 min täglich bei 10.000 Lux).
  - – Vitamin D (z. B. 1000 I. E. tgl., ggf. Dosisanpassung bei Niereninsuffizienz).

Angststörungen

Inhaltsverzeichnis

© Der/die Autor(en), exklusiv lizenziert an Springer-Verlag GmbH, DE,
ein Teil von Springer Nature 2025
J. P. Klein, E. M. Klein, *Psychiatrie, Psychosomatik und Psychotherapie*,
https://doi.org/10.1007/978-3-662-71440-9_18

18.1 Epidemiologie

12-Monatsprävalenz (Jacobi et al. 2014):
- spezifische Phobie 10,3 % (w > m)
- Agoraphobie 4,0 % (w > m)
- soziale Phobie 2,7 % (w > m)
- generalisierte Angststörung 2,2 % (w > m)
- Panikstörung (mit und ohne Agoraphobie) 2,0 % (w > m)

18.2 Diagnostische Kriterien

Angststörungen werden eingeteilt in phobische Störungen und andere Angststörungen. Phobische Störungen sind dadurch charakterisiert, dass bestimmte Situationen gefürchtet und/oder vermieden werden. Bei den anderen Angststörungen
sind die Ängste weniger stark auf bestimmte Situationen bezogen. Angststörungen
unterscheiden sich von „normaler Furcht" dadurch, dass sie stärker ausgeprägt
sind und länger anhalten (typischerweise über 6 Monate und länger).

In diesem Kapitel fokussieren wir uns auf die für den stationären Alltag wichtigsten Störungen, daher wird beispielsweise auf die spezifische Phobie nicht näher
eingegangen. ◘ Tab. 18.1 gibt einen orientierenden Überblick über die Angststörungen, im darauffolgenden Text finden Sie einen Überblick über alle diagnostischen Kriterien der genannten Angststörungen.

◘ **Tab. 18.1**   Kurzübersicht über phobische Störungen und andere Angststörungen

	ICD-10	Fokus der Angst	Dauer der Erkrankung
Phobische Störungen			
Agora-phobie	F40.0	Situationen werden gefürchtet oder gemieden, weil beim Aufsuchen bestimmter Orte (z. B. Bus oder Supermarkt) Flucht schwierig sein könnte oder weil im Fall panikartiger Symptome nicht unmittelbar Hilfe erreicht werden kann	≥ 6 Monate
	F40.00	(ohne Panikstörung)	
	F40.01	(mit Panikstörung)	
Soziale Phobie	F40.1	Situationen werden gefürchtet oder gemieden, weil Betroffene bei sozialen Interaktionen oder Leistungssituationen befürchten, von anderen ne-gativ bewertet zu werden aufgrund ihres Ver-haltens oder weil sie Symptome von Angst zeigen	≥ 6 Monate

18

◼ **Tab. 18.1** (Fortsetzung)

	ICD-10	Fokus der Angst	Dauer der Erkrankung
Trennungs-angst	F93.0	Situationen werden gefürchtet oder gemieden, weil Trennung von Bezugspersonen mit der Befürchtung einhergeht, dass diesen etwas zustoßen könnte oder man sie verlieren könnte (z. B. durch Krankheit, Verletzung, Tod)	≥ 6 Monate
Andere Angststörungen			
Panik-störung	F41.0	- Wiederholte Panikattacken mit bestimmten körperlichen Symptomen und der Angst, die Kontrolle zu verlieren oder zu sterben - Zwischen den Panikattacken: anhaltende Sorge über das Auftreten weiterer Attacken oder über deren Folgen (z. B. einen Herzinfarkt zu bekommen)	≥ 1 Monat
Generali-sierte Angst-störung	F41.1	- Übermäßige Angst und Sorge bezüglich mehrerer Ereignisse oder Tätigkeiten; diese ist schwer zu kontrollieren	≥ 6 Monate (Mehrzahl der Tage)
Selektiver Mutismus	F94.0	- Andauernde Unfähigkeit, in bestimmten Situationen zu sprechen, wobei in anderen Situationen gesprochen wird	≥ 1 Monat
Gemischte Angst-störung	F41.3	- Angstsymptome gemischt mit Merkmalen anderer Störungen in F42-F48. (kein Symptom ist allein schwer genug, um die Diagnose einer anderen Störung zu stellen)	

18.2.1 Kriterien der Agoraphobie (F40.0)

Eine Agoraphobie ist gekennzeichnet durch eine ausgeprägte Angst vor 2 oder mehr der folgenden Situationen:

— Nutzung öffentlicher Verkehrsmittel,
— Aufenthalt auf offenen Plätzen,
— Aufenthalt in geschlossenen Räumen (z. B. Kino, Supermarkt oder Kaufhaus),
— Aufenthalt in einer Menschenmenge oder Anstehen in einer Schlange,
— Verlassen des Hauses ohne Begleitung.

Diese Situationen werden gefürchtet oder vermieden, weil eine Flucht schwierig sein könnte oder weil im Fall panikartiger Symptome nicht unmittelbar Hilfe erreicht werden kann.

Eine Agoraphobie wird diagnostiziert, wenn diese Situationen fast immer eine Angstreaktion hervorrufen und aktiv vermieden werden bzw. nur in Begleitung aufgesucht werden. Die Symptomatik muss über einen Zeitraum von 6 Monaten oder länger anhalten.

18.2.2 Kriterien der sozialen Phobie (F40.1)

Bei der sozialen Phobie (auch bezeichnet als soziale Angststörung) stehen Ängste vor Situationen im Mittelpunkt, in denen der Patient von anderen beurteilt werden könnte. Dazu zählen:

- soziale Interaktionen (z. B. Gespräche mit anderen Menschen),
- beobachtet zu werden (z. B. beim Essen oder Trinken),
- vor anderen Personen eine Leistung zu erbringen (z. B. eine Rede halten).

Diese Situationen rufen nahezu immer eine Angstreaktion hervor, weil die Betroffenen befürchten, dass sie von anderen negativ beurteilt werden wegen ihres Verhaltens oder weil sie Symptome von Angst zeigen. Weitere Beispiele für Befürchtungen sind, dass Verhaltensweisen als beschämend oder peinlich beurteilt werden, zu Zurückweisung führen oder andere kränken.

Diese Situationen werden daher vermieden oder nur unter starker Angst ertragen.

Die Symptomatik ist lang andauernd, das heißt sie muss über einen Zeitraum von 6 Monaten oder länger bestehen.

18.2.3 Kriterien der Panikstörung (F41.0) und der Agoraphobie mit Panikstörung (F40.01)

Eine *Panikstörung* ist gekennzeichnet durch folgende 3 Eigenschaften:
- wiederholte Panikattacken mit einem charakteristischen Verlauf der einzelnen Attacke:
  - abrupter Beginn,
  - Maximum in Minuten,
  - wenige Minuten Dauer,
- eine charakteristische Kombination von Beschwerden im Rahmen der Panikattacke: ≥ 2 Symptome (davon ≥ 1 vegetatives):
  - vegetativ: Palpitationen/Tremor/Schwitzen/Mundtrockenheit,
  - Thorax und Abdomen: Atembeschwerden/Beklemmungsgefühl/Thoraxschmerzen/Übelkeit/abdominelle Missempfindungen,
  - psychisch: Derealisation und Depersonalisation/Angst vor Kontrollverlust/ Angst zu sterben,
  - sonstige: Hitzewallungen und Kälteschauer/Kribbeln,
- ein charakteristisches Muster von Beschwerden zwischen den Panikattacken (mindestens eines der beiden folgenden):
  - mindestens einen Monat dauernde anhaltende Sorge über das Auftreten weiterer Panikattacken oder ihrer Folgen (z. B. einen Herzinfarkt zu bekommen),
  - Verhaltensänderung, um Panikattacken zu vermeiden (z. B. Vermeidung körperlicher Aktivität).

Wenn im Rahmen einer Panikstörung auch die Kriterien der Agoraphobie erfüllt werden, dann spricht man von einer **Agoraphobie mit Panikstörung** (F40.01).

18.2.4 Kriterien der generalisierten Angststörung (F41.1)

Eine generalisierte Angststörung ist charakterisiert durch übermäßige Angst und Sorge (furchtsame Erwartung) bezüglich mehrerer Ereignisse oder Tätigkeiten (wie etwa Arbeit und Familie oder Schulleistungen und Freundschaften), die während mindestens 6 Monaten an der Mehrzahl der Tage auftreten. Dabei bestehen Schwierigkeiten, diese Sorgen zu kontrollieren. Die generalisierte Angststörung ist verbunden mit 3 oder mehr der folgenden Symptome:

- Ruhelosigkeit/immer auf dem Sprung sein,
- leichte Ermüdbarkeit,
- Konzentrationsschwierigkeiten/Leere im Kopf,
- Reizbarkeit,
- Muskelspannung,
- Schlafstörungen.

18.3 Anamnese

- Folgende Fragen eignen sich zu Screening auf das Vorliegen einer Angststörung:
  - „Gibt es Situationen, die Sie aus Angst vermeiden oder nur unter großer Angst durchstehen? Zum Beispiel einkaufen gehen, mit öffentlichen Verkehrsmitteln fahren oder vor anderen Menschen sprechen?" [**Screening für Agoraphobie und soziale Phobie**]
  - „Haben Sie immer wieder plötzlich auftretende Attacken intensiver Angst mit begleitenden körperlichen Symptomen?" [**Screening für Panikstörung**]
  - „Machen Sie sich nahezu jeden Tag Sorgen wegen vieler verschiedener alltäglicher Dinge und können diese Sorgen kaum kontrollieren? Haben Sie manchmal Angst, dass die Sorgen Sie verrückt machen?" [**Screening für generalisierte Angststörung**]
- Diese Fragen sollten nicht nur Menschen gestellt werden, die sich wegen Ängsten vorstellen, sondern beispielsweise auch Menschen, bei denen eine depressive Episode diagnostiziert wurde, weil Ängste eine häufige Komorbidität bei depressiven Störungen sind und in der Behandlung berücksichtigt werden sollten.
- Wenn sich dann bei diesen Screeningfragen herausstellt, dass ein Patient möglicherweise eine Angststörung hat, dann sollten die in ◧ Tab. 18.1 zusammengefassten diagnostischen Kriterien gezielt abgefragt werden.

18.4 Diagnostik

Zum Ausschluss einer der Angstsymptomatik zugrunde liegenden *körperlichen Erkrankung* sollten bestimmte Untersuchungen durchgeführt werden. Dabei sollte man unterscheiden zwischen einer erstmaligen Basisdiagnostik, die einmalig bei allen Patienten mit einer Angststörung durchgeführt werden sollte, und einer weiterführenden Diagnostik.

- ■ **Basisdiagnostik**
- ─ Anamnese und körperliche Untersuchung,
- ─ Blutdruck und Puls,
- ─ EKG (Arrhythmie? Ischämiezeichen?),
- ─ Blutentnahme: Blutbild, Natrium, Kalium, Kalzium, Kreatinin, Blutzucker (Hypoglykämie?), TSH, fT3 und fT4 (Hyperthyreose?).

- ■ **Weiterführende Diagnostik**
- ─ Weitere Diagnostik nur bei durch die Symptomatik oder Anamnese des Patienten begründbarem Verdacht auf eine bestimmte Erkrankung (z. B. V. a. auf Lungenembolie bei entsprechender Anamnese),
- ─ Wiederholung der Diagnostik im Verlauf möglichst nur dann, wenn eindeutig neue Symptome hinzugekommen sind. Eine häufige Wiederholung der Diagnostik kann sonst zur Folge haben, dass sich die Angstsymptomatik verstärkt.

18.5 Therapie

18.5.1 Allgemeine Prinzipien

Bei den meisten Angststörungen sind eine Psychopharmakotherapie und eine Verhaltenstherapie in etwa gleich wirksam. Eventuell ist die Verhaltenstherapie der medikamentösen Behandlung jedoch im Langzeitverlauf überlegen. Bei Nichtwirksamkeit einer der beiden Behandlungsalternativen sollte jeweils die andere gewählt werden (oder eine Kombination von Pharmakotherapie und Psychotherapie). Die empirische Absicherung dieser Empfehlung ist für die unterschiedlichen Angststörungen unterschiedlich stark. Eine Übersicht bietet ◘ Tab. 18.2.

◘ **Tab. 18.2** Empfehlungen der S3-Leitlinien zur Gewichtung von Pharmakotherapie und Psychotherapie in der Behandlung von Angststörungen mit Angaben der jeweiligen Empfehlungsgrade: A: Soll-Empfehlung, basierend auf mindestens einer randomisiert-klinischen Studie; KKP: klinischer Konsensuspunkt: basierend auf klinischer Erfahrung (Bandelow et al. 2014)

	Panik-störung	Generalisierte Angststörung	Soziale Phobie
Verhaltenstherapie und Pharmakotherapie gleich wirksam	A	A	A
Kombination von Verhaltenstherapie und Pharmakotherapie wirksamer als Mono-therapie	KKP		
Bei mangelnder Wirkung Wechsel auf die jeweils andere Behandlung oder Kombination	KKP	KKP	KKP

18

18.5.2 Psychopharmakotherapie

Bei der medikamentösen Behandlung von Angststörungen sollte wegen des Risikos einer Abhängigkeitsentwicklung wenn möglich auf Benzodiazepine verzichtet werden (trotz deren guter Wirksamkeit).

In ◘ Tab. 18.3 finden Sie eine Übersicht über die Medikamente, die zur psychopharmakologischen Behandlung von Angststörungen empfohlen werden können. Präparate mit dem Empfehlungsgrad B sollten nur eingesetzt werden, wenn Präparate mit dem Empfehlungsgrad A unwirksam waren oder nicht vertragen werden. Präparate mit dem Empfehlungsgrad 0 sollten nur eingesetzt werden, wenn Präparate mit dem Empfehlungsgrad A oder B unwirksam waren oder nicht vertragen werden. Oft sprechen Patienten bereits auf eine niedrige Dosierung an. Wegen der bei Angstpatienten als besonders belastend empfundenen Nebenwirkungen kann es oft hilfreich sein, mit einer besonders niedrigen Dosierung zu beginnen.

◘ **Tab. 18.3** Empfehlungen der S3-Leitlinien zur Psychopharmakotherapie der Angststörungen mit Angaben der jeweiligen Empfehlungsgrade: A: Soll-Empfehlung, basierend auf mindestens einer randomisiert-klinischen Studie; B: Sollte-Empfehlung, basierend auf gut durchgeführten klinischen Studien, bei denen nicht randomisiert wurde, 0: Kann-Empfehlung, basierend auf Expertenmeinung oder klinischen Studien (Bandelow et al. 2014)

Medikament	Panik-störung	Generalisierte Angststörung	Soziale Phobie	Empfehlungsgrad
Citalopram	x			A
Escitalo-pram	x	x	x	A
Paroxetin	x	x	x	A
Sertralin	x		x	A
Duloxetin		x		A
Venlafaxin	x	x	x	A
Clomipra-min	x			B
Pregabalin		x		B
Opipramol		x		0
Buspiron		x		0

18.5.3 Psychotherapie

Im Kapitel Expositionsbehandlung (▶ Abschn. 7.3.3) werden systematisch die Grundprinzipien der Verhaltenstherapie von Angststörungen beschrieben. Studien belegen die Wirksamkeit dieser Behandlung. Sie wird daher in den S3-Leitlinien als die Behandlung der 1. Wahl empfohlen (Bandelow et al. 2014).

18

Zwangsstörungen

Inhaltsverzeichnis

© Der/die Autor(en), exklusiv lizenziert an Springer-Verlag GmbH, DE,
ein Teil von Springer Nature 2025
J. P. Klein, E. M. Klein, *Psychiatrie, Psychosomatik und Psychotherapie*,
https://doi.org/10.1007/978-3-662-71440-9_19

19.1 Epidemiologie

Die 12-Monats-Prävalenz beträgt für Zwangsstörungen 3,6 % (w > m) (Jacobi et al. 2014).

19.2 Kriterien der Zwangsstörung (ICD-10: F42)

Eine Zwangsstörung ist charakterisiert durch Zwangsgedanken, Zwangshandlungen oder beides (diese sind zeitintensiv, z. B. mindestens 1 Stunde am Tag und dauern mindestens mehrere Wochen an, meistens jedoch deutlich länger).

■ **Zwangsgedanken (Zwangsstörung, vorwiegend Zwangsgedanken: F42.0)**
▬ Zwangsgedanken sind charakterisiert durch folgende Eigenschaften:
  – wiederkehrende und anhaltende Gedanken, Impulse oder Vorstellungen,
  – lösen ausgeprägte Angst und großes Unbehagen aus,
  – werden zumindest zeitweilig als ungewollt empfunden.
▬ Die Person versucht, diese zu ignorieren, zu unterdrücken oder zu neutralisieren (z. B. durch unhörbares Zählen).

■ **Zwangshandlungen (Zwangsstörung, vorwiegend Zwangshandlungen: F42.1)**
Wiederholte Verhaltensweisen oder mentale Handlungen (Beispiele siehe
▣ Tab. 19.1) mit folgenden Eigenschaften:
▬ Die Person fühlt sich dazu gezwungen aufgrund von Zwangsgedanken und/oder streng zu befolgenden Regeln.
▬ Sie haben den Zweck, Angst oder Unbehagen zu verhindern oder zu reduzieren und/oder gefürchteten Ereignissen vorzubeugen.

■ **Zwangsgedanken und Zwangshandlungen (Zwangsstörung, gemischt: F42.2)**
Bei den meisten Patienten treten sowohl Zwangsgedanken als auch Zwangshandlungen auf. Die Kategorie „Zwangsstörung, gemischt" (F42.2) sollte gewählt werden, wenn beide gleich stark auftreten. Wenn eine von beiden im Vordergrund stehen, sollte diese kodiert werden (z. B. Zwangsstörung, vorwiegend Zwangshandlungen: F42.1). Sowohl in der ICD-11 als auch im DSM-5 ist die Unterteilung

▣ **Tab. 19.1**   Beispiele für Verhaltensweisen und mentale Handlungen als Beispiele für Zwangshandlungen

Verhaltensweisen	Mentale Handlungen
- Händewaschen - Ordnen - Horten - Kontrollieren	- Beten - Zählen - Wörter

19

in „vorwiegend Zwangshandlungen" und „vorwiegend Zwangsgedanken" aufgegeben worden zugunsten einer neuen Einteilung:
- mit guter Einsicht: Patient weiß, dass zwangsbezogene Überzeugungen nicht zutreffen,
- mit wenig Einsicht: Patient denkt, dass zwangsbezogene Überzeugungen wahrscheinlich zutreffen,
- mit fehlender Einsicht/wahnhaften Überzeugungen: Patient ist vollkommen überzeugt, dass die Überzeugungen zutreffen.

- **Pathologisches Horten (F42.8)**
- Anhaltende Schwierigkeit, Gegenstände wegzuwerfen oder sich von ihnen zu trennen, unabhängig von deren tatsächlichem Wert.
- Diese Schwierigkeit ist zurückzuführen auf das empfundene Bedürfnis, die Gegenstände aufheben zu müssen (z. B. weil sie noch einmal gebraucht werden könnten), und auf ein mit dem Wegwerfen verbundenes Unbehagen.
- Die Schwierigkeit, Gegenstände auszusondern, führt zu einer Anhäufung von Dingen, die aktive Wohnbereiche überfüllen und vermüllen und deren eigentliche, zweckgemäße Nutzung erheblich beeinträchtigen.

19.2.1 Differenzialdiagnose

Gelegentlich haben Betroffene wenig Einsicht in ihre Zwangsgedanken, im Gegensatz zu einer **psychotischen Störung** haben sie jedoch keine anderen psychotischen Symptome (z. B. Halluzinationen oder Beeinflussungserleben) und keine formalgedanklichen Störungen.

19.3 Anamnese

Als Screeningfragen für das Vorliegen einer Zwangsstörung haben sich folgende Fragen als hilfreich erwiesen (Fineberg und Roberts 2001):
- Waschen und putzen Sie sehr viel?
- Kontrollieren Sie sehr viel?
- Haben Sie quälende Gedanken, die Sie loswerden wollen, aber nicht können?
- Brauchen Sie für Alltagstätigkeiten sehr lange?
- Machen Sie sich Gedanken um Ordnung und Symmetrie?

Als positives Screeningergebnis werden mindestens eine „Ja"-Antwort und eine subjektiv erlebte Beeinträchtigung gewertet. In diesem Fall sollte eine vollständige Anamnese auf das Vorliegen einer Zwangsstörung erfolgen. Diese orientiert sich an den oben beschriebenen diagnostischen Kriterien.

19.4 Diagnostik

In den S3-Leitlinien wird lediglich für Patienten im Alter von über 50 Jahren empfohlen, eine strukturelle Bildgebung zum Ausschluss einer hirnorganischen Ursache durchzuführen (Hohagen et al. 2015b). In der Praxis wird darüber hinaus jedoch bei allen Patienten meist auch eine Laboruntersuchung durchgeführt, wie sie beispielsweise bei depressiven Störungen üblich ist (▶ Abschn. 17.4).

19.5 Therapie

19.5.1 Allgemeine Prinzipien

Bei Patienten mit einer reinen Zwangsstörung ist eine alleinige Verhaltenstherapie oft ausreichend. Eine eventuelle psychopharmakologische Behandlung sollte wenn möglich immer mit einer Verhaltenstherapie kombiniert werden. Am ehesten kann diese Kombination bei Patienten sinnvoll sein, die komorbid an einer depressiven Störung leiden. Eine alleinige medikamentöse Behandlung der Zwangsstörung sollte nur durchgeführt werden, wenn eine Verhaltenstherapie nicht möglich ist (z. B. wegen der Schwere der Erkrankung).

19.5.2 Psychopharmakotherapie

Wenn eine medikamentöse Behandlung indiziert ist, sollte einer der folgenden selektiven Serotonin-Reuptake-Inhibitoren (SSRI) ausgewählt werden:
- Citalopram (nicht zugelassen für die Therapie von Zwangsstörungen),
- Escitalopram,
- Fluoxetin,
- Paroxetin,
- Sertralin.

Diese sollten bis zur maximal zugelassenen Dosis aufdosiert werden, weil sie dann bei Zwangsstörungen besser wirksam sind. Die Aufdosierung von Escitalopram und Citalopram ist aufgrund von dosisabhängig auftretenden QTc-Verlängerungen begrenzt, daher eignen sich andere SSRIs möglicherweise besser zur Behandlung von Zwangserkrankungen, weil hier höhere Dosierungen erreicht werden können. Die zugelassenen Dosierungen finden sich in ▶ Tab. 4.3. Zwei weitere Optionen sind Clomipramin und Fluvoxamin. Eine erfolgreiche Behandlung sollte 1–2 Jahre fortgesetzt werden.

Bei der Behandlung der Zwangsstörung mit Antidepressiva ist im Vergleich zur Behandlung von depressiven Störungen davon auszugehen, dass der Wirkeintritt länger dauern kann. Ein Behandlungsversuch sollte daher mindestens 12 Wochen

19

dauern. Bei unzureichender Wirkung kann danach auch eine Dosissteigerung über die zugelassene Höchstdosis hinaus erwogen werden (in diesem Fall muss der Patient jedoch besonders engmaschig betreut werden).

19.5.3 Psychotherapie

Bei einer Zwangsstörung soll nach den Empfehlungen der S3-Leitlinie eine Verhaltenstherapie mit **Expositionsbehandlung und Reaktionsmanagement** zum Einsatz kommen (Hohagen et al. 2015b). Diese ist im ▶ Abschn. 7.3.3 beschrieben. Zentral ist die Konfrontation mit bislang vermiedenen Situationen und gefürchteten Stimuli (inklusive Zwangsgedanken) und dem Verzicht auf Zwangshandlungen inklusive verdeckter Vermeidungsstrategien (siehe auch ▶ Tab. 7.6).

Traumafolgestörungen

Inhaltsverzeichnis

© Der/die Autor(en), exklusiv lizenziert an Springer-Verlag GmbH, DE,
ein Teil von Springer Nature 2025
J. P. Klein, E. M. Klein, *Psychiatrie, Psychosomatik und Psychotherapie*,
https://doi.org/10.1007/978-3-662-71440-9_20

20

20.1 Epidemiologie

Die 12-Monats-Prävalenz der posttraumatischen Belastungsstörung (PTBS) beträgt 2,3 % (w > m; Jacobi et al. 2014).

20.2 Diagnostische Kriterien (F43)

Ein Trauma ist definiert als die Konfrontation mit tatsächlichem oder drohendem Tod, ernsthafter Verletzung oder sexueller Gewalt. Als Konfrontation mit einem Trauma kann erlebt werden, wenn einem selbst so etwas zustößt oder wenn man beobachtet, wie einer anderen Person etwas Derartiges passiert. Auch die Nachricht, dass einem nahestehenden Menschen ein solches Ereignis zugestoßen ist, kann unter diese Definition fallen. Derartige Traumata können darüber hinaus klassifiziert werden nach folgenden Kriterien (◘ Tab. 20.1):
- einmalige/kurzfristige Traumata vs. mehrfache/langfristige Traumata,
- akzidentelle Traumata versus interpersonelle Traumata.

Als Folge dieser Konfrontation können Betroffene verschiedene Formen von psychischen Beschwerden erleben. Diese werden als Traumafolgestörungen zusammengefasst. Dazu zählen unter anderem folgende Störungen:
- akute Belastungsreaktion,[1]
- posttraumatischen Belastungsstörung (PTBS),
- komplexe posttraumatische Belastungsstörung.[2]

Gemeinsam haben diese Störungen das Auftreten von einem bestimmten Symptommuster, das unter anderem aus Wiedererleben (z. B. Flashbacks), Vermeidung von Erinnerungen an das Ereignis, einer Veränderung des emotionalen Erlebens

◘ **Tab. 20.1** Schematische Einteilung traumatischer Ereignisse mit ausgewählten Beispielen (nach Hecker and Maercker 2015)

	Einmalig/kurzfristig (Typ I)	Mehrfach/langfristig (Typ II)
Akzidentell	Schwerer Verkehrsunfall Kurzandauernde Katastrophe (z. B. Brand)	Langandauernde Katastrophe (z. B. Überschwemmung)
Interpersonell	Ziviles Gewalterleben (z. B. Banküberfall) Sexueller Übergriff (z. B. Vergewaltigung)	Kriegserleben Sexueller Missbrauch

1   In der ICD-11 wird die akute Belastungsreaktion nicht mehr bei den psychischen Störungen aufgeführt, um zu betonen, dass es sich dabei um eine normale und meist vorübergehende Reaktion auf ein Extremereignis handelt.
2   Die komplexe posttraumatische Belastungsstörung findet sich nur in der ICD-11, nicht jedoch im DSM-5. Sie hat verschiedene Vorgänger, u. a. die andauernde Persönlichkeitsveränderung nach Extremereignissen in der ICD-10.

(z. B. Unfähigkeit, Freude zu empfinden) und einem erhöhten Arousal (z. B. Schreckhaftigkeit) besteht. Die akute Belastungsreaktion und die PTBS unterscheiden sich vor allem in der Dauer: eine akute Belastungsreaktion kann etwas vereinfacht als akute Verlaufsform der PTBS aufgefasst werden, die akute Belastungsreaktion geht jedoch nicht immer in eine PTBS über (die Konversionsrate bei Unfallopfern beträgt beispielsweise etwa 75 %: Cahill und Pontoski 2005). In ◻ Tab. 20.2 sind die Kriterien für die Diagnostik beider Störungen aufgeführt.

◻ **Tab. 20.2** Kriterien der akuten Belastungsreaktion und der posttraumatischen Belastungsstörung

Diagnose	Akute Belastungsreaktion (ICD-10: F43.0)	Posttraumatische Belastungsstörung (ICD-10: F43.1)
Stressor	Konfrontation mit - tatsächlichem oder drohendem Tod - ernsthafter Verletzung - sexueller Gewalt Konfrontation kann folgende Formen haben: - direktes Erleben eines traumatischen Ereignisses - Erleben eines traumatischen Ereignisses bei einer anderen Person - erfahren, dass einer engen Bezugsperson ein traumatisches Ereignis passiert ist	
Sympto-matik	Das Vorhandensein von 9 oder mehr einzelnen Symptomen aus den folgenden Symptomgruppen	Alle 4 der Symptomgruppen A–D sind vorhanden, zusätzlich können dissoziative Symptome vorhanden sein (Symptomgruppe E)
	A. Wiedererleben des Ereignisses, als würde es sich im Hier und Jetzt erneut ereignen mit den damit verbundenen überwältigenden Gefühlen. Beispiele[a]: - wiederkehrende lebhafte Träume von dem Ereignis - wiederkehrende lebhafte Erinnerungen an das Ereignis (Intrusion) - Flashbacks: Person fühlt und handelt, als würde sie das traumatische Ereignis erneut erleben B. Vermeidungssymptome (ausgeprägt), z. B. Vermeidung, über das Ereignis zu sprechen oder Vermeidung von Situationen, die Erinnerung an das Trauma wachrufen: C. Autonome Hyperreaktivität (ausgeprägt), z. B. Schreckhaftigkeit, Reizbarkeit, Konzentrationsstörungen, Schlafstörungen D. Negative Affektivität, z. B. allgemein vermindertes Interesse an Aktivitäten, Gefühl der Entfremdung von anderen Menschen, anhaltende Unfähigkeit, positive Gefühle zu empfinden E. Dissoziative Symptome: - Depersonalisation: z. B. das Gefühl, seine eigenen Gedanken und Gefühle wie von außen zu beobachten - Derealisation: Erfahrung, dass die Umgebung unwirklich ist	
Dauer	3 Tage bis 1 Monat: akute Belastungsreaktion (F43.0)	>1 Monat: posttraumatische Belastungsstörung (F43.1)

[a]Im DSM-5 werden darüber hinaus auch andere Formen von intrusivem Erleben beschrieben, beispielsweise sich aufdrängende belastende Erinnerungen oder intensive psychische und körperliche Reaktion bei Konfrontation mit Hinweisreizen, die an das Ereignis erinnern. Die ICD-11 fordert hingegen wie oben genannt das Wiedererleben im Hier und Jetzt.

20

20.2.1 Kriterien der komplexen posttraumatischen Belastungsstörung (F62.0)[3]

- Exposition mit einem oder mehreren Traumata, meistens längerdauernde oder wiederholte Ereignisse (meistens interpersoneller Art – ◘ Tab. 20.1).
- Diagnostische Kriterien für eine PTBS sind für mindestens mehrere Wochen erfüllt.
- Zusätzlich weitere Beeinträchtigungsbereiche:
  - schwere und tiefgreifende Probleme der Affektregulation (z. B. leichte Erregbarkeit in zwischenmenschlichen Situationen, selbstverletzendes Verhalten oder dissoziative Zustände),
  - andauernde Ansichten über sich selbst als vermindert, unterlegen oder wertlos, verbunden mit schweren und tiefgreifenden Gefühlen von Scham, Schuld oder Versagen in Verbindung mit dem traumatischen Ereignis,
  - andauernde Schwierigkeiten in tragenden Beziehungen oder im Gefühl der Nähe zu anderen Menschen.

20.3 Anamnese

Das Ziel der Anamnese ist, in einer annehmenden und stützenden Atmosphäre zu erheben, was genau passiert ist (liegt ein Trauma vor?) und wie der Betroffene darauf reagiert hat (liegt eine traumaassoziierte psychische Belastung vor?). Die Anamnese sollte sich orientieren an den oben genannten diagnostischen Kriterien.
Folgende Fragen eignet sich zum Screening auf das Vorliegen eines Traumas:
- Manchmal erleben Menschen ganz einschneidende Erlebnisse. Dazu zählen Situationen in denen sie in Leib und Leben bedroht waren, oder Situationen, in denen sie sexuelle Gewalt erlebt haben. Auch wenn man mitbekommt, dass anderen Menschen so etwas zustößt, kann das sehr einschneidend sein.
- Haben Sie so etwas einmal erlebt? Sie dürfen ansprechen, was genau Sie erlebt haben. Sie müssen es aber nicht. Es reicht vollkommen, wenn Sie mir sagen, ob Sie einmal eines dieser Ereignisse erlebt haben.
- Manchmal graben sich derartige Erlebnisse sehr tief ins Gedächtnis ein. Ich werde Ihnen jetzt einige Fragen stellen, um herauszufinden, welche Auswirkungen diese Erlebnisse für Sie gehabt haben (jetzt kann man die oben genannte Symptomatik der Traumafolgestörung systematisch abfragen).

20.3.1 Differenzialdiagnose

Die oben genannten Traumafolgestörungen müssen abgegrenzt werden von der Anpassungsstörung. Der Unterschied liegt sowohl in der Art des auslösenden Ereignisses als auch in der Symptomatik (◘ Tab. 20.3). Für die Diagnose einer An-

---

3 Diese Diagnose findet sich nur in der ICD-11, nicht im DSM-5.

> 🔲 **Tab. 20.3** Differenzierung der Anpassungsstörung von Traumafolgestörungen. Trauma-
> folgestörungen im Sinne dieser Tabelle sind die akute Belastungsreaktion und post-
> traumatische Belastungsstörung

Diagnose	Traumafolgestörungen (F43.0, F43.1)	Anpassungsstörung (F43.2)[a]
Auslösendes Ereignis	- Tatsächlicher oder drohender Tod - Ernsthafte Verletzung - Sexuelle Gewalt	- Belastungsfaktor, unabhängig von der Ausprägung
Symptomatik	- Wiedererleben - Vermeidungsverhalten - Negative Affektivität - Erhöhtes Arousal - Dissoziative Symptome	Störungsbild erfüllt nicht die Kriterien für eine andere psychische Störung - Depressives Syndrom (F43.21) - Ängstliches Syndrom (F43.22) - Depression und Angst, gemischt (F43.23) - Störung des Sozialverhaltens (F43.24) - Störung der Emotion und des Sozialverhaltens, gemischt (F43.25)
Dauer	- 3 Tage bis 1 Monat: akute Belastungsreaktion (F43.0) - >1 Monat: posttraumatische Belastungsstörung (F43.1)	- Akut: <6 Monate - Chronisch: >6 Monate[b]

[a]Die Diagnose einer Anpassungsstörung wird nur gestellt, wenn die Symptome klinisch bedeutsam sind, z. B. wegen eines unverhältnismäßig stark ausgeprägten Leidens oder einer bedeutsamen psychosozialen Beeinträchtigung des Betroffenen.
[b]Streng genommen kann eine Anpassungsstörung nur diagnostiziert werden, wenn die Symptomatik weniger als 6 Monate andauert. Daher sollte bei einer Dauer von mehr als 6 Monaten noch einmal gründlich überprüft werden, ob nicht eine andere psychische Störung vorliegt.

passungsstörung ist wichtig, dass die Symptomatik stärker ausgeprägt ist, als durchschnittlich erwartbar, jedoch sind nicht so stark ausgeprägt, dass die Kriterien einer anderen psychischen Störung erfüllt sind (zum Beispiel einer depressiven Episode). Diese Unterscheidung ist prognostisch bedeutsam, denn die Anpassungsstörung dauert meist nur wenige Wochen bis Monate an und bessert sich dann wieder. Die akute Belastungsreaktion wiederum geht häufig in eine PTBS über.

20.4 Therapie

20.4.1 Allgemeine Prinzipien

Die S3-Leitlinien empfehlen, eine medikamentöse Behandlung nicht als alleinige Behandlung der PTBS einzusetzen. Vielmehr sollte eine Psychotherapie zum Einsatz kommen, die den Patienten durch Konfrontationsverfahren darin unterstützt, das traumatische Erlebnis in seine Lebensgeschichte zu integrieren.

20

20.4.2 Psychotherapie

Die Psychotherapie wird gestaltet in Abhängigkeit von folgenden Faktoren:

- Fortbestehen von Täterkontakt mit Traumatisierungsrisiko: Dies gilt als Kontraindikation für eine Bearbeitung des Traumas. Allerdings kann eine Psychotherapie auch bei anhaltendem Täterkontakt wirksam sein (Yim et al. 2024). In diesem Fall sollten die Betroffenen zu Beginn der Behandlung darin unterstützt werden, Täterkontakte mit Traumatisierungsrisiko zu beenden (z. B. sexuelle Kontakte mit dem Täter).
- Fertigkeiten der Regulation von intensiven Affekten: Mangelnde Fertigkeiten in der Regulation von intensiven Affekten äußern sich beispielsweise in ausgeprägter Dissoziationsneigung. In diesem Fall sollten zu Beginn der Behandlung Stresstoleranzfertigkeiten und antidissoziative Fertigkeiten vermittelt werden (siehe ▶ Abschn. 7.3.2).

Im Mittelpunkt der Psychotherapie steht die traumafokussierte Behandlung:

- Das Ziel der Behandlung von Menschen mit **posttraumatischer Belastungsstörung** ist die Integration des traumatischen Ereignisses in die Lebensgeschichte des Patienten. Dadurch wird das Trauma natürlich nicht ungeschehen gemacht, auch wenn viele Betroffene sich das nachvollziehbarerweise wünschen. Vielmehr wird dem Patienten dabei geholfen, dass seine Lebensführung nicht mehr so stark durch Erinnerungen an das Trauma beeinflusst werden. Eine traumafokussierte Behandlung kann sich orientieren an den allgemeinen Prinzipien der Expositionsbehandlung (siehe ▶ Abschn. 7.3.3), dabei sollten auch antidissoziative Fertigkeiten eingesetzt werden (siehe ▶ Abschn. 7.3.2).
- Bei der Behandlung von Menschen mit einer **komplexen posttraumatischen Belastungsstörung** sollte beachtet werden, dass diese Menschen neben dem eigentlichen traumatischen Ereignis oftmals auch traumatische Invalidierung erlebt haben. Damit ist gemeint, dass sie Invalidierungserfahrungen gemacht haben, wenn sie versucht haben, anderen von ihren belastenden Erlebnissen zu berichten („wenn du das noch einmal erzählst, dann schicken wir dich ins Kinderheim"). Diese Erfahrungen tragen zu dem tiefgreifenden Gefühl von Scham, Hilflosigkeit, Unterlegenheit, Wertlosigkeit oder sogar Schuld bei. Daher wird empfohlen, auch diese Erfahrungen zu bearbeiten (z. B. durch Imagery Rescripting, siehe ▶ Abschn. 7.3.4).

Die Behandlung endet nicht in jedem Fall mit der Traumabearbeitung. In einer darauffolgenden Behandlungsphase können, wenn indiziert, weitere Aspekte bearbeitet werden, zum Beispiel:

- Unterstützung bei der **Bewältigung der mit dem Trauma assoziierten Emotionen** (z. B. Verfassen eines Briefes an den in einem Unfall getöteten Ehemann, in dem die Trauer zum Ausdruck kommt darüber, dass er fehlt, aber auch der Ärger darüber, dass er die Patientin durch seinen Tod nicht mehr bei der Erziehung der noch kleinen Kinder unterstützen konnte).

- **Soziale Neuorientierung** (z. B. Unterstützung einer sexuell traumatisierten Frau beim Aufbau von vertrauensvollen Beziehungen, in denen auf angemessene Art und Weise Grenzen eingehalten werden).
- **Aufbau von Aktivitäten**; dieser kann sich orientieren an den in ▶ Abschn. 7.4.2 beschriebenen Prinzipien (z. B. bei einem Patienten, der im Rahmen seiner PTBS seine Hobbys vernachlässig hat, weil er beim Verlassen des Hauses immer an seinen schweren Fahrradunfall erinnert wurde).

20.4.3 Psychopharmakotherapie

Die selektiven Serotonin-Reuptake-Hemmer (SSRI) gelten auf Grundlage von Metaanalysen als das Mittel der 1. Wahl für die psychopharmakologische Behandlung. SSRIs sollten jedoch nach den S3-Leitlinien nur in Kombination mit einer Psychotherapie zum Einsatz kommen. Für traumaassoziierte Schlafstörungen und Albträume hat der A_1-Antagonist Prazosin ebenfalls in einer Metaanalyse seine Wirksamkeit gezeigt. Da Prazosin in Deutschland nicht auf dem Markt ist, wird als ebenfalls wirksame Alternative Doxazosin retard (4–8 mg unter Kontrolle des Blutdrucks, maximal 16 mg off label) eingesetzt (Smith und Koola 2016). Auf Benzodiazepine sollte wegen des Abhängigkeitspotenzials, wenn möglich, verzichtet werden.

Dissoziative Störung

Inhaltsverzeichnis

© Der/die Autor(en), exklusiv lizenziert an Springer-Verlag GmbH, DE,
ein Teil von Springer Nature 2025
J. P. Klein, E. M. Klein, *Psychiatrie, Psychosomatik und Psychotherapie*,
https://doi.org/10.1007/978-3-662-71440-9_21

21.1 Diagnostische Kriterien (F44)

Im gesunden Zustand besteht eine bewusste Kontrolle über die Steuerung psychischer und körperlicher Funktionen (z. B. Aufmerksamkeitslenkung auf bestimmte sensorische Reize oder die Ausführung und Unterbrechung von Bewegungen). Diese bewusste Kontrolle ist in der Dissoziation gestört (aber nicht aufgehoben). Das hat zur Folge, dass es zu einer unerwünschten Abspaltung von bestimmten psychischen oder körperlichen Funktionen vom wachen Bewusstsein kommt. Dabei besteht im Gegensatz zum Wahn nicht die Überzeugung, dass diese Abspaltung von außen gemacht wird. Die abgespaltenen psychischen und körperlichen Funktionen können vielfältig sein (u. a. Wahrnehmung, Gedächtnis, Motorik, Sensorik). Einen systematischen Überblick bietet ◘ Tab. 21.1.

◘ **Tab. 21.1** Überblick über dissoziative Symptome mit den zugehörigen Definitionen und dem jeweiligen mentalen Inhalt, der bei diesem Symptom vom Bewusstsein abgespalten ist

Dissoziatives Symptom	Definition	Betroffener Mentaler Inhalt
Störung der Kontinuität des subjektiven Erlebens („positive" dissoziative Symptome)		
Derealisation	Erleben der *Umgebung* als fremd, unwirklich oder verändert: „Es war alles wie im Film"	Wahrnehmung der Umgebung
Depersonalisation	Erleben des *Selbst* als fremd, unwirklich oder verändert: „Ich habe das Gefühl, mich wie von außen zu sehen" oder „Ich habe das Gefühl, dass meine Beine gar nicht zu mir gehören"	Wahrnehmung des Selbst
Unfähigkeit, Informationen abzurufen oder psychische oder körperliche Funktionen zu kontrollieren („negative" dissoziative Symptome)		
Dissoziative Amnesie (F44.0)	Unfähigkeit, autobiografische Informationen abzurufen[a]. - lokal (bezogen auf ein Ereignis) - selektiv (bezogen auf einen Aspekt eines Ereignisses) - generalisiert (bezogen auf Identität oder Lebensgeschichte – selten)	Gedächtnis
Dissoziative Identitätsstörung (F48.1)	Gekennzeichnet durch: - 2 oder mehr unterscheidbare Persönlichkeitszustände (z. B. sich plötzlich verhalten wie eine andere Person) und - wiederholte Episoden von Amnesie alltäglicher Ereignisse	Identität

▣ **Tab. 21.1** (Fortsetzung)		
Dissoziatives Symptom	**Definition**	**Betroffener Mentaler Inhalt**
Dissoziative Störung der Bewegung und Empfindung[b] (F44.4-F44.7)	Neurologische Symptome (z. B. motorisch, sensorisch oder nicht-epileptische Anfälle), die sich nach angemessener neurologischer Untersuchung als unvereinbar mit einer neurologischen Pathophysiologie erweisen.	Motorik, Sensorik, Bewusstsein

[a]Kann verbunden sein mit *dissoziativer Fugue*, also einer absichtlichen Reise oder einem ziellosen Umherirren verbunden mit einer Amnesie für die eigene Identität oder für andere wichtige autobiografische Informationen.
[b]Diese Störung werden wir im Folgenden als funktionelle neurologische Störung bezeichnen. Ebenfalls gebräuchlich ist der Begriff Konversionsstörung.

21.2 Therapie

Zur Behandlung der dissoziativen Störung siehe:
- antidissoziative Fertigkeiten: ► Abschn. 7.3.2,
- Behandlung von dissoziativen Störungen der Bewegung und Empfindung: ► Abschn. 22.5.4,
- Behandlung von dissoziativen Identitätsstörungen: ► Abschn. 21.2.2.

21.2.1 Pharmakotherapie

Dissoziative Symptome treten bei einem breiten Spektrum von psychischen Störungen auf. Die Ergebnisse aus Psychopharmakotherapiestudien sind sehr heterogen. Die im Folgenden aufgeführten Wirkstoffe haben ihre Wirksamkeit gezeigt in der Behandlung von dissoziativen Symptomen (z. B. Depersonalisation) im Rahmen einer Borderline-Persönlichkeitsstörung bzw. einer Posttraumatischen Belastungsstörung (Sutar und Sahu 2019):
- Antidepressiva:
  - Paroxetin (maximal 60 mg/d).
- Opiatantagonisten:
  - Naltrexon 50–250 mg/d (möglichst niedrig dosieren, beginnend mit 50 mg, dann auf 100 mg aufdosieren wenn nötig) d = 1,46 (Escamilla et al. 2023).
  - Nalmefen ist möglicherweise besser verträglich, aber weniger gut untersucht; hier Dosierung 18 mg/d–72 mg/d und evtl. abnehmende Nebenwirkungen mit ansteigender Dosierung (Enning und Schmahl 2022).

21.2.2   Allgemeine Prinzipien der Behandlung von Menschen mit dissoziativer Identitätsstörung

21

Bei einer dissoziativen Identitätsstörung treten meistens auch andere dissoziative Symptome auf (v. a. dissoziative Amnesie, aber auch alle anderen dissoziativen Störungen). Diese Störung tritt auch häufig komorbid auf mit einer Borderline-Persönlichkeitsstörung und einer posttraumatischen Belastungsstörung, meist einer komplexen posttraumatischen Belastungsstörung (Huntjens et al. 2019).

Daher kann man sich bei der Behandlung der dissoziativen Identitätsstörung zunächst an den in ▶ Abschn. 27.4.3 beschriebenen allgemeinen Prinzipen der Behandlung der Borderline-Persönlichkeitsstörung orientieren, weil hier der Umgang mit dissoziativen Symptomen und den Traumafolgen bereist mitgedacht ist. Bei der Behandlung der Traumatisierung stehen die von den Patienten erinnerlichen belastenden Erlebnisse im Mittelpunkt. Es ist nicht notwendig, nach „verdrängten" Traumata zu suchen.

Zusätzlich braucht man in der Behandlung der dissoziativen Identitätsstörung Strategien im Umgang mit der von den Patienten erlebten Spaltung ihrer Identität in mehrere Persönlichkeiten. Die Patienten erklären sich dieses Erleben oft so, dass es rigide Grenzen zwischen den verschiedenen Persönlichkeiten gibt, sodass die eine Persönlichkeit sich beispielsweise nicht an Dinge erinnern kann, welche die andere Persönlichkeit erlebt hat.

Möglicherweise ist dieses Erleben mehrerer Persönlichkeiten aber nicht bedingt durch tatsächlich bestehende rigide Grenzen zwischen den Persönlichkeiten. Vielmehr ist dieses Erleben Ausdruck von Schwierigkeiten, unterschiedliche Anteile der eigenen Identität wahrzunehmen, beispielsweise aus Angst, durch intensives emotionales Erleben dieses Persönlichkeitsanteils überwältigt zu werden. Aus dieser Perspektive betrachtet, wird die dissoziative Identitätsstörung aufrechterhalten durch Überzeugungen wie „Wenn ich alles erinnern würde, was mir in meinem Leben passiert ist, dann würde ich die Kontrolle verlieren".

Dieser Haltung folgend wäre es das Ziel der Behandlung der dissoziativen Identitätsstörung, den Patienten helfen zu erkennen, dass die verschiedenen Personen, die sie erleben, alle verschiedene Aspekte einer einzigen Identität sind. Zu diesem Zweck können Patienten unterstützt werden, ihre verschiedenen Persönlichkeiten nach dem Modell der Schematherapie einzuordnen als verschiedene Modi (siehe auch ◘ Tab. 21.2). Das hilft dabei, die dahinterliegenden Bedürfnisse anzuerkennen und Fertigkeiten zu lernen, um diese Bedürfnisse zu befriedigen. Eine Einführung in das Modusmodell findet sich in ▶ Abschn. 6.3.3.

Auf diese Art und Weise können Patienten Schritt für Schritt übergehen von „Ich habe verschiedene Persönlichkeiten, die mich beherrschen" hin zu „Ich habe verschiedene Bewältigungsstile, und ich kann entscheiden, auf welche ich zugreife".

◼ **Tab. 21.2** Beispiel einer hypothetischen Zuordnung der verschiedenen Persönlichkeiten, die eine Patientin mit dissoziativer Identitätsstörung erlebt, zu verschiedenen Bewältigungsstilen

Name und Alter	Verhalten	Funktion dieses Verhalten	Emotion	Bedürfnis	Bewältigungsstil
Eva (7 Jahre)	Sich im Schuppen verstecken	Wachsamkeit, Schutz vor Gefahr	Angst	Sicherheit	Verletzliches Kind
Anne (43 Jahre)	Stimme, die mir sagt „Halt's Maul"	Verschwiegenheit, um erneuten Missbrauch zu verhindern	Angst	Sicherheit	Wütender Beschützer

Belastung durch körperliche Symptome und Krankheitsangst

Inhaltsverzeichnis

© Der/die Autor(en), exklusiv lizenziert an Springer-Verlag GmbH, DE,
ein Teil von Springer Nature 2025
J. P. Klein, E. M. Klein, *Psychiatrie, Psychosomatik und Psychotherapie*,
https://doi.org/10.1007/978-3-662-71440-9_22

22

Der Umgang mit psychischer Belastung durch körperliche Symptome und Krankheitsangst hat sich in den letzten Jahren entscheidend gewandelt:

- Man ging davon aus, dass körperliche Symptome eine psychische Ursache haben, wenn diese nicht durch medizinische Befunde erklärt werden können. Daher wurden psychische Belastungen durch körperliche Symptome und verwandte Störungen definiert durch die Abwesenheit einer medizinischen Erklärung für die vorgetragenen Beschwerden (Dichotomie zwischen körperlichen und psychischen Erkrankungen).
- Dies führte im konkreten Vorgehen dazu, dass zunächst körperliche Ursachen ausgeschlossen wurden, bevor die erhebliche psychische Belastung der Betroffenen diagnostiziert und behandelt wurde (Hierarchie des Vorgehens: erst körperliche Gesundheit, dann psychische Gesundheit).
- Im Bereich der psychischen Gesundheit ging man davon aus, dass körperliche Symptome Ausdruck von zum Teil schwerwiegenden psychischen Stressoren und Konflikten sind (Konzept der Konversion: Unbewusste Konflikte äußern sich als körperliche Symptome, siehe auch ▶ Abschn. 5.1.1).

Dabei wurden wichtige Aspekte übersehen, die für die Versorgung dieser Patientengruppe entscheiden sind:

- Psychische und körperliche Faktoren können bei der Entstehung und Aufrechterhaltung von körperlichen Symptomen zusammenwirken. Das bedeutet, neben einer körperlichen Erkrankung (z. B. koronare Herzerkrankung oder Krebs) kann auch eine psychische Erkrankung bestehen (und umgekehrt). Es gibt konkrete Zeichen, anhand derer die psychische Belastung durch körperliche Symptome und die funktionelle Störung erkannt und diagnostisch eingeordnet werden kann (siehe ◘ Tab. 22.1).
- Eine psychische Belastung durch körperliche Symptome ist häufig und sollte daher früh im Behandlungsprozess mit berücksichtigt werden: etwa ein Drittel aller Vorstellungen in Allgemeinpraxen finden wegen medizinisch nicht erklärbarer Symptome statt (Kroenke 2003), in Facharztpraxen ist der Anteil sogar noch höher (bis zu 50 % in neurologischen und gastroenterologischen Praxen).
- Medizinisch nicht erklärbare Symptome können erheblich psychisch belasten, selbst wenn nicht unmittelbar ein Stressor oder Konflikt erkennbar ist, der die körperlichen Symptome verursacht. Diese psychische Belastung kann direkt behandelt werden. Das kann, muss aber nicht eine Behandlung der zugrunde liegenden Stressoren und Konflikte beinhalten.

In diesem Kapitel werden Sie lernen, wie Sie die psychische Belastung durch körperliche Symptome und Krankheitsängste diagnostisch einordnen und wie Sie therapeutisch vorgehen.

▫ **Tab. 22.1** Psychische Belastung durch körperliche Symptome und Krankheitsangst: Übersicht

Diagnose	ICD-Code	Zentrale Kriterien
Somatische Belastungsstörung[a]	F45.0	- Psychische Belastung durch körperliche Symptome (z. B. Ängste, Sorgen und Vermeidungsverhalten) - Typischerweise mehrere Monate andauernd (wenn weniger als 6 Monate **F45.1**) - Meist mehrere körperliche Symptome (bei überwiegendem Schmerz **F45.4**)
Krankheitsangst-störung	F45.2	- Übermäßige Beschäftigung damit, eine ernsthafte Erkrankung zu haben/zu bekommen - Körperliche Symptome liegen maximal in geringer Intensität vor - Länger als 6 Monate andauernd
Körperdysmorphe Störung	F45.3	- Übermäßige Beschäftigung mit wahrgenommenen Mängeln im äußeren Erscheinungsbild - Darauf bezogenen wiederholte Verhaltensweisen oder mentale Handlungen

[a]Die zur somatischen Belastungsstörung analoge Diagnose in der ICD-11 wird als „Bodily Distress Disorder" bezeichnet (6C20).

22.1 Epidemiologie

— Prävalenz der **somatischen Belastungsstörung**: 3,8 % (Creed et al. 2012), **Krankheitsangststörungen** haben vermutlich eine ähnliche Häufigkeit.
— Etwa zwei Drittel derer, die an einer bestimmten **funktionellen Störung** leiden, leiden auch an anderen funktionellen Störungen. Das Auftreten einer einzigen funktionellen Störung (ohne weitere funktionelle Störungen) reicht in der Häufigkeit von knapp 20 % bei der Fibromyalgie bis über 40 % bei einem Reizdarmsyndrom (Petersen et al. 2020).

22.2 Diagnostische Kriterien

Langanhaltende körperliche Beschwerden können auf 2 Ebenen diagnostiziert werden:
— **Psychische Störung**: Hier steht die psychische Belastung durch die körperlichen Symptome im Mittelpunkt (z. B. Somatische Belastungsstörung).
— **Funktionelle Störung**: Hier wird ein bestimmtes Muster an körperlichen Beschwerden beschrieben (z. B. Fibromyalgie).

Die meisten Menschen, die an einer bestimmten funktionellen Störung leiden, erfüllen auch die diagnostischen Kriterien für eine somatische Belastungsstörung

22

(Henningsen 2018). Am besten werden die Patienten daher charakterisiert, wenn beide Diagnosen vergeben werden (z. B. F45.0 für die somatische Belastungsstörung und M79.70 für die Fibromyalgie).

22.2.1 Psychische Störung

Die wichtigste Unterscheidung ist die zwischen einer somatischen Belastungsstörung und einer Krankheitsangststörung (siehe auch ■ Tab. 22.1). Psychopathologisch kann man sich den Unterschied wie folgt vorstellen:

- Bei der **somatischen Belastungsstörung** steht die Wahrnehmungsstörung im Mittelpunkt: Somatische Symptome werden unabhängig vom Ausmaß einer eventuellen somatischen Schädigung wahrgenommen, sie sind vielmehr bestimmt durch Erwartungen des Betroffenen (Henningsen et al. 2018).
- Bei der **Krankheitsangststörung** stehen inhaltliche Denkstörungen im Mittelpunkt: Die Betroffenen neigen dazu zu glauben, dass allein der Gedanke, sie könnten eine bestimmte Erkrankung haben, bereits bedeutet, dass sie diese Erkrankung haben.

■ **Kriterien der somatischen Belastungsstörung (F45.1)**

1. Eines oder mehrere somatische Symptome, die belastend sind oder zu erheblichen Einschränkungen in der alltäglichen Lebensführung führen.
2. Exzessive Gedanken, Gefühle oder Verhaltensweisen bezüglich der somatischen Symptome oder damit einhergehender Gesundheitssorgen, die sich in mindestens einem der folgenden Merkmale ausdrücken:
   a. Gedanken: unangemessene und andauernde Gedanken bezüglich der Ernsthaftigkeit der vorliegenden Symptome,
   b. Gefühle: anhaltende stark ausgeprägte Ängste in Bezug auf die Gesundheit oder die Symptome,
   c. Verhaltensweisen: exzessiver Aufwand an Zeit und Energie, die für die Symptome oder Gesundheitssorgen aufgebracht werden.
3. Obwohl keines der einzelnen somatischen Symptome durchgängig vorhanden sein muss, ist der Zustand der Symptombelastung persistierend (typischerweise mehrere Monate an mehr als der Hälfte der Tage).

■ **Kriterien der Krankheitsangststörung F45.2**

- Übermäßige Beschäftigung damit, eine ernsthafte Krankheit zu haben oder zu bekommen.
- Körperliche Symptome liegen nicht oder nur in geringer Intensität vor. Besteht eine andere Erkrankung oder ein hohes Risiko, eine solche zu entwickeln (z. B. bei Vorliegen einer entsprechenden Familienanamnese), so ist die übermäßige Beschäftigung eindeutig übertrieben oder unverhältnismäßig.
- Es bestehen stark ausgeprägte Ängste hinsichtlich der Gesundheit, und die Person ist leicht bezüglich des eigenen Gesundheitszustands zu beunruhigen.

— Die Person führt übertriebene gesundheitsbezogene Verhaltensweisen aus (z. B. wiederholtes Kontrollieren ihres eigenen Körpers auf Krankheitszeichen hin) oder zeigt maladaptives Vermeidungsverhalten (z. B. vermeidet Arztbesuche und Krankenhäuser).
— Die übermäßige Beschäftigung mit Krankheit besteht seit mindestens 6 Monaten, wobei sich die spezifische Krankheit, die befürchtet wird, in diesem Zeitraum ändern kann.

22.2.2 Funktionelle Störung

■ **Post-COVID-Syndrom**

Einige Patienten entwickeln nach einer COVID-Erkrankung eine Symptomatik, die einem Chronic Fatigue Syndrome ähnelt; eine wichtige Gemeinsamkeit ist die Post-Exertional Malaise (PEM, Definition: siehe ◘ Tab. 22.2). Zu den Symptomen von Post-COVID zählen neben der Müdigkeit auch folgende Beschwerden:
— Schmerzen (Muskeln, Gelenke, Kopf und Hals),
— kognitive Störungen (z. B. „brain fog"),
— autonome Dysregulation (z. B. orthostatische Hypertonie).

◘ **Tab. 22.2** Übersicht über funktionelle Störungen

Diagnose	ICD-Code	Zentrale Kriterien	Anteil mit ≥ 1 weiteren Fkt. Strg.[a]
Im Vordergrund stehende Schmerzen			
Reizdarmsyndrom (Lacy und Patel 2017)	K59	- Wiederholte abdominelle Schmerzen mindestens 1× tgl. für mindestens 3 Monate	56,5 %
Fibromyalgie (Eich et al. 2017)	M79.70	- Mindestens 3 Monate dauernde Schmerzen in mehreren Körperregionen - Einhergehend mit nicht erholsamem Schlaf und Erschöpfungsneigung (körperlich/psychisch)	81,2 %

Spannungskopfschmerz (Houy-Schäfer und Grotemeyer 2004)	G44.2	- Meist bilateral ausgeprägt und drückender Kopfschmerz
		- Episodisch
		  - < 15 Tage/Monat
		  - 30 min bis mehrere Tage
		- Chronisch
		  - ≥ 3 Monate
		  - ≥ 15 Tagen/Monat
		  - > 4 h/Tag	

(Fortsetzung)

22

☐ **Tab. 22.2**   (Fortsetzung)

Diagnose	ICD-Code	Zentrale Kriterien	Anteil mit ≥ 1 weiteren Fkt. Strg.[a]
Kraniomandibuläre Dysfunktion bzw. temporomandibuläre Dysfunktion (Schiffman et al. 2014)	K07.6	- Schmerzen im Kiefer, an den Schläfen, im Ohr oder im Kopf - Auftreten/Verstärkung der Schmerzen bei Kieferbewegungen und bei Berührung des Kiefergelenks bzw. der Kaumuskulatur - Kann als Muskel- oder Gelenkschmerz auftreten	90,3 %

Im Vordergrund stehende neurologische Symptome: funktionelle neurologische Störung (siehe folgender Abschnitt)

Im Vordergrund stehende Müdigkeit

Chronic Fatigue Syndrome (Clayton 2015)	G93.3	- Mindestens 6 Monate dauernde erhebliche Beeinträchtigung durch unangemessen starke Müdigkeit, die sich nicht durch Ruhe bessert - Verschlechterung der Symptome für Tage bis Wochen, die 12–48 h nach einer körperlichen, mentalen oder physischen Anstrengung einsetzt (Post-Exertional Malaise – PEM) - Nicht erholsamer Schlaf, d.h. mangelnde Erholung, auch wenn keine Schlafstörungen bestehen	59,6 %

Syndrome infolge äußerer Einflüsse

Mit Schleudertrauma assoziierte Störung		- Chronische Nackenschmerzen nach einem Unfall	81,1 %
Multiple Chemikalienempfindlichkeit (Nasterlack et al. 2002)		Erhöhte individuelle Empfindlichkeit gegen in der Umwelt vorkommende, überwiegend synthetische Substanzen - mindestens 2 nicht zusammenhängende Expositionen - Symptome in mindestens 2 Körperregionen (z. B. Kopfschmerzen, Müdigkeit, Konzentrationsstörungen, Schmerzen im Bewegungsapparat, ungerichteter Schwindel, Atemnot)	63,6 %

[a]Diese Angaben basieren auf verschiedenen Studien (Petersen et al. 2020; Losert-Bruggner et al. 2021).

■ **Funktionelle neurologische Störung (Konversionsstörung)**

Für die Diagnose einer funktionellen neurologischen Störung können **hinweisende Befunde im Rahmen der körperlichen Untersuchung** erhoben werden, die nicht in Übereinstimmung stehen mit der Anatomie und Physiologie von anderen neurologischen Störungen (siehe unten). Häufig treten bei funktionellen neurologischen Störungen auch **dissoziative Symptome** auf (siehe ▶ Kap. 21). Funktionelle neurologische Störungen wurden daher früher auch als dissoziative Störungen der Bewegung und Empfindung bezeichnet.

Bei der Diagnose eines **funktionellen Tremors oder einer funktionellen Gangstörung** steht im Mittelpunkt, dass diese Symptome durch Aufmerksamkeitssteuerung modulierbar sind:

— Allgemein:
  – Symptome sind beim Berichten über die Symptome weniger ausgeprägt oder stärker ausgeprägt.
  – Symptome sind subjektiv immer gleich stark ausgeprägt, in der Beobachtung zeigt sich aber, dass diese im Verlauf fluktuieren.
— Tremor:
  – Tremor in der einen Hand beim Führen eines Glases zum Mund, welcher verschwindet, wenn mit der anderen Hand ein Rhythmus beibehalten wird, z. B. Öffnen und Schließen der Hand.
  – Tremor nimmt beim Versuch, ihn zu unterdrücken, zu und nimmt ab bei der Durchführung von Willkürmotorik; oder der Tremor nimmt beim Versuch, ihn zu unterdrücken, in einer anderen Extremität zu.
  – Entrainment (z. B. nimmt ein Tremor in der einen Hand die Frequenz einer mit der anderen Hand willkürlich durchgeführten rhythmischen Bewegung auf, z. B. Öffnen und Schließen der Hand).
— Bewegungsstörung (z. B. Gangstörung):
  – Gebeugter Gang, der sich beim Tanz in einen aufrechten Gang bessert oder der sich bessert, wenn man dem Patienten eine Zahl auf den Rücken "malt".
  – Eine Gangstörung besteht bei langsamem Gang, aber nicht bei schnellem Gang.

Für **funktionelle Krampfanfälle** sind unter anderem folgende Symptome hinweisend:

— Augen geschlossen,
— Hyperventilation,
— Weinen während oder nach den Anfällen,
— Wachheit auch bei generalisiertem Anfall.

Die auf eine funktionelle Störung hinweisenden Symptome können den Betroffenen im Rahmen der Psychoedukation auch erläutert werden. Diese Psychoedukation erfolgt idealerweise bereits beim Neurologen oder in Kooperation mit einem Neurologen. Dabei kann man folgende Punkte fokussieren:

22

ICD-Code	Funktionelle neurologische Störung mit…
F44.4	- Schwäche/Lähmung - motorischen Symptomen (z. B. Tremor, Dystonie, Myoklonie, Gangstörung) - Schluckstörungen - Auffälligkeiten der Sprache
F44.5	- Krämpfen oder Anfällen mit augenscheinlichen Bewusstseinseinschränkungen oder Bewusstlosigkeit (sogenannte nichtepileptische Anfälle)
F44.6	- sensorischen Ausfällen bzw. Taubheit
F44.7	- gemischtem Erscheinungsbild

Tab. 22.3 Unterteilung der funktionellen neurologischen Störungen

— "Wir haben jetzt einen Namen für Ihre Erkrankung, es handelt sich um eine funktionelle Störung."
— "Das bedeutet, dass es sich nicht um eine immer weiter fortschreitende neurologische Erkrankung handelt, sondern um eine mit Physiotherapie und Psychotherapie gut behandelbare Erkrankung."
— "In dieser Behandlung wird es darum gehen, wie es gelingen kann, dass diese Symptome Sie nicht mehr so stark in Ihrem Leben einschränken (☐ Tab. 22.3)."

22.2.3 Differenzialdiagnose

▪ Generalisierte Angststörung (F41.1)

Abgegrenzt werden muss die somatische Belastungsstörung auch von der *generalisierten Angststörung* (siehe ▶ Abschn. 18.2). Diese ist charakterisiert durch übermäßige Angst und Sorge bezüglich mehrerer Ereignisse oder Tätigkeiten (nicht nur körperliche Beschwerden, sondern auch beispielsweise Arbeit oder Schulleistungen), die während mindestens 6 Monaten an der Mehrzahl der Tage auftreten. Es bestehen Schwierigkeiten, diese Sorgen zu kontrollieren.

▪ Vorgetäuschte Störung (F68.1) und Simulation (Z76.5)

Eine letzte (allerdings seltene) Differenzialdiagnose ist die *vorgetäuschte Störung* (bzw. artifizielle Störung). Diese wird diagnostiziert, wenn die folgenden Kriterien erfüllt sind:

1. Vortäuschen körperlicher oder psychischer Merkmale oder Symptome oder Erzeugen einer Verletzung oder Erkrankung in Verbindung mit identifizierbarem Täuschungsverhalten.
2. Das Täuschungsverhalten ist offensichtlich, es liegt jedoch kein offensichtlicher äußerer Anreiz für das Verhalten vor.

Davon abzugrenzen ist die Simulation. Diese ist dadurch charakterisiert, dass der Betroffene absichtlich Symptome berichtet, um einen äußeren Vorteil zu erhalten (z. B. Arbeitsbefreiung oder Geld).

22.3 Anamnese

Bei der Erhebung der Anamnese einer somatischen Belastungsstörung kann die Beachtung folgender Schritte hilfreich sein:

- Beginnen Sie mit einer Screeningfrage: "Haben Sie sich in den letzten 6 Monaten viel mit körperlichen Symptomen beschäftigt?"
- Wenn die Antwort auf die erste Frage "Ja" lautet, dann können folgende Fragen gestellt werden, um das Kriterium (2) zu erheben (Toussaint et al. 2016):
  - Gedanken: "Haben Sie viel darüber nachgedacht, ob Ihre Beschwerden Ausdruck einer ernsthaften Erkrankung sein könnten?"
  - Gefühle: "Haben Sie sich Sorgen gemacht, dass Ihre körperlichen Beschwerden niemals aufhören könnten?"
  - Verhaltensweisen: "Haben Sie wegen Ihrer gesundheitlichen Sorgen Ihren Alltag verändert?"

Erheben Sie dann, ob diese psychische Belastung durch körperliche Symptome in den letzten 6 Monaten an mindestens der Hälfte der Tage bestanden hat.

22.4 Diagnostik

Eine gründliche Abklärung von Patienten mit funktionellen Symptomen führt zum Aufdecken einer körperlichen Erkrankung bei etwa 8 % der Betroffenen; die Diagnose einer funktionellen Störung muss dennoch nur in weniger als 1% der Fälle revidiert werden (Henningsen 2018).

22.5 Therapie

22.5.1 Allgemeine Prinzipien

Trotz einer breiten Differenzialdiagnose orientiert sich die Behandlung von Menschen, die durch körperliche Symptome oder Krankheitsängste psychisch belastet sind, zunächst einmal an ähnlichen Prinzipien (Schaefert et al. 2012). Diese werden im Folgenden vorgestellt, bevor dann auf spezielle Aspekte bestimmter Störungen eingegangen wird.

Eine Herausforderung in der Behandlung von Menschen, die durch körperliche Symptome psychisch belastet sind, ist, dass diese häufig auf eine rigide Art und Weise davon ausgehen, dass die organische Ursache gefunden und behandelt werden muss, damit es ihnen psychisch besser geht. Folgende Prinzipien können beim allgemeinen Umgang mit diesen Patienten hilfreich sein (Henningsen 2018).

22

- Sie müssen sich nicht festlegen auf eine „rein somatische" oder „rein psychische Genese". Bleiben Sie vielmehr auch nach der Diagnose einer psychischen Störung (z. B. einer somatischen Belastungsstörung) offen für die Möglichkeit, dass auch eine somatische Erkrankung vorliegt („**sowohl als auch**").
- Vermitteln Sie Ihrem Patienten, dass in der Behandlung die Bewältigung der psychischen Belastung durch die körperlichen Symptome im Mittelpunkt steht, vermitteln Sie dabei die Hoffnung, dass diese psychische Belastung sich verbessern kann, selbst wenn die körperlichen Symptome vorhanden sind.
- Versichern Sie Ihrem Patienten, dass Sie als Behandler dabei eine eventuell notwendige körperliche Diagnostik und Therapie im Blick behalten werden. Versuchen Sie, eine eventuelle Wiederholung oder **Erweiterung von körperlicher Diagnostik und Therapie zeitkontingent und nicht symptomkontingent** zu gestalten (also zu vorher vereinbarten Zeitpunkten und nicht, wenn die Angst um die Symptome gerade am größten ist).
- **Bereiten Sie die Diagnostik und Behandlung gut vor**, indem Sie mit Ihrem Patienten folgende Szenarien erörtern:
  - Es kann sein, dass bei der Diagnostik ein Befund herauskommt, der Ihre Beschwerden erklärt und eine wirksame Behandlung ermöglicht. Dann kann es sein, dass Ihre Hoffnung sich bewahrheitet und es Ihnen auch psychisch besser geht. Es kann aber auch sein, dass die psychische Belastung bleibt. Dann können wir uns weiter um die Bewältigung dieser psychischen Belastung kümmern.
  - Es kann sein, dass bei der Diagnostik kein wegweisender oder ein unklarer Befund herauskommt, sodass sich keine wirksame medizinische Behandlung daraus ergibt. Dann kann es sein, dass Ihre Hoffnung sich bewahrheitet und Sie beruhigt sind und ihre psychische Belastung nachlässt. Es kann aber auch sein, dass Sie trotz der eigentlich beruhigenden Befunde weiter psychisch belastet sind. Auch dann können wir uns weiter um die Bewältigung dieser psychischen Belastung kümmern.

22.5.2 Psychopharmakotherapie

In Tab. 22.4 ist die Wirkstärke in der Behandlung der somatischen Belastungsstörung und von ausgewählten funktionellen Störungen dargestellt. Allerdings sollten Medikamente nur im Zusammenhang mit einem Gesamtbehandlungsplan eingesetzt werden.

◘ Tab. 22.4 Wirkstärke in "number needed to treat" (NNT) von ausgesuchten Behandlungsmethoden in Abhängigkeit von der Diagnose (Schaefert et al. 2012)

Therapie	Somatische Belastungs-störung	Fibromyal-gie[a]	Reizdarm-syndrom
Psychotherapie			
Kognitive Verhaltenstherapie	NNT 8	NNT 7	NNT 3
Pharmakotherapie			
Duloxetin		NNT 9	
Milnacipran		NNT 9	
Pregabalin		NNT 8	
Trizyklische Antidepressiva			NNT 4
SSRI (selektive Serotonin-Reuptake-Hemmer)			NNT 4

[a]Bei anderen Störungen, bei denen Schmerzen im Mittelpunkt stehen, sollten ebenfalls dual wirksame Antidepressiva erwogen werden.

22.5.3   Psychotherapie

■ **Beziehungsgestaltung**

Orientieren Sie sich an den Prinzipien der motivorientierten Beziehungsgestaltung (siehe ▶ Abschn. 6.2.3).

■ **Verhaltensanalyse**

— Versuchen Sie, das rigide somatische *Erklärungsmodell* durch psychologische Aspekte zu erweitern, statt es durch ein rigides psychologisches Modell zu ersetzen. Versuchen Sie beispielsweise, durch eine Verhaltensanalyse herauszufinden, wie der gegenwärtige Umgang mit den körperlichen Symptomen zur psychischen Belastung beiträgt (siehe ▶ Abschn. 6.3).

— Fragen Sie nach den Krankheitsüberzeugungen Ihres Patienten (z. B. „Nur wenn ich keine körperlichen Symptome habe, dann bin ich ganz gesund und kann wieder aktiv werden") und nach den Erwartungen an die Behandlung (z. B. völlige Freiheit von körperlichen Symptomen).

— Machen Sie den Patienten mit dem Gedanken vertraut, dass das *Ziel der Behandlung* eher eine „Bewältigung" als eine „Beseitigung" der körperlichen Symptome ist. Im Ergebnis könnte die Erkenntnis stehen, dass Gesundheit nicht die Freiheit von somatischen Symptomen ist, sondern vielmehr bedeutet, einen Umgang mit körperlichen Beschwerden zu finden, der einen nicht aus dem Gleichgewicht bringt.

22

- ■ **Verlauf der Behandlung**
- ▬ **Achtsamkeitsfertigkeiten**: Beginnen Sie früh im Verlauf der Behandlung mit der Vermittlung von Achtsamkeitsfertigkeiten (siehe ▶ Abschn. 7.2). Diese können dazu beitragen, dass die Betroffenen lernen, sich den erlebten körperlichen Symptomen beobachtend zuzuwenden und auf die automatisiert ablaufenden Versuche der Vermeidung und Kontrolle zu verzichten. Sie werden merken: Am Anfang fällt es den Betroffenen oft schwer, ihre Symptome differenziert wahrzunehmen und zu beschreiben.
- ▬ **Emotionsregulationsfertigkeiten**: Helfen Sie Ihren Patienten, das erhebliche Leid, das sie erleben, anzuerkennen. Fokussieren Sie dabei sowohl auf die körperlichen Symptome als auch auf die dadurch entstehende emotionale Belastung. Häufig fällt es den Betroffenen schwer, diese emotionale Belastung zu benennen. Bei der Vermittlung dieser Fertigkeiten können die Strategien in ▶ Abschn. 7.3.1 helfen.
- ▬ **Werteorientierung**: Die starke Fokussierung der Patienten auf das körperliche Leid hat oftmals zur Folge, dass andere wesentliche Dinge in ihrem Leben zu kurz kommen. Daher kann es wichtig sein, diese wesentlichen Dinge im Leben wieder zu identifizieren (Identifikation von Werten siehe ▶ Abschn. 7.1.2) und sich ihnen dann wieder anzunähern.
- ▬ Beachten Sie, dass Patienten, die durch körperliche Symptome psychisch belastet sind, darauf unterschiedlich reagieren:
  - – **Angstvermeidungsverhalten**
    - – Entstehung: z. B. starke Wahrnehmung der körperlichen Symptome als bedrohlich mit der Überzeugung „Aktivität führt zu Schädigung".
    - – Vorgehen: schrittweise Konfrontation mit angstbesetzten Bewegungen im Sinne von Expositionsübungen (siehe ▶ Abschn. 7.3.3).
  - – **Durchhalteverhalten**
    - – Entstehung: z. B. biografische geprägte kämpferische Haltung im Umgang mit körperlichen Symptomen.
    - – Vorgehen: a) Etablierung eines ausgewogenen Verhältnisses zwischen Belastung und Regeneration, b) graduierte Aktivitätssteigerung (Pacing); diese spielt auch im Umgang mit chronischer Fatigue-Symptomatik eine wichtige Rolle (siehe ▶ Abschn. 7.4.3).

22.5.4 Spezielle Aspekte in der Behandlung ausgewählter Störungen

■ **Chronic Fatigue Syndrome/Post-COVID Syndrom**
Hier wird graduierte Aktivitätssteigerung bzw. Pacing empfohlen (siehe ▶ Abschn. 7.4.3).

■ **Funktionelle neurologische Störung**
Die Predictive-Coding-Theorie stellt eine Möglichkeit dar, das Auftreten von funktionellen neurologischen Störungen zu verstehen (Hallett et al. 2022). Durch ein

Missverhältnis zwischen dem mentalen Modell, wie sich eine Bewegung anfühlen sollte, und der tatsächlichen sensorischen Erfahrung, wie sich diese Bewegung anfühlt, entsteht ein Fehlersignal. Dieses nimmt der Patient als mangelnde Kontrolle über seine Bewegungsabläufe wahr. Statt dieses Fehlersignal zu ignorieren oder das mentale Modell anzupassen, versucht der Betroffene, die Bewegung an das nicht funktionierende mentale Modell anzupassen.

Dieses Modell kann man Betroffenen mit der Orchestermetapher vermitteln und dabei auch verständlich machen, dass es sich nicht um eine strukturelle neurologische Störung handelt, sondern um ein Problem der gestörten Kontrolle: „wie bei einem Orchester, bei dem zwar alle Musiker da sind, aber das Zusammenspiel nicht gut klappt". Abhängig davon, welche Störung vorliegt, kann man die Metapher dann unterschiedlich fortsetzen:

- **Bewegungsstörungen**: „Das Zusammenspiel klappt nicht, weil der Dirigent die ganze Zeit versucht, einen Spieler zu disziplinieren, dessen Musik merkwürdig klingt, und dabei die anderen Musiker und deren Melodie aus dem Blick verliert. Möglicherweise würde der Spieler wieder in die Melodie zurückfinden, wenn man ihm weniger Aufmerksamkeit schenkt."
- **Krämpfe und Anfälle**: „Das Zusammenspiel klappt nicht, weil der Dirigent nicht rechtzeitig bemerkt, wenn das Orchester aus dem Takt gerät, weil er mit seiner Aufmerksamkeit ganz woanders ist und nicht bei dem, was sein Orchester braucht. Möglicherweise kann er lernen, früher zu bemerken, wenn das Orchester aus dem Takt gerät, und dann wohlwollend für das Orchester sorgen."

Aus diesem Modell leitet sich folgendes konkretes Vorgehen in der Behandlung von Konversionsstörungen ab:

- **Allgemeine Prinzipien**
  - Menschen, die von funktionellen Bewegungsstörungen, Krämpfen oder Anfällen betroffen sind, haben verständlicherweise oft große Sorge wegen dieser Beschwerden und wünschen, dass diese Beschwerden unmittelbar behandelt werden.
  - Oftmals haben sie bereits zahlreiche Versuche unternommen, diese Beschwerden direkt zu verändern. Dies hat meist nicht oder nur kurzfristig zum Erfolg geführt und war oftmals auch mit erheblichen negativen Folgen verbunden (z. B. Abhängigkeit von Benzodiazepinen).
  - Das Ziel der Behandlung ist daher weniger, unmittelbar auf die Beschwerden einzuwirken, sondern zu erreichen, dass diese Beschwerden das Leben der **Betroffenen weniger einschränken.**
- **Bewegungsstörungen** wie Tremor, Dystonie oder Gangstörungen
  - **Psychotherapie:**
    - Anhand der konkreten Befunde, die auf eine funktionelle neurologische Störung hindeuten (siehe ▶ Abschn. 22.2.4), ist den Patienten bereits deutlich geworden, dass die Ausprägung der Symptome auch von der Steuerung der Aufmerksamkeit abhängig ist.
    - Diese Erkenntnis sollte in die Erstellung der individuellen Verhaltensanalyse integriert werden, welche aufzeigt, dass eine Fokussierung der Aufmerksamkeit auf die Bewegungsstörungen 2 Konsequenzen hat (siehe

▶ Abschn. 6.3): a) Verstärkung der Bewegungsstörung, b) Vernachlässigung von anderen Lebensbereichen.

– Diese Verhaltensanalyse stellt die Rationale dar für die Übung von flexibler Steuerung der Aufmerksamkeit, z. B. durch Achtsamkeitsübungen (siehe ▶ Abschn. 7.2, diese auch in Physiotherapie/Logopädie integrieren).

– **Übungsprogramm mit Physiotherapeuten oder Logopäden** (Czarnecki et al. 2012):
  – Refokussierung auf gut funktionierende Bewegungsmuster, dabei Beginn mit einfachen Bewegungen und dann langsam Aufbau, hin zu komplexeren Bewegungen, sobald die elementareren Abläufe gelernt sind.
  – Abnormale Bewegungen werden bei diesen Übungen ignoriert oder zum Anlass genommen, eine Pause zu machen, wenn sie sehr häufig auftreten.
  – Behutsame Wiederherstellung von physiologischen Bewegungsabläufen, ohne dabei Bewegungsabläufe zu forcieren, die dem Patienten nach eigener Aussage nicht möglich sind.

▬ **Krämpfe oder Anfälle**
  – Möglichst rechtzeitig in der Entwicklung eines funktionellen Anfalls sollte der Patient Stresstoleranz-Skills anwenden, z. B. Coolpacks oder Ammoniak (konkrete Anwendung: siehe ▶ Tab. 7.4). Zu diesem Zweck kann es wichtig sein, dass Patienten lernen, Frühwarnsymptome zu erkennen, um rechtzeitig reagieren zu können.
  – Schaffen einer ruhigen Atmosphäre, Reizabschirmung, dem Patienten Zeit lassen (mitunter ist der Zustand schon durch diese Maßnahmen zu bessern, und ein Gespräch wird möglich).
  – Wenn für den Patienten gerade keine Gefahr besteht (was meist der Fall ist), sollte er sich selbst überlassen werden, bis es ihm gelingt, den funktionellen Anfall zu durchbrechen oder dieser von allein wieder abgeklungen ist.
  – Dieses Vorgehen sollte im Vorfeld dem Betroffenen selbst und im Anfall evtl. anwesenden Laien (z. B. Angehörigen oder Mitpatienten) erklärt werden. Wichtige Elemente dieser Erklärung sind:
    – Funktionelle Anfälle sind ungefährlich, auch wenn sie beängstigend aussehen (ggf. Betroffenen vor Verletzung schützen, z. B. durch Kissen bei Schlagen des Kopfes auf den Boden).
    – Betroffene können lernen, funktionelle Anfälle zu verhindern/zu durchbrechen, auch wenn sich das anfangs unmöglich anfühlt.
    – Umstehende können diesen Prozess unterstützen, indem sie nicht eingreifen und den Betroffenen möglichst in Ruhe lassen.

■ Schmerzstörungen

Schmerzerleben ist nicht immer direkt proportional zum Schmerzreiz, vielmehr ist die Schmerzverarbeitung eine wichtige mediierende Variable zwischen Schmerzreiz (Nozizeption) und Schmerzwahrnehmung (◗ Tab. 22.5).

◻ Tab. 22.5 Charakteristika von akutem und chronischem Schmerz

	Akuter Schmerz	**Chronischer Schmerz**
Dauer	Kurz andauernd	Lang andauernd bzw. wiederkehrend
Charakteristika	Meist nozizeptiver Schmerz (gut lokalisierbar, stechend, dumpf oder pulsierend)	Meist neuropathischer Schmerz (schwerer lokalisierbar, brennend, einschießend, wie „Nadelstechen")
Ursache	Bekannt und ggf. therapiebar	Unbekannt und vielschichtig (z. B. unspezifischer Rückenschmerz) oder bekannt und nicht therapiebar (z. B. Wirbeldegeneration)
Funktion	Warnfunktion	Keine Warnfunktion
Intervention	Schonung, Behandlung der Schmerzursache, Analgesie	Abbau schmerzunterstützender Faktoren (z. B. Durchhalteverhalten) und Abbau von Bewegungsangst
Behandlungsziele	Schmerzfreiheit	Linderung der Schmerzen, Minderung der Beeinträchtigung durch den Schmerz

■ **Medikamentöse Interventionen**

Die medikamentöse Schmerztherapie sollte bei einem Schmerztherapeuten liegen. Im Folgenden werden die wichtigsten Prinzipien kurz zusammengefasst, weil das Wissen darüber die Zusammenarbeit mit dem Schmerztherapeuten erleichtern kann. Zu den Cannabisarzneimitteln siehe ▶ Abschn. 4.8.

■ **Nozizeptiver Schmerz**

━ Einfache Analgetika:
  - Paracetamol (500 mg bis zu 4× täglich, Maximaldosis 4 g/24 h)
  - Nichtsteroidale Antiphlogistika (NSAID)
    - Aspirin (500 mg bis zu 4× täglich, Maximaldosis 3,5 g/24 h)
    - Diclofenac (25–50 mg bis zu 3× täglich)
    - Ibuprofen (400 mg bis zu 4× täglich)
━ Opiate:
  - schwach wirksame
    - Codein (30–60 mg bis zu 6× täglich)
    - Tilidin
    - Tramadol (50–100 mg bis zu 4× täglich)
  - stark wirksame
    - Fentanyl
    - Morphin (10–30 mg bis zu 6× täglich nur in der Akutbehandlung, bei chronischen Schmerzen 2× tägliche Gabe von retardiertem Morphin)
    - Oxycodon (5–10 mg bis zu 6× täglich nur in der Akutbehandlung, bei chronischen Schmerzen 2× tägliche Gabe von retardiertem Oxycodon)

22

- ■ **Neuropathischer Schmerz**
- ▬ Trizyklische Antidepressiva
  - – Amitriptylin (siehe ▶ Abschn. 4.2)
- ▬ Antiepileptika
  - – Gabapentin (100 mg bis zu 3× täglich, Erhöhung bis zu 300–600 mg 3× täglich)
  - – Pregabalin (siehe ▶ Abschn. 4.3.2)

- ■ **Langzeittherapie mit Opiaten**
- ▬ Definiert als Behandlung für mehr als 3 Monate (Häuser et al. 2020).
- ▬ Sollte nur bei Therapierespondern durchgeführt werden. Zu diesem Zweck muss vor Beginn der Opiattherapie ein individuelles Therapieziel festgelegt werden, um im Verlauf das Ansprechen überprüfen zu können.
- ▬ Kontraindikationen für Langzeittherapie mit Opiaten sind primäre Kopfschmerzen (z. B. Migräne) sowie Schmerzen bei somatischen Belastungsstörungen.
- ▬ Bedarfsmedikation sollte nur in Einzelfällen erfolgen (z. B. bei geplanter großer körperlicher Belastung).
- ▬ Etwa alle 6 Monate sollte der Versuch unternommen werden, die Opiate schrittweise zu reduzieren, bei Zunahme der schmerzbedingten Beeinträchtigung kann die Dosierung ggf. wieder erhöht werden.
- ▬ Bei Zeichen für einen Missbrauch sollte die Langzeittherapie mit Opiaten beendet werden. Beispiele für derartige Zeichen sind:
  - – Aussagen über nicht intendierte psychische Auswirkungen (z. B. euphorisierende oder sedierende Wirkung) bzw. nicht verordnete Einnahme des Opiats, um andere Symptome zu behandeln.
  - – Abweichungen von der Einnahmevorschrift (z. B. nicht verordnete Dosiserhöhung) bzw. zunehmendes Verlangen nach kurzwirksamen Opioiden oder aggressives Einfordern von stärkeren Opiaten.
  - – Mehrfaches Verlieren von Rezepten, Fälschen von Rezepten oder Versuche, am behandelnden Arzt vorbei Opiate zu bekommen (z. B. durch Vorratshaltung, Verschreibungen bei anderen Ärzten oder Beschaffung auf dem Schwarzmarkt).

Essstörung und Adipositas

Inhaltsverzeichnis

© Der/die Autor(en), exklusiv lizenziert an Springer-Verlag GmbH, DE,
ein Teil von Springer Nature 2025
J. P. Klein, E. M. Klein, *Psychiatrie, Psychosomatik und Psychotherapie*,
https://doi.org/10.1007/978-3-662-71440-9_23

23.1 Epidemiologie

- **Punkprävalenzen (DGPM und DGKJP 2018)**
- Anorexie: bei Frauen zwischen 15 und 35 Jahren 0,4 %, bei Männern deutlich geringer.
- Bulimie: 1,0 %, bei Frauen häufiger als bei Männern.
- Binge-Eating-Störung: 1,6 % bei Frauen und 0,8 % bei Männern.

23

Essstörungen sind eine der wenigen psychischen Störungen, deren Auftreten in den letzten Jahren tatsächlich häufiger geworden ist (Micali et al. 2013).

- **Mortalitätsraten**

Anorexie ist die psychische Erkrankung mit der höchsten Mortalität, diese liegt höher als die Mortalität bei depressiven Störungen und der Schizophrenie (DGPM und DGKJP 2018), die Übersterblichkeit im Vergleich zu einer gleichaltrigen Vergleichsgruppe („standardized mortality rate", SMR) wird für die Anorexie angegeben mit 3,3–10,5. Bei der Bulimie liegt die Übersterblichkeit mit 1,6 deutlich niedriger.

23.2 Diagnostische Kriterien

Die meisten Essstörungen gehen einher mit einer starken Beschäftigung mit Nahrungsmitteln und Nahrungsaufnahme (z. B. „Ich schäme mich dafür, wie viel ich esse"), aber auch mit einer deutlichen Einengung des Selbstbildes auf den eigenen Körper und dessen Gewicht (z. B. „Ich schäme mich dafür, wie ich aussehe"). Die wichtigsten Essstörungen sind:
- Anorexie (Angst vor und Vermeidung von Gewichtszunahme trotz Untergewichts),
- Bulimie (Essanfälle und kompensatorische Maßnahmen, z. B. Erbrechen),
- Binge-Eating-Störung (Essanfälle ohne kompensatorische Maßnahmen).

Ein Wechsel zwischen den Diagnosen ist häufig, das bedeutet, viele Patienten berichten, dass sie in unterschiedlichen Phasen ihres Lebens beispielsweise mal Zeiten von anorektischem Verhalten und später Zeiten von Binge-Eating-Verhalten haben.

23.2.1 Kriterien der Anorexia nervosa (F50.0)

1. Eine in Relation zum Bedarf eingeschränkte Energieaufnahme, welche unter Berücksichtigung von Alter, Geschlecht, Entwicklungsverlauf und körperlicher Gesundheit zu einem signifikant niedrigen Körpergewicht führt (bei Erwachsenen üblicherweise BMI ≤ 18,5). Signifikant niedriges Gewicht ist definiert als ein Gewicht, das unterhalb des Minimums des normalen Gewichts oder, bei Kindern und Jugendlichen, unterhalb des minimal zu erwartenden Körpergewichts liegt.

2. Ausgeprägte Angst vor einer Gewichtszunahme oder davor, dick zu werden, oder dauerhaftes Verhalten, das einer Gewichtszunahme entgegenwirkt, trotz des signifikant niedrigen Gewichts.
3. Störung in der Wahrnehmung der eigenen Figur oder des Körpergewichts, übertriebener Einfluss des Körpergewichts oder der Figur auf die Selbstbewertung oder anhaltende fehlende Einsicht in Bezug auf den Schweregrad des gegenwärtig geringen Körpergewichts.

- **Schweregrade der Anorexie[1]**
- Leicht: BMI 17–18,49 kg/m^2
- Mittel BMI 16–16,99 kg/m^2
- Schwer: BMI 15–15,99 kg/m^2
- Extrem: BMI < 15 kg/m^2

- **Schwere und anhaltende Anorexie (Hay und Touyz 2018)**
- Erkrankungsdauer von mehr als 3 Jahren (andere Quellen sprechen auch von mindestens 7 Jahren).
- Mindestens 2 erfolglose Behandlungsversuchen mit einer evidenzbasierten Behandlung.

- **Typ der Anorexie**
- Restriktiver Typ (F50.01)
  - Während der letzten 3 Monate sind weder wiederkehrenden Essanfälle noch „Purging"-Verhalten aufgetreten (d. h. selbstinduziertes Erbrechen oder Missbrauch von Laxanzien, Diuretika oder Klistieren).
  - Der Gewichtsverlust wird in erster Linie durch Diäten, Fasten und/oder übermäßige körperliche Bewegung erreicht.
- Binge-Eating-/Purging-Typ (F50.02)
  - Während der letzten 3 Monate hat die Person wiederkehrende „Essanfälle" gehabt oder „Purging"-Verhalten (d. h. selbstherbeigeführtes Erbrechen oder Missbrauch von Laxanzien, Diuretika oder Klistieren) gezeigt.
- Atypische Anorexie (F50.1)
  - Sämtliche Kriterien der Anorexia nervosa sind erfüllt, allerdings liegt das Körpergewicht der Person trotz erheblichen Gewichtsverlusts im oder über dem Normalbereich.

- **_Differenzialdiagnose_: Störung mit Vermeidung oder Einschränkung der Nahrungsaufnahme (F50.8)**
- Offensichtliches Desinteresse an Essen oder Nahrung; Vermeidung von Nahrung aufgrund ihrer sensorischen Merkmale; Sorge um aversive Folgen von Essen.

---

[1]   In der ICD-11 wird ab einem BMI < 14 die Diagnose einer Anorexia nervosa mit kritisch erniedrigtem Körpergewicht gestellt (6B80.1).

- Anhaltendes Unvermögen, den Bedarf an Nahrung und/oder Energie zu decken, was zu einem signifikant niedrigen Körpergewicht oder zu bedeutsamen Mangelerscheinungen führt.
- Das Störungsbild kann nicht besser erklärt werden durch einen Mangel an verfügbaren Lebensmitteln, einer Anorexia nervosa oder einer gleichzeitig bestehenden körperlichen Erkrankung.

23   23.2.2   Bulimia nervosa (F50.2) und Binge-Eating-Störung (F50.8)

Bei beiden Störungen zählen **Essanfälle** zu den Kernsymptomen. Diese sind charakterisiert durch die beiden folgenden Merkmale:
- Verzehr einer Nahrungsmenge in einem bestimmten Zeitraum (z. B. innerhalb eines Zeitraums von 2 h), wobei diese Nahrungsmenge erheblich größer ist als die Menge, die die meisten Menschen in einem vergleichbaren Zeitraum unter vergleichbaren Bedingungen essen würden.
- Das Gefühl, während der Episode die Kontrolle über das Essverhalten zu verlieren (z. B. das Gefühl, nicht mit dem Essen aufhören zu können oder keine Kontrolle über Art und Menge der Nahrung zu haben).

Kriterien der Bulimia nervosa (F50.2)
- Wiederholte Episoden von Essanfällen (siehe oben).
- Wiederholte Anwendung von unangemessenen kompensatorischen Maßnahmen, um einer Gewichtszunahme entgegenzusteuern, wie z. B. selbstinduziertes Erbrechen, Missbrauch von Laxanzien, Diuretika oder anderen Medikamenten, Fasten oder übermäßige körperliche Bewegung.
- Die Essanfälle und die unangemessenen kompensatorischen Maßnahmen treten im Durchschnitt mindestens 1× pro Woche über einen Zeitraum von 3 Monaten auf.
- Figur und Körpergewicht haben einen übermäßigen Einfluss auf die Selbstbewertung.

▪ Schweregrad
- Leicht: durchschnittlich 1–3 Episoden unangemessener kompensatorischer Maßnahmen pro Woche
- Mittel: durchschnittlich 4–7 Episoden unangemessener kompensatorischer Maßnahmen pro Woche
- Schwer: durchschnittlich 8–13 Episoden unangemessener kompensatorischer Maßnahmen pro Woche
- Extrem: durchschnittlich 14 oder mehr Episoden unangemessener kompensatorischer Maßnahmen pro Woche

▪ Typ der Bulimie
Atypische Bulimie (F50.3): Einige, aber nicht alle Kriterien der Bulimie sind erfüllt (z. B. Essanfälle und kompensatorische Maßnahmen seltener als 1× pro Woche).

Kriterien der Binge-Eating-Störung (F50.8)

- Wiederholte Episoden von Essanfällen.
- Die Essanfälle treten gemeinsam mit mindestens 3 der folgenden Symptome auf:
  - wesentlich schneller essen als normal,
  - Essen bis zu einem unangenehmen Völlegefühl,
  - Essen großer Nahrungsmengen, wenn man sich körperlich nicht hungrig fühlt,
  - allein essen aus Scham über die Menge, die man isst,
  - Ekelgefühle gegenüber sich selbst, Deprimiertheit oder große Schuldgefühle nach dem übermäßigen Essen.
- Die Essanfälle treten im Durchschnitt mindestens 1× pro Woche über einen Zeitraum von 3 Monaten auf.

23.2.3 Ruminationsstörung (F98.21)

- Wiederholtes Hochwürgen von Nahrung über einen Zeitraum von mindestens 1 Monat. Hochgewürgte Nahrung kann wieder gekaut, wieder geschluckt oder ausgespuckt werden.
- Das wiederholte Hochwürgen ist nicht Folge einer Erkrankung des Magen-Darm-Trakts oder einer anderen körperlichen Erkrankung.
- Die Störung des Essverhaltens ist nicht besser durch eine andere psychische Störung erklärt.

23.3 Diagnostik

Insbesondere bei Patienten mit einer Anorexie und einer Bulimie sind regelmäßige Kontrollen von Labor, Vitalparametern und EKG notwendig.

Das **Labor** solle folgende Werte umfassen:
- Elektrolyte: Natrium, Kalium, Phosphat, Kalzium, Magnesium,
- Blutbild, Nicrenwerte (Kreatinin), Leberwerte (Transaminasen), Glukose.

Folgende **Vitalparameter** sollten bestimmt werden:
- Body Mass Index,
- Blutdruck und Puls,
- Temperatur.

Unter bestimmten Umständen sollten diese Kontrollen bis zu 3× wöchentlich erfolgen, dazu zählen:
- Wiederernährung bei erniedrigtem Körpergewicht (BMI < 17,5)
- häufiges Erbrechen (z. B. mehrmals täglich).

Auf diese Weise sollen medizinische Komplikationen rechtzeitig erkannt werden. Die größten Risiken ergeben sich aus den Elektrolytstörungen (v. a. **Hypokaliämie**

23

bei Erbrechen oder Missbrauch von Laxanzien bzw. Diuretika und **Hypophospha-tämie** im Rahmen des Refeeding-Syndroms). Daher sind diese im Folgenden noch detaillierter erläutert. Darüber hinaus beginnt bei hochgradiger Kachexie der Prozess der Autolyse der Leber, die sich an einem markanten Anstieg der Transaminasen zeigt und bis zum **Leberversagen** führen kann.

In ▪ Tab. 23.1 ist darüber hinaus eine Reihe von Risikomarkern zusammengefasst, welche signalisieren, dass eine dringende bzw. intensivierte Behandlung der Anorexie erforderlich ist.

▪ **Tab. 23.1** Dekompensationsmarker bei einer Anorexie, die signalisieren, dass dringende bzw. intensivierte Behandlung erforderlich ist (modifiziert nach Treasure et al. 2009)

	Moderates Risiko	**Hohes Risiko**
Ernährung		
BMI (kg/m^2)	< 15	< 13
Gewichtsverlust (pro Woche)	> 0,5 kg	> 1,0 kg
Kreislauf		
Systolischer Blutdruck	< 90 mmHg	< 80 mmHg
Diastolischer Blutdruck	< 60 mmHg	< 50 mmHg
Orthostatischer Blutdruckabfall	> 10 mmHg	> 20 mmHg
Puls	< 50/min	< 40/min
Sauerstoffsättigung	< 90 %	< 85%
Extremitäten		Zyanotisch
Muskuloskelettal (Aufstehen aus der Hocke)		
Benutzt Arme, um Gleichgewicht zu halten	+	
Benutzt Arme, um sich abzustützen		+
Körpertemperatur		
	< 35°C	< 34,5° C
Blutuntersuchungen		
Kalium	Außerhalb des Normalbereichs	< 2,5 mmol/l
Natrium		< 130 mmol/l
Phosphat		< 0,5 mmol/l
EKG		
QTc		Verlängerte QTc

23.3.1 Medizinische Komplikationen

■ **Elektrolytstörungen**

▬ **Hypokaliämie** (< 3,5 mmol/l, mittelgradig < 3,0 mmol/l, schwer < 2,5 mmol/l)
- Kann zu bedrohlichen Herzrhythmusstörungen führen. Wichtiger als der Kaliumwert selbst sind insbesondere bei chronisch hypokaliämischen Patienten die sichtbaren Hypokaliämiezeichen im EKG (zunehmende Abflachung bis hin zur Negativierung der T-Welle und zunehmendes Ansteigen der U-Welle. Merkspruch: No Pot, No T but U, denn auf Englisch heißt Kalium Potassium) (DGPM und DGKJP 2018).
- Hypokaliämie erfordert den Ausgleich bis hin zur Normokaliämie, wobei neben Kalium auch der Chloridmangel ausgeglichen werden sollte; dazu eignet sich Kaliumchlorid (z. B. Kalinor retard®) besser als Kaliumcarbonat (z. B. Kalinor®) (DGPM und DGKJP 2018). Protonenpumpenhemmer können dazu beitragen, den Kaliumwert zu normalisieren (Treasure et al. 2009).
- Unter bestimmten Umständen sollten die Patienten in die Innere Medizin verlegt werden, um sie am Monitor zu überwachen und ggf. Kalium intravenös zu substituieren. Das ist beispielsweise der Fall, wenn eine schwere Hypokaliämie auch durch orale Gabe nicht ausgeglichen werden kann; wenn der Kaliumspiegel < 2,0 mmol/l liegt oder wenn EKG-Auffälligkeiten auftreten.

■ **Refeeding-Syndrom**

▬ Häufigkeit: Bis zu ein Drittel der Patienten hat im Rahmen der Wiederernährung eine Hypophosphatämie, etwa 5 % haben eine höhergradige Hypophosphatämie (< 0,8 mmol/l).
▬ Ätiologie: Es kommt zu entleerten Phosphatspeicher bei der Unterernährung. Mit Wiederaufnahme der Ernährung wird im Rahmen der dann stattfindenden Stoffwechselumstellung vermehrt Phosphat verbraucht; besonders gefährlich sind die ersten 3–5 Tage der Wiederernährung
▬ Symptomatik: Rhabdomyolyse, Krampfanfälle, Herzrhythmusstörungen, Koma.
▬ Therapie: Bei Hypophosphatämie orale Substitution mit Kaliumphosphat und Natriumphosphat (z. B. Reducto Spezial 602 mg/360 mg) in Dosierungen von bis zu 2 Tabletten 3× täglich. Bei symptomatischer Hypophosphatämie oder bei ausbleibender Normalisierung unter oralem Phosphat Verlegung in die Innere Medizin und ggf. parenterale Substitution (adaptiert nach DGPM et al. 2018).

23.4 Therapie

23.4.1 Allgemeine Prinzipien

Alle Patienten mit einer Essstörung sollten zu Beginn der Behandlung eine Essvereinbarung abschließen und kontinuierlich Essprotokolle führen. Auch das Körpergewicht sollte regelmäßig bestimmt werden. Diese Strategien können nicht nur bei den in ▶ Abschn. 23.2 beschrieben Essstörungen eingesetzt werden, sondern sind auch in der Behandlung der Adipositas hilfreich (Abb. A.5).

- **Essvereinbarung**
  - **Zweck**: Erleichtert es dem Patienten trotz auftretender Scham, eine feste Mahlzeitenstruktur einzuhalten; diese dient unterschiedlichen Zielen:
    - **Bulimie/Binge-Eating Störung**: Reduktion der Auftretenswahrscheinlichkeit von Essanfällen.
    - **Alle Essstörungen**: Normalisierung des Körpergewichts (sowohl bei Über- als auch bei Untergewicht).
  - **Vorgehen**: Sollte schriftlich festgehalten werden, mindestens 3 feste Mahlzeiten beinhalten und vom Patienten und vom Therapeuten unterschrieben sein. Bei Untergewicht dynamische Anpassung der Essvereinbarung in Abhängigkeit von der Gewichtszunahme (siehe ▶ Abschn. 23.4.4).
- **Essprotokoll**: Achten Sie bei der Auswertung des Essprotokolls nicht nur darauf, ob der Patient sich an die Essvereinbarung gehalten hat, sondern auch, ob er nach dem Essen gegenregulatorische Strategien eingesetzt hat (z. B. Erbrechen oder exzessive Bewegung).

23.4.2 Psychopharmakotherapie

Folgende Medikamente sind wirksam in der Behandlung von Essstörungen (Fornaro et al. 2023):

- Anorexie
  - Olanzapin, beginnend mit 2,5 mg/d, dann langsame Aufdosierung auf 10 mg/d (stärkere Gewichtszunahme als Placebo: Hedges' $g = 0{,}283$). Der Einsatz wird ebenfalls empfohlen bei ausgeprägtem Bewegungsdrang und Gedankenkreisen um Essen und Gewicht.
- Bulimie
  - Fluoxetin, schrittweise Aufdosierung. Dosierung 60 mg (stärkere Abnahme der Essanfälle als Placebo: Hedges' $g = 0{,}203$). Der Einsatz wird empfohlen bei nicht wirksamer oder nicht gewünschter Psychotherapie bzw. bei komorbider Depression, Angst- oder Zwangsstörung.
- Binge Eating Störung
  - Lisdexamfetamin, Dosisbereich von 30–70 mg (stärkere Abnahme der Essanfälle als Placebo: Hedges' $g = 0{,}571$). Der Einsatz wird empfohlen bei nicht ausreichend wirksamer oder nicht gewünschter Psychotherapie.

23.4.3 Psychotherapie

Die Psychotherapie von Essstörungen orientiert sich an den in ▶ Kap. 6 beschriebenen allgemeinen Prinzipien. Eine besonders große Rolle spielen folgende Elemente:

- **Strukturierung der Sitzung** (siehe ▶ Abschn. 6.1.2): Hier sollten folgende Elemente Teil der Sitzungsroutine werden: gemeinsame Betrachtung der Essprotokolle und Abgleich mit der Essvereinbarung.

- **Dynamische Hierarchisierung von Therapiezielen** (siehe ▶ Abschn. 6.1.3), beispielsweise sollten folgende Verhaltensweisen in den Mittelpunkt der Behandlung gerückt werden, wenn sie auftreten:
  - restriktives Essen trotz starkem Untergewicht (BMI < 15),
  - bulimisches Verhalten, das zu medizinischen Komplikationen führt (z. B. Hypokaliämie).
- **Verhaltensanalyse** (siehe ▶ Abschn. 6.3): Zu Beginn und im weiteren Verlauf der Behandlung sollten Verhaltensanalysen angefertigt werden zu den gerade wichtigsten essstörungstypischen Verhaltensweisen. Beispiele:
  - Beginn der Behandlung: Entwicklung eines gemeinsamen Störungsmodells (Makroanalyse),
  - Nach Auswertung der Essprotokolle: Mikroanalyse eines bestimmten Verhaltens (z. B. eines Essanfalls oder einer gegenregulatorischen Maßnahme wie ausgeprägte Bewegung) und Entwicklung von alternativen Bewältigungsstrategien.
- **Motivationsaufbau** (siehe ▶ Kap. 7).
- Fertigkeiten der **Emotionswahrnehmung** (siehe ▶ Abschn. 7.3.1) und Übungen zur **Emotionskonfrontation**, beispielsweise Reizexposition gegenüber vermiedenen Lebensmitteln oder Lebensmitteln, die mit Essanfällen verbunden sind („cue exposure", siehe ▶ Tab. 7.7).

23.4.4 Spezielle Aspekte in der Behandlung der Anorexie

■ **Ziele der Behandlung**

Die Ziele der Behandlung sind unter anderem abhängig von der *Krankheitsdauer* (DGPM und DGKJP 2018):

- Bei kurzer Krankheitsdauer hat die Normalisierung von Ernährung und Gewicht höchste Priorität, um eine Chronifizierung zu verhindern.
- Bei einem schweren und langen Krankheitsverlauf sollten folgende Ziele mit dem Patienten gemeinsam gewichtet werden (siehe ▶ Kap. 11):
  - Heilung durch Normalisierung von Essverhalten und Gewicht,
  - Begrenzung negativer Folgen der Essstörung durch Verbesserung der Lebensqualität, der sozialen Integration oder der körperlichen Gesundheit.

■ **Ernährungstherapie**

Das Ziel der Ernährungstherapie sollte eine Gewichtszunahme von 250–450 g/Woche im ambulanten Setting und bis 700–1000 g im stationären Setting sein, ggf. auch 1500 g/Woche (DGPM und DGKJP 2018). Soweit möglich, sollten diese Ziele durch eine vielseitige orale Mischkost erreicht werden. Ergänzend kann Trinknahrung angeboten werden, um die Differenz zwischen erwarteter und erreichter Energieaufnahme auszugleichen (z. B. Fresubin® Energy DRINK 300 kcal/200ml, oder Fresubin® 3,2 kcal DRINK 400 kcal/125 ml, oder Resource® 400 kcal/200 ml).

Bezüglich der initialen Energiezufuhr existiert kein einheitlicher Konsens (DGPM und DGKJP 2018). Man kann sich jedoch an folgenden Angaben orientieren (daraus ergeben sich tägliche Gesamtmengen von ca. > 2000 kcal/Tag in der Phase der Gewichtszunahme):

- Initiale tägliche Nahrungszufuhr von 30–40 kcal/kg Körpergewicht, diese muss im weiteren Verlauf der Behandlung gesteigert werden (z. B. 200 kcal/Tag), denn
- für eine Gewichtszunahme von 100 g/Tag müssen über die Erfordernisse des Grundumsatzes hinaus zusätzlich etwa 800–1200 kcal/Tag aufgenommen werden.

Auch bei Patienten mit deutlichem Untergewicht (BMI < 13) kann die Ernährung von Beginn an hochkalorisch erfolgen (> 2000 kcal/Tag) (Koerner et al. 2020). In diesem Fall sollte in den ersten beiden Wochen der Behandlung eine Substitution von Phosphat (z. B. 2× tgl. Reducto spezial 602/360 mg) und Thiamin erfolgen (200 mg/Tag). Es kann hilfreich sein, dass die Patienten mit einem BMI < 13 sich in einem Rollstuhl auf Station bewegen, um den Energieverbrauch gering zu halten.

Ein pragmatisches Vorgehen ist, die Energiezufuhr gleichmäßig auf 3 Hauptmahlzeiten zu verteilen und dann wie folgt weiter zu verfahren (dieses Vorgehen sollte in einer Essvereinbarung festgehalten werden):

- Wenn die Patienten die Mahlzeiten nicht vollständig essen, erhalten sie Trinknahrung:
  - wenn sie mindestens die Hälfte der Mahlzeit gegessen haben: 400 kcal,
  - wenn sie weniger als die Hälfte der Mahlzeit gegessen haben: 800 kcal.
- Wenn das Gewichtszunahmeziel nicht erreicht wird, dann werden die Portionsgrößen erhöht und/oder bis zu 3 Zwischenmahlzeiten eingeführt. Es kann notwendig sein, bis zu 4000 kcal/Tag anzubieten, damit eine ausreichende Gewichtszunahme erreicht wird.

23.4.5 Adipositaschirurgie

- Indikation zur Adipositaschirurgie
  - Adipositas Grad 2 (BMI > 35) mit erheblicher organischer Komorbidität bzw. Risikofaktoren bzw. Adipositas Grad 3 (BMI > 40),
  - konservative Behandlung unter ärztlicher Aufsicht ausgeschöpft,
  - akzeptables Operationsrisiko,
  - Patient muss ausreichend motiviert und vollständig aufgeklärt sein.
- Heute meist Magenbypass-OP
  - Ergebnisse (Sjöström et al. 2007; Colles et al. 2008):
    - durchschnittliche Abnahme des Körpergewichts 30–35 %,
    - Verbesserung des Gesamtüberlebens,
    - Abnahme des Binge Eating, jedoch leichte Zunahme von Grazing.
- Kontraindikationen
  - Die Studienlage bezüglich psychischer Prädiktoren ist sehr uneinheitlich, eine an den Leitlinien orientierte Übersicht gibt ◘ Tab. 23.2.

◘ **Tab. 23.2** Psychiatrische Kontraindikationen für Adipositaschirurgie

Diagnose	Schwellenwert	Begründung
Bulimia nervosa	In den letzten 3 Wochen mindestens 1× wöchentlich Essanfälle und Erbrechen	Erhöhte postoperative Komplikationsrate
Schwere Binge-Eating-Störung	Tägliche Essanfälle	
Instabile psychopathologische Zustände, beispielsweise akute Suizidalität oder akute psychotische Symptomatik		
Schwere Borderline-Persönlichkeitsstörung	Schwere Selbstverletzungen oder Suizidversuche im Vordergrund	Risiko eines Suizidversuchs nach Adipositas-OP erhöht
Schwere depressive Episode	Gegenwärtig unzureichend behandelt	
Aktive Substanzabhängigkeit		Es kann nach Adipositas-OP zu einer Zunahme des Alkoholkonsums kommen

Sexuelle Funktionsstörungen inkl. zwanghaftem sexuellen Verhalten

Inhaltsverzeichnis

© Der/die Autor(en), exklusiv lizenziert an Springer-Verlag GmbH, DE,
ein Teil von Springer Nature 2025
J. P. Klein, E. M. Klein, *Psychiatrie, Psychosomatik und Psychotherapie*,
https://doi.org/10.1007/978-3-662-71440-9_24

◘ Tab. 24.1   Epidemiologie sexueller Funktionsstörungen

	Probleme	Störung
Vermindertes sexuelles Interesse (Männer)	18–24 Jahre: 6 % 66–74 Jahre: 41 %	1,8 %
Erektionsstörung	13–21 %	< 40–50 Jahre: 2 % > 60–70 Jahre: 40–50 %
Dyspareunie/Vaginismus	15 %	
Verzögerte Ejakulation	25 %	1 %
Vorzeitige Ejakulation	20–30 %	1–3 %
Orgasmusschwierigkeiten bei Frauen	10–42 %	10 %[a]
Zwanghaftes sexuelles Verhalten		3–6 %

[a]10 % erleben niemals einen Orgasmus, nur ein Teil davon leidet auch darunter.

24.1   Epidemiologie

Sexuelle Probleme sind häufig, sind jedoch nur selten so stark ausgeprägt, dass Sie die Kriterien einer sexuellen Funktionsstörung erfüllen (American Psychiatric Association 2013) (siehe ◘ Tab. 24.1).

24.2   Diagnostische Kriterien

24.2.1   Sexuelle Funktionsstörung

Allgemeine Kriterien einer sexuellen Funktionsstörung

- Sexuelle Funktionsstörungen werden diagnostiziert, wenn folgende allgemeine Kriterien erfüllt sind (American Psychiatric Association 2013):
  - Symptome bestehen über einen Zeitraum von mindestens 6 Monaten,
  - Symptome bestehen bei fast allen oder allen (etwa 75–100 %) sexuellen Begegnungen (in bestimmten situativen Kontexten oder, wenn generalisiert, in allen Kontexten),
  - Symptome verursachen in klinisch bedeutsamer Weise Leiden.
- Darüber hinaus müssen noch die speziellen Kriterien der jeweiligen sexuellen Funktionsstörung erfüllt sein.

— Sexuelle Funktionsstörungen können genauer charakterisiert werden anhand der folgenden Merkmale:
- lebenslang vs. erworben (die Störung ist erst nach einem Zeitraum von relativ normalem sexuellem Funktionieren aufgetreten),
- generalisiert vs. situativ (tritt nur bei bestimmten Arten der sexuellen Stimulation, in bestimmten Situationen oder mit bestimmten Partnern auf).

Spezielle Kriterien einzelner sexueller Funktionsstörungen

Sexuelle Funktionsstörungen können in unterschiedlichen **Phasen** auftreten:
— Interesse (Libido),
— Erregung,
— Orgasmus.

Daher werden sie eingeteilt in folgende Störungen; dabei müssen jeweils auch die **allgemeinen Kriterien einer sexuellen Funktionsstörung** erfüllt sein (siehe oben):
— **Störungen des sexuellen Interesses (F52.0)**
- Fehlen oder deutliche Verminderung von sexuellem Interesse (z.B. fehlende oder deutlich verminderte sexuelle Fantasien, keine oder deutlich verminderte Initiative zu sexuellen Aktivitäten bzw. fehlende oder deutlich verminderte Empfänglichkeit für Versuche des Partners, sexuelle Aktivitäten einzuleiten)
— **Störungen der sexuellen Erregung (F52.2)**
- Fehlen oder deutliche Verminderung von sexueller Erregung (z. B. Reaktion auf sexuelle Reize, genitale und nicht genitale Empfindungen bzw. Lust bei sexuellen Aktivitäten) (F52.2).
- Deutliche Schwierigkeiten, eine Erektion während der sexuellen Aktivität zu erreichen und/oder bis zum Ende der sexuellen Aktivität aufrechtzuerhalten (F52.21).
— **Schmerzstörungen (Dyspareunie/Vaginismus F52.6)**
- Schmerzen oder Verkrampfung im vulvovaginalen Bereich oder Becken bzw. deutliche Furcht oder Angst in Erwartung von, während oder nach vaginaler Penetration.
— **Orgasmusstörungen (F52.3)**
- Deutliche Verzögerung, deutlich reduzierte Häufigkeit oder Fehlen des Orgasmus oder deutliche Verminderung der Intensität des Orgasmuserlebens **(weibliche Orgasmusstörung: F52.31).**
- Deutliche Verzögerung oder reduzierte Häufigkeit oder Fehlen der Ejakulation **(verzögerte Ejakulation: F52.32).**
- Auftreten einer Ejakulation, bevor die Person es wünscht, d. h. bereits vor oder innerhalb etwa 1 min nach vaginaler Penetration **(vorzeitige Ejakulation: F52.4).**

24.2.2   Zwanghaftes sexuelles Verhalten (F52.7)

Kriterien finden sich in der ICD-11 und orientieren sich an den Kriterien der Substanzkonsumstörungen (siehe ▶ Abschn. 14.2.1):

- unkontrollierbare sexuelle Impulse und Verhaltensweisen (z. B. exzessiver Konsum von pornografischen Inhalten, ständig wechselnde Partner oder immer extremere sexuelle Praktiken),
- sexuelles Verhalten wird zu einem zentralen Fokus im Leben zulasten anderer Lebensinhalte,
- Versuche, das Verhalten zu kontrollieren, scheitern trotz negativer Konsequenzen.

Im DSM-5 wurde eine Kategorie **„hypersexuelle Störung"** vorgeschlagen. Diese ist auch charakterisiert durch wiederholte Beschäftigung mit sexuellen Fantasien, Impulsen und Verhalten als Reaktion auf dysphorische Gefühlszustände oder belastende Lebensereignisse. Dabei werden Verhaltensspezifikatoren genannt:

- Masturbation und Prädominanz autoerotischen Verhaltens,
- exzessiver Pornografiekonsum,
- Promiskuität/multiple Sexualpartner.

24.3   Anamnese

- Haltung
  - Vermitteln Sie Offenheit für das Thema und sprechen Sie Sexualität offen und direkt an und verzichten Sie auf eine belustigende oder bewertende Sprache.
  - Achten Sie die Selbstbestimmung Ihres Patienten und lassen Sie ihn darüber entscheiden, worüber er sprechen möchte. Es müssen auch nicht alle der folgenden Fragen in jeder Anamnese relevant sein.
- Einstieg (sollte idealerweise in jeder Anamnese gefragt werden)
  - Wie geht es Ihnen mit Ihrer Sexualität?
  - Gibt es Probleme im Bereich Sexualität?
- Systematische Erhebung (Erhebung vor allem, wenn der Schwerpunkt der Diagnostik und Behandlung im Bereich der sexuellen Gesundheit liegt)
  - Sexualverhalten
    - **Lustdimension:** Wie wichtig ist Ihnen Sexualität? Welche sexuellen Fantasien bzw. Handlungen führen bei Ihnen zu sexueller Erregung? Gibt es in diesem Bereich Probleme? Für den Fall, dass die sexuellen Präferenzen nicht im Bereich der einvernehmlichen Sexualität mit einwilligungsfähigen erwachsenen Menschen liegt (Paraphilien), finden Sie vertiefende Fragen in ▶ Kap. 29
    - **Handlungsdimension:** Welche sexuellen Handlungen praktizieren Sie? Penetrativen Geschlechtsverkehr? Masturbation? Oralen Geschlechtsver-

kehr? Streicheln mit oder ohne genitale Stimulation? Nutzung von Medien zur sexuellen Stimulation (z. B. pornografisches Material)? Treten dabei Probleme auf?

- **Beziehungsdimension:** Leben Sie in einer Partnerschaft? Handelt es sich um eine monogame, offene oder polyamoröse Partnerschaft? Gleichgeschlechtlich, gegengeschlechtlich oder beides? Gibt es Probleme in der Partnerschaft? Welche Rolle spielt Sexualität in Ihrer Partnerschaft? Welche Auswirkungen haben sexuelle Probleme auf Ihre Partnerschaft? Wünschen Sie und/oder Ihr Partner eine Behandlung wegen sexueller Problemen?
- **Fortpflanzungsdimension:** Besteht ein Kinderwunsch? Bei Ihnen und/oder Ihrem Partner? Welchen Einfluss hat das sexuelle Problem auf diesen Kinderwunsch?
- Gegebenenfalls dann noch systematische Erhebung von spezifischen Problemen im Bereich Erregung, Schmerz und Orgasmus
  - **Erregung**: Kommt es zu einer Erektion bzw. Feuchtwerden von Vulva und Vagina?
  - **Schmerz**: Leiden Sie an Verkrampfungen oder Schmerzen?
  - **Orgasmus**: Erleben Sie einen Orgasmus bzw. Ejakulation?
- Genauere Beschreibung der Probleme im Bereich der sexuellen Gesundheit
  - Haben diese Probleme bestanden, solange Sie denken können? Oder sind diese erst zu einem bestimmten Zeitpunkt aufgetreten? Können Sie einen Auslöser erkennen?
  - Treten diese Probleme immer auf oder nur in bestimmten Situationen? Zum Beispiel nur bei bestimmten Arten der sexuellen Stimulation oder bei bestimmten Partnern?

24.4 Diagnostik

- Sexuelle Funktionsstörungen können auch im Rahmen von körperlichen Erkrankungen oder Einnahme von Medikamenten/Drogen auftreten; diese sollten bei der Einordnung und Behandlung berücksichtigt werden (z. B. Einbezug von Fachärzten für Gynäkologie/Urologie).
- Hormonelle Störungen:
  - Altersbedingte hormonelle Veränderung (z. B. Klimakterium),
  - Medikation: z. B. Antiöstrogene bei Brustkrebsbehandlung oder Antiandrogene bei Prostatakrebsbehandlung.
- Sensibilitätsstörungen:
  - Altersbedingte Degeneration der sensiblen Innervation der Genitalien kann zu Störungen der sexuellen Erregung beitragen.
- Medikamente/Substanzen
  - Medikamente: beispielsweise Psychopharmaka (siehe ▶ Abschn. 3.1.12) oder Antihypertensiva (z. B. Betablocker),
  - Substanzen: z. B. Alkohol.

24.5   Therapie

24.5.1   Allgemeine Prinzipien

— Im Bereich der Sexualität ist vieles möglich und nichts ein Muss (auch wenn zahlreiche **Normvorstellungen** existieren, die den Eindruck erwecken, dass bestimmte Anforderungen zu erfüllen sind) (Fritzsche and Wirsching 2020).
— Eine zu starke Orientierung an diesen Normvorstellungen oder an vermuteten bzw. ausgesprochenen Wünschen des Partners kann dazu führen, dass Verlangen und/oder Erregung ausbleiben und es nicht zum Orgasmus kommt.

24.5.2   Psychotherapie

■ **Sexuelle Funktionsstörung**
— Das **Ziel der Behandlung** ist daher, dass Patienten ihre Sexualität gemäß ihren Bedürfnissen, Wünschen und Vorlieben gestalten können; oftmals ist es dafür notwendig, dass Patienten diese zunächst entdecken, beispielsweise durch systematische Exploration von Fantasien und Handlungen, die als angenehm und/oder erregend erlebt werden.
— Am Beginn der Behandlung steht die **Verhaltensanalyse** (siehe ▶ Abschn. 6.3.1) zum besseren Verständnis, in welchen Situationen die sexuellen Funktionsstörungen auftreten und wie genau die Betroffenen sich dann verhalten und was dieses Verhalten aufrechterhält. Die Verhaltensanalyse kann helfen zu verstehen, vor welchem Hintergrund die sexuelle Funktionsstörung aufgetreten ist, und zur Festlegung des Fokus der Behandlung beitragen.
— Dabei sollten auch weitere **psychosoziale Faktoren** berücksichtigt werden, die zu sexuellen Funktionsstörungen beitragen können:
  – **Gespräche über Sexualität** sind für viele Menschen ungewohnt oder schambehaftet; das kann dazu führen, dass Partner sich nicht darüber verständigen, was sie bei intimen Kontakten erleben und sich wünschen.
  – **Sexuelles Interesse kann im Verlauf einer Beziehung abnehmen**, zum Beispiel in Folge von sexueller Routine oder Schwierigkeiten im Umgang mit unterschiedlichen sexuellen Bedürfnissen.
  – **Alltagsstress und -sorgen** können die Lust auf Sexualität nehmen und es schwer machen, in intimen Situationen die Aufmerksamkeit auf das eigene Erleben und den Partner zu lenken mit der Folge, dass nicht mehr genug stimulierende Reize erlebt werden.
  – **Belastende Vorerfahrungen mit Sexualität** (z. B. sexueller Missbrauch oder forderndes Verhalten eines Partners) können zur Folge haben, dass sexuelle Erregung ausbleibt oder als unangenehm erlebt und abgelehnt wird.
  – **Nutzung von pornografischen Inhalten** kann dazu führen, dass partnerschaftliche Sexualität als langweilig und unattraktiv empfunden wird.

- **Masturbationserfahrungen** können zur Gewöhnung an eine bestimmte Art der sexuellen Stimulation führen, sodass Stimulation mit Partner nicht ausreichend ist; ein **Mangel an Masturbationserfahrungen** kann zur Folge haben, dass Orientierung darüber fehlt, welche Stimulation als erregend empfunden wird und wie der Erregungsablauf beeinflusst werden kann.
- Vermittlung von **Achtsamkeitsfertigkeiten** (siehe ▶ Abschn. 7.2). Diese helfen bei:
  - Fokussierung der Aufmerksamkeit auf den gegenwärtigen Augenblick und erleichtern so die Wahrnehmung dessen, was als angenehm und/oder erregend empfunden wird,
  - Refokussierung der Aufmerksamkeit auf das sexuelle Erleben, wenn Gedanken an Normen und Erwartungen diesem Erleben im Wege stehen.
- Darüber hinaus kann das **Sensualitätstraining** nach dem Prinzip der Sensate-Focus-Übung eingesetzt werden (Masters und Johnson 1970).
  - Voraussetzungen
    - beiderseitige Bereitschaft zur Durchführung des Trainings und zu Aufrechterhaltung der Beziehung,
    - Verzicht auf genitalen Geschlechtsverkehr bis zur letzten Phase des Trainings (Reduktion von Erwartungs- und Leistungsdruck),
    - Bereitschaft, die Übungen etwa 2× in der Woche für ca. 45 min durchzuführen.
  - Phasen (Abfolge der Übungen)
    1. Streicheln ohne Berühren der Genitalien und der Brust (Kennenlernen des Körpers ohne sexuelle Erregung).
    2. Streicheln mit Erkunden der Genitalien (weiteres Kennenlernen, daher Pausieren bei Auftreten von sexueller Erregung).
    3. Stimulation der Genitalien (Erfahrung, dass Erregung z. B. in Form einer Erektion eintreten, abklingen und wiederkommen kann).
    4. Stimulation der Genitalien, auch bis zum Orgasmus.
    5. Geschlechtsverkehr ohne Bewegung des Mannes, dann Geschlechtsverkehr mit vorsichtigen Bewegungen des Mannes.
    6. Geschlechtsverkehr ohne Einschränkungen (Experimentieren mit Lust und Erregung).
  - Ablauf der Übungen
    - Beim Streicheln zunächst nicht gleichzeitiges, sondern abwechselndes Vorgehen.
    - Der aktive Partner streichelt, wo er will, der passive Partner setzt dabei Grenzen, wenn etwas unangenehm ist.
    - Nach der Durchführung der Übung tauschen sich die Partner darüber aus, was sie bei den Übungen empfunden haben.
  - Ab der 3. Phase können ggf. auch weitere Übungen integriert werden (diese können bzw. sollten auch allein geübt werden):
    - Teasing: a) Vorgehen: Herbeiführen einer Erektion, Erschlaffen lassen der Erektion, erneute Herstellung der Erektion. b) Ziel: Erfahrung, dass eine verloren gegangene Erektion durch Stimulation wiederhergestellt werden kann.

- Edging: a) Vorgehen: Stimulation bis zur Erregung, vor starker Erregung: Beendigung oder Veränderung der Stimulation (z. B. langsamere oder festere Bewegungen bzw. Druck auf Eichel). b) Ziel: Erfahrung, dass ein Orgasmus hinausgezögert werden kann.
- Dilatatoren: a) Vorgehen: Einführen von Dilatatoren unterschiedlicher Größe, beginnend mit einer kleineren Größe (ca. 10 mm) unter Verwendung von Gleitmittel. b) Ziel: Erkunden der eigenen Vagina auf eine angstfreie und entspannte Art und Weise, sodass die Anpassung der Vagina auch an größere Dilatatoren erlebt werden kann.

24

■ **Zwanghaftes sexuelles Verhalten**
− Verhaltensanalyse zur Identifikation von aversiven Emotionen, die durch sexuelle Aktivitäten „kontrolliert" werden.
− Definition von Behandlungszielen:
  − Abbau von zwanghaftem sexuellem Verhalten (Vereinbarung treffen),
  − Aufbau von Fertigkeiten zum Beziehungsaufbau.
− Mögliche weitere Behandlungselemente:
  − ggf. Behandlung von anderen sexuellen Funktionsstörungen (siehe oben),
  − ggf. Reizexposition mit Reaktionsmanagement (siehe ▶ Tab. 7.7).

24.5.3 Pharmakotherapie

■ **Allgemein**
Überprüfen Sie, ob evtl. bestimmte Psychopharmaka zur sexuellen Funktionsstörung beitragen (siehe ▶ Abschn. 3.1.12).

■ **Erektile Dysfunktion**
Hier sollte ein Facharzt für Urologie mit einbezogen werden, beispielsweise zur Verordnung von Phosphodiesterase-Typ-5-Hemmern bei erektiler Dysfunktion. Diese unterscheiden sich in der Wirkdauer: Sie reicht von ca. 3–4 h bei Sildenafil (Viagra®) bis hin zu 24–36 h bei Tadalafil (Cialis®).

■ **Vorzeitige Ejakulation**
Behandlung mit SSRI (selektive Serotonin-Reuptake-Hemmer) (siehe ▶ Abschn. 3.1.12).

■ **Zwanghaftes sexuelles Verhalten**
Behandlung mit SSRIs (siehe ▶ Abschn. 3.1.12).Behandlung mit Antiandrogenen (Cyproteronacetat bzw. Triptorelin).

Psychische Störungen bei körperlichen Krankheiten

Inhaltsverzeichnis

© Der/die Autor(en), exklusiv lizenziert an Springer-Verlag GmbH, DE,
ein Teil von Springer Nature 2025
J. P. Klein, E. M. Klein, *Psychiatrie, Psychosomatik und Psychotherapie*,
https://doi.org/10.1007/978-3-662-71440-9_25

25.1 Epidemiologie

- Es besteht ein bidirektionaler Zusammenhang zwischen bestimmten körperlichen Erkrankungen und psychischen Erkrankungen.
  - Beispiel Diabetes (Albus und Petrak 2020):
    - Depressionen sind bei Menschen mit Diabetes mellitus fast doppelt so häufig wie in Kontrollgruppen ohne Diabetes.
    - Depressive Menschen haben ein um 37–60 % erhöhtes Risiko, im weiteren Verlauf einen Typ-2-Diabetes zu entwickeln.
- Etwa jeder 2. bis jeder 3. *Krebspatient* entwickelt eine psychische Störung. Die häufigsten psychischen Störungen sind Anpassungsstörungen, depressive Störungen und Angststörungen (Mehnert und Lehmann-Laue 2018); auch *Angehörige von Krebspatienten* leiden in etwa gleicher Häufigkeit unter emotionaler Belastung bis hin zu psychischen Störungen.
  - Beispiel Depression:
    - Depressionen sind bei Menschen mit einer Krebserkrankung etwa 5× so häufig wie in der Allgemeinbevölkerung (Mehnert und Lehmann-Laue 2018).
    - Depressionen gehen mit einer erhöhten Krebsmortalität einher, dies ist möglicherweise mitbedingt durch eine schlechtere Behandlungsadhärenz bezüglich der Krebstherapie (DiMatteo und Haskard-Zolnierek 2010).

25.2 Diagnostische Kriterien

Psychische und körperliche Erkrankungen können in einer vielgestaltigen Wechselwirkung stehen. In ▶ Kap. 22 stand die psychische Belastung durch die Symptome körperlicher Erkrankung im Mittelpunkt der Betrachtungsweise. In diesem Kapitel werden der vielgestaltigen Wechselwirkung zwischen psychischer und körperlicher Gesundheit zwei weitere Facetten hinzugefügt:

- Psychische Faktoren können den Verlauf körperlicher Erkrankungen beeinträchtigen (zur Abgrenzung zur psychischen Belastung durch Krankheit bzw. körperliche Symptome siehe ◼ Tab. 25.1).

◼ **Tab. 25.1** Differenzialdiagnose von psychologischen oder Verhaltensfaktoren bei anderenorts klassifizierten Krankheiten

Psychologische oder Verhaltensfaktoren bei anderenorts klassifizierten Krankheiten (F54)	Somatische Belastungsstörung (F45.1)	Krankheitsangststörung (F45.21)
Angina pectoris verschlimmert sich immer wieder, wenn der Patient ängstlich wird	Patient mit Angina pectoris befürchtet auch bei unspezifischen Symptomen, einen Herzinfarkt zu bekommen	Patient mit Angina pectoris befürchtet unabhängig von aktuellen Symptomen, er werde einen Herzinfarkt bekommen

— Psychische Erkrankungen wie z. B. Depressionen oder Angststörungen können komorbid mit körperlichen Erkrankungen auftreten und sich gegenseitig in ihrem Verlauf beeinflussen (siehe ◘ Tab. 25.2).

◘ **Tab. 25.2** Besonderheiten des klinischen Bildes bei Zusammenbestehen von psychischen Störungen und körperlichen Erkrankungen

Diagnostische Kriterien		
Organische Störung		Beispiel: In der Onkologie kognitive Defizite infolge von Chemotherapie, Bestrahlung des Gehirns oder Immuntherapie.
Depressive Episode	► Abschn. 17.2	Schwierige Differenzialdiagnose zwischen depressiver Episode und Erschöpfbarkeit als Folge der körperlichen Krankheit (z. B. Fatigue bei Krebs). Besonders bedeutend für die Diagnose einer depressiven Episode im Kontext einer körperlichen Erkrankung sind daher Symptome wie Schuldgefühle, Gefühle von Wertlosigkeit und Freudlosigkeit.
Agoraphobie	► Abschn. 18.2	Beispiel: Bei Diabetes Vermeidung öffentlicher Plätze nach einer ängstigenden Unterzuckerung in der Öffentlichkeit.
Soziale Phobie		Beispiel: Bei Diabetes aus Angst vor negativen Bewertungen wird in der Öffentlichkeit auf Insulinspritzen verzichtet.
Generalisierte Angststörung		Beispiel: Bei Diabetes übermäßige Sorgen darüber, dass Diabetes viele Lebensbereiche einschränken könnte.
Essstörung	► Abschn. 23.2	Beispiel: Bei Diabetes „Insulin-Purging", d. h. Versuch, durch Insulinunterdosierung Blutglukose über die Niere auszuscheiden.
Somatische Belastungsstörung	► Abschn. 22.2	Beispiel: Bei Diabetes ständige Sorge, dass unspezifische Symptome Ausdruck einer Unterzuckerung sein könnten.
Krankheitsangststörung		Beispiel: Bei Diabetes übermäßige Befürchtungen, an einer schlimmen Folgeerkrankung zu leiden.
Körperdysmorphe Störung		Beispiel: In der Onkologie Körperbildstörungen als Folge von invasiven Krebstherapien wie Operationen, Chemotherapien oder Bestrahlungen.

25.2.1 Psychologische oder Verhaltensfaktoren bei anderenorts klassifizierten Krankheiten (F54)

- Es liegt eine körperliche Erkrankung vor.
- Psychologische Faktoren beeinflussen die körperliche Krankheit auf eine der folgenden Arten nachteilig:
  - enger zeitlicher Zusammenhang zwischen den psychologischen Faktoren und der Entwicklung, Exazerbation oder verzögerten Remission der körperlichen Krankheit,
  - Faktoren beeinträchtigen die Behandlung der körperlichen Krankheit (z. B. geringe Adhärenz),
  - Faktoren stellen einen zusätzlichen anerkannten Risikofaktor für die Person dar.
- Die psychologischen Faktoren werden nicht besser durch eine andere psychische Störung erklärt (z. B. Depression).
- Beispiele für den Einsatz dieser Kategorie sind Asthma oder Colitis ulcerosa.

25.3 Anamnese

Wegen der hohen Prävalenz von psychischen Störungen und der Bedeutung dieser komorbiden psychischen Probleme für die Lebensqualität der Betroffenen kann es bei bestimmten körperlichen Erkrankungen wichtig sein, systematisch nach komorbiden psychischen Problemen zu fragen. Dabei treten erfahrungsgemäß folgende Hürden auf:

- Psychische Probleme werden als normale Folge der körperlichen Erkrankung angesehen („Es ist normal, depressiv zu sein, wenn man einen Schlaganfall gehabt hat").
- Die Verleugnung psychischer Probleme wird als notwendige Voraussetzung für die erfolgreiche Behandlung der körperlichen Erkrankung angesehen („Denke positiv, sonst wirst du den Krebs nicht besiegen").
- Symptome psychischer Erkrankungen werden als Symptome der körperlichen Erkrankung eingeordnet oder sind schwer von ihnen abzugrenzen (z. B. Fatigue vs. niedergedrückte Stimmung und Freudlosigkeit).

Daher kann es hilfreich sein, die Betroffenen zunächst nach Belastung durch ihre körperliche Erkrankung zu fragen („Distress"). Der Begriff *Distress* kommt aus der Psychoonkologie und ist dort definiert als eine den Patienten und oder die Angehörigen belastende emotionale und psychosoziale Reaktion auf die Erkrankung oder deren Behandlung. Diese kann beispielsweise erfasst werden mit einem als „*Belastungsthermometer*" bezeichneten schriftlichen Screeninginstrument (Glaus und Stolz-Baskett 2016). Dieses reicht von 0 (gar nicht belastet) bis 10 (extrem belastet). Im nächsten Schritt werden dann konkrete Lebensbereiche abgefragt, in denen eine Belastung auftritt. Diese reichen von praktischen und familiären Problemen über spirituelle Probleme bis hin zu körperlichen und emotionalen Problemen (dabei werden auch Bereiche erfasst, die oft im Gespräch zunächst nicht erwähnt werden, wie sexuelle Probleme).

Im nächsten Schritt sollte dann eine genauere Abklärung erfolgen. Als Cut-off für eine genauere Abklärung werden unterschiedliche Empfehlungen gemacht; sie reichen von einem Cut-off von 4 auf dem Belastungsthermometer bis zu einem Cut-off von 7. Die Wahl des Cut-off ist auch abhängig von der Phase der Behandlung und den zur Verfügung stehenden Ressourcen zur weiteren Diagnostik und Behandlung von positiv gescreenten Patienten (Mehnert et al. 2006). Im Rahmen der genaueren Abklärung wird dann systematisch das Vorliegen von psychischen Störungen erfasst.

25.4 Therapie

25.4.1 Psychotherapie (siehe ◼ Tab. 25.3)

◼ **Tab. 25.3** Wechselwirkung zwischen Psychotherapie der Depression und Körperlicher Erkrankung

	Onkologie	Diabetes	Koronare Herzkrankheit (KHK)
Wirkstärke	Kleine bis mittlere Effekte von psychoonkologischen Interventionen auf Depression (Faller et al. 2013)	Psychotherapie scheint bei Menschen mit Diabetes etwas weniger wirksam zu sein (Albus und Petrak 2020)	Psychotherapie scheint bei Menschen mit KHK etwas weniger wirksam zu sein (Herrmann-Lingen 2019)

25.4.2 Psychopharmakotherapie (siehe ■ Tab. 25.4)

■ Tab. 25.4 Wechselwirkung zwischen Pharmakotherapie der Depression und körperlicher Erkrankung

25

	Onkologie	Diabetes	Koronare Herzkrankheit	Schlaganfall
Wirkstärke	Relatives Risiko (RR) eines Ansprechen unter SSRI (Fluoxetin/ Paroxetin) bzw. Mianserin 1,56 (Laoutidis und Mathiak 2013).	Diabetes hat keinen Einfluss auf Wirksamkeit von Antidepressiva (Albus und Petrak 2020).	Studien zeigen die Wirksamkeit von Escitalopram, Citalopram und Sertralin (HerrmannLingen 2019).	SSRI sind sowohl in der Primärprävention als auch in der Behandlung der Poststroke-Depression wirksam (Wietelmann 2021).
Einfluss der Psychopharmakotherapie auf die körperliche Erkrankung		Verbesserung der glykämischen Lage bei Behandlung mit SSRI (z. B. Sertralin) (Baumeister et al. 2014).		Verbesserung neurologischer Defizite durch SSRI wird kontrovers diskutiert (van der Worp 2019).
Besonderheiten in der Gestaltung der Therapie	Es sollten Präparate mit wenig Wechselwirkungen gewählt werden (z. B. Escitalopram, Citalopram oder Sertralin) – siehe ▶ Abschn. 2.1		Auf proarrhythmisches Potenzial bestimmter Antidepressiva achten (siehe ▶ Abschn. 3.1.5). Sertralin scheint hier besonders sicher zu sein.	Das erhöhte Risiko von intrakraniellen Blutung unter SSRI (v. a. bei Kombination mit NSAR) sollte ebenfalls beachtet werden (Alternativen: siehe ▶ Abschn. 3.1.13).

25.5 Besondere Probleme im Rahmen bestimmter körperlicher Erkrankungen

25.5.1 Fatigue im Rahmen einer Krebserkrankung (G93.8)

- Definition: Den Patienten belastende, anhaltende, subjektiv empfundene außergewöhnliche Art von Müdigkeit und Erschöpfung, die im Zusammenhang mit einer Krebserkrankung oder -therapie auftritt (de Vries et al. 2009).
- Epidemiologie: Im Verlauf der Erkrankung leiden bis zu 90 % der Krebspatienten an Fatigue, bei mindestens einem Drittel der Patienten kann das Syndrom auch Monate und Jahre nach Therapieende fortbestehen.
- Klinik: Physische und mentale Probleme können zusammen oder isoliert auftreten:
  - Physische Erschöpfung: u. a. deutliche Müdigkeit, reduzierte körperliche Leistungsfähigkeit, unüblicher Schlafbedarf und erhöhtes Ruhebedürfnis.
  - Mentale Erschöpfung: u. a. fehlende Motivation, mangelnder Antrieb, Traurigkeit und Angst sowie Konzentrations- und Denkstörungen.
- Differenzialdiagnose zur Depression: Übergänge sind fließend, tumorbedingte Fatigue und Depression können auch zusammen auftreten (zur Abgrenzung siehe auch ▶ Tab. 25.2)
- Therapie
  - Nicht medikamentöse Strategien
    - Hier wird graduierte Aktivitätssteigerung bzw. Pacing empfohlen (siehe ▶ Abschn. 7.4.3).
  - Medikamentöse Strategien
    - Untersucht wurden Antidepressiva, Psychostimulanzien (z. B. Methylphenidat oder Modafinil), Steroide und Erythropoetin. Die besten Ergebnisse gibt es für Erythropoetin: Gabe von Erythropoietin bei anämischen Patienten (Hb < 10 g/dl) führt zu Verbesserung der Fatigue; allerdings möglicherweise erhöhte Mortalität bei Behandlung von chemotherapie-assoziierter Anämie mit Erythropoetin.

Persönlichkeitsstörungen

Inhaltsverzeichnis

© Der/die Autor(en), exklusiv lizenziert an Springer-Verlag GmbH, DE,
ein Teil von Springer Nature 2025
J. P. Klein, E. M. Klein, *Psychiatrie, Psychosomatik und Psychotherapie*,
https://doi.org/10.1007/978-3-662-71440-9_26

◘ Tab. 26.1 Prävalenz von Persönlichkeitsstörungen in der Allgemeinbevölkerung (Trull et al. 2010) und bei depressiven Patienten (Melartin et al. 2002)

	Allgemeinbevölkerung	Depressive Patienten
Cluster A: paranoide, schizoide und schizotype Persönlichkeitsstörung	2,1 %, v. a. paranoid	19 %, v. a. paranoid
Cluster B: antisoziale, Borderline-, histrionische und narzisstische Persönlichkeitsstörung	5,5 %, v. a. antisozial und Borderline	19 %, v. a. Borderline
Cluster C: zwanghafte, vermeidend-selbstunsichere und dependente Persönlichkeitsstörung	2,3 % v. a. zwanghaft und vermeidend-selbstunsicher	32 %, v. a. vermeidend-selbstunsicher

26

26.1 Epidemiologie

Die Angaben zu den Häufigkeiten von Persönlichkeitsstörungen schwanken von Studie zu Studie. Oftmals stellen sich Patienten nicht wegen der Persönlichkeitsstörung selbst vor, sondern wegen einer sich infolge der Persönlichkeitsstörung und den daraus resultierenden Belastungen entstehenden depressiven Störung. Vor diesem Hintergrund werden bei depressiven Patienten häufig komorbide Persönlichkeitsstörungen beobachtet (siehe ◘ Tab. 26.1).

26.2 Diagnostische Kriterien

Bei der Diagnose der Persönlichkeitsstörung müssen 2 Ebenen betrachtet werden:
- *Allgemeine Kriterien*, an denen festgemacht wird, ob überhaupt eine Persönlichkeitsstörung besteht (American Psychiatric Association 2013):
  - Ein überdauerndes Muster (d. h. in vielen Situationen auftretendes Muster) von innerem Erleben und Verhalten, das merklich von den Erwartungen der soziokulturellen Umgebung abweicht.
  - Dieses überdauernde Muster führt in klinisch bedeutsamer Weise zu Leiden oder Beeinträchtigungen.
  - Das Muster ist stabil und lang andauernd, und sein Beginn ist mindestens bis in die Adoleszenz oder ins frühe Erwachsenenalter zurückzuverfolgen.
- Weitere Kriterien, mit denen ermittelt wird, an welcher *spezifischen Persönlichkeitsstörung* der Patient leidet. Dabei werden Persönlichkeitsstörungen aufgrund von Ähnlichkeiten in den psychopathologischen Eigenschaften in 3 Cluster eingeteilt (Cluster A, B und C). Die Beschreibung dieser Cluster und der zugehörigen Persönlichkeitsstörungen finden Sie in ◘ Tab. 26.2.

🔲 **Tab. 26.2** Persönlichkeitsstörungen mit den dazugehörigen zentralen Eigenschaften nach DSM-5 und den dazugehörigen ICD-Codes (American Psychiatric Association 2013). Die narzisstische Persönlichkeitsstörung hat keinen eigenen ICD-Code und wird daher als „sonstige spezifische Persönlichkeitsstörung" kodiert (F60.8).

Persönlichkeitsstörung	Zentrale Eigenschaften nach DSM-5	Übersetzung in ICD-11[a]
Cluster A: Die Persönlichkeitseigenschaften in diesem Cluster werden oft als sonderbar/exzentrisch zusammengefasst.		
Paranoid (F60.0)	Tiefgreifendes Misstrauen und Argwohn gegenüber anderen, sodass deren Motive als böswillig ausgelegt werden.	- 6D11.0: Misstrauen - 6D11.1: Zwischenmenschliche Distanz
Schizoid (F60.1)	Distanziertheit in sozialen Beziehungen und eingeschränkte Bandbreite des Gefühlsausdrucks im zwischenmenschlichen Bereich.	- 6D11.1: Zwischenmenschliche Distanz, emotionale Distanz
Schizotyp (F21)	Verzerrungen der Wahrnehmung oder des Denkens (z. B. magische Inhalte) sowie eigentümliches Verhalten und Sprechen (z. B. vage und umständlich). Auch akutes Unbehagen in und mangelnde Fähigkeit zu engen Beziehungen.	
Cluster B: Die Persönlichkeitseigenschaften in diesem Cluster werden oft als dramatisch/emotional/launisch zusammengefasst.		
Antisozial (F60.2)	Missachtung und Verletzung der Rechte anderer und diesbezüglich fehlende Reue sowie Impulsivität, Reizbarkeit und Aggressivität.	- 6D11.1: Mangelndes Einfühlungsvermögen - 6D11.3: Impulsivität, Verantwortungslosigkeit, Rücksichtslosigkeit
Borderline (F60.31)	Instabilität in zwischenmenschlichen Beziehungen, im Selbstbild und in den Affekten sowie deutliche Impulsivität.	- 6D11.5
Histrionisch (F60.4)	Übermäßige Emotionalität oder Streben nach Aufmerksamkeit mit rasch wechselndem und oberflächlichem Gefühlsausdruck.	- 6D11.1: Egozentrik - 6D11.0: Negative Emotionen - 6D11.3: Ablenkbarkeit
Narzisstisch (F60.8)	Großartigkeit (in Fantasie oder Verhalten), Bedürfnis nach Bewunderung/Anspruchsdenken und Mangel an Empathie.	- 6D11.2: Egozentrik - 6D11.0: geringes Selbstwertgefühl[b]
Cluster C: Die Persönlichkeitseigenschaften in diesem Cluster ähneln zum Teil denen der Angst- und Zwangsstörungen.		
Zwanghaft (F60.5)	Starke Beschäftigung mit Ordnung, Perfektion und Kontrolle auf Kosten von Flexibilität, Aufgeschlossenheit und Effizienz.	- 6D11.4: Perfektionismus, eingeschränkter emotionaler Ausdruck - 6D11.0: Negative Emotionen

(Fortsetzung)

▣ Tab. 26.2 (Fortsetzung)

Persönlichkeits-störung	Zentrale Eigenschaften nach DSM-5	Übersetzung in ICD-11[a]
Vermeidend-selbstunsicher (F60.6)	Soziale Gehemmtheit, Insuffizienzgefühle und Überempfindlichkeit gegenüber negativer Beurteilung.	- 6D11.0: Negative Emotionen, geringes Selbstwertgefühl - 6D11.1: zwischenmenschliche Distanz
Dependent (F60.7)	Überstarkes Bedürfnis versorgt zu werden, welches zu unterwürfigem und anklammerndem Verhalten und Trennungsängsten führt.	- 6D11.0: Negative Emotionen, geringes Selbstwertgefühl

[a]Wir orientieren uns hier an den Persönlichkeitsfacetten, weil diese eine präzisere Beschreibung ermöglichen als die Persönlichkeitsmerkmale. Der Code wird im ICD-11 auf der Ebene der Persönlichkeitsmerkmale vergeben, daher haben wir dem Merkmalscode diejenigen Facetten zugeordnet, die am ehesten bei dieser Persönlichkeitsstörung vorhanden sein werden.
[b]Passender wäre hier „dysreguliertes Selbstwertgefühl", eine derartige Facette ist aber nicht vorgesehen.

26

Das Konzept der spezifischen Persönlichkeitsstörungen wird in der ICD-11 zugunsten einer dimensionalen Betrachtung aufgegeben. Die **Diagnose von Persönlichkeitsstörungen nach ICD-11** besteht aus 2 Komponenten (da es diese Kategorien in der ICD-10 nicht gibt, verwenden wir hier direkt die Codes aus der ICD-11):

▬ **Schweregrad der Persönlichkeitsstörung** (richtet sich u. a. nach der Funktionseinschränkung):
  – leicht: Funktionsbeeinträchtigung in mehreren Lebensbereichen (6D10.0),
  – mittelgradig: Funktionsbeeinträchtigung in den meisten Lebensbereichen (6D10.1),
  – schwer: Funktionsfähigkeit in allen Lebensbereichen erheblich eingeschränkt oder aufgehoben (6D10.2).
▬ **Persönlichkeitsmerkmale**, in denen klinisch relevante Schwierigkeiten bestehen (wir nennen hier auch einige der zugehörigen Persönlichkeitsfacetten):
  – negative Emotionalität: negative Emotionen, emotionale Labilität, geringes Selbstwertgefühl, Misstrauen (6D11.0),
  – Distanziertheit: zwischenmenschliche Distanz (z. B. Vermeidung sozialer Kontakte bzw. Intimität), emotionale Distanz (z. B. Unnahbarkeit) (6D11.1),
  – Dissozialität: Egozentrik (z. B. Anspruchsdenken), mangelndes Einfühlungsvermögen (6D11.2),
  – Enthemmung: Impulsivität, Verantwortungslosigkeit, Ablenkbarkeit, Rücksichtslosigkeit (6D11.3),
  – Anankasmus: Perfektionismus, eingeschränkter emotionaler Ausdruck (6D11.4),
▬ Alternativ zu den Persönlichkeitsmerkmalen kann auch eine Diagnose „Borderline" kodiert werden (6D11.5) (Tyrer et al. 2019).

In diesem neuen System würden beispielsweise Menschen mit einer vermeidend-selbstunsicheren Persönlichkeitsstörung zunächst einen Code bekommen, der die Schwere der Störung beschreibt (z. B. mittelgradig, 6D10.1). Dann könnten verschiedene Persönlichkeitsmerkmale beschrieben werden, in denen Schwierigkeiten bestehen (z. B. Distanziertheit und negative Emotionalität, 6D.11.1 und 6D11.0) (Bach und First 2018).

Es ist noch unklar, welche klinische Bedeutung dieses neue Modell der Diagnostik von Persönlichkeitsstörungen haben wird. Auch stehen für die dimensional kodierten Persönlichkeitsmerkmale bislang keine evidenzbasierten Therapien zur Verfügung . Aber in absehbarer Zeit werden in Deutschland die Diagnosen nach ICD-11 kodiert. Daher geben wir in ◘ Tab. 26.2 einen Einblick, wie man die bekannten Persönlichkeitsstörungen im ICD-11 einordnen könnte.

26.2.1 Intermittierende explosible Störung (F63.81)

Die ICD-10 hat bei den emotional instabilen Persönlichkeitsstörungen auch einen impulsiven Typus beschrieben. Diese Störung wird heute als intermittierende explosible Störung diagnostiziert (Bründl and Fuss 2021). Sie liegt vor, wenn folgende Kriterien erfüllt sind:
— Wiederholte Verhaltensausbrüche aufgrund des Versagens der Kontrolle über aggressive Impulse, die sich in einer der folgenden Weisen manifestieren:
  – Verbale Aggression (z. B. Wutausbrüche, Schimpfen, verbale Auseinandersetzungen oder Streitereien) oder körperliche Aggression gegen Gegenstände, Tiere oder andere Personen, die im Durchschnitt 2× pro Woche über einen Zeitraum von 3 Monaten auftritt. Körperliche Aggression führt nicht zu einer Beschädigung oder Zerstörung von Gegenständen und nicht zur Verletzung von Tieren oder anderen Personen.
  – 3 Verhaltensausbrüche innerhalb eines Zeitraums von 12 Monaten, die mit der Beschädigung oder Zerstörung von Gegenständen und/oder tätlichen Angriffen einhergehen, bei denen Tiere oder andere Personen verletzt werden.
— Das Ausmaß der Aggressivität, das in den wiederholten Ausbrüchen zum Ausdruck kommt, steht in grobem Missverhältnis zur jeweiligen Provokation oder anderen vorausgegangenen psychosozialen Belastungen.
— Die wiederholten aggressiven Ausbrüche sind nicht geplant (d. h. sie sind impulsiv und/oder Ausdruck von Wut) und werden nicht zur Erreichung konkreter Ziele eingesetzt (z. B. Geld, Macht, Einschüchterung).

26.3 Anamnese

Bei der Diagnostik von Persönlichkeitsstörungen wird meist zunächst erhoben, an welcher *spezifischen Persönlichkeitsstörung* der Patient leidet. Dabei kann man systematisch nach den Kriterien aller Persönlichkeitsstörungen fragen oder das Interview beschränken auf Persönlichkeitsstörungen, die bei dem Patienten aufgrund des klinischen Eindrucks und der Anamnese vermutet werden.

Der Verdacht auf das Vorliegen einer Persönlichkeitsstörung sollte idealerweise im Rahmen eines strukturierten diagnostischen Interviews abgesichert werden (Beesdo-Baum et al. 2019). Es können aber zunächst auch Screeningfragen verwendet werden; diese haben wir im Folgenden für die häufigsten Persönlichkeitsstörungen zusammengefasst (Fassbinder et al. 2015).

- **Cluster A Persönlichkeitsstörungen (Auswahl)**
- Paranoide Persönlichkeitsstörung
  - Sind Sie anderen gegenüber besonders misstrauisch?
  - Befürchten Sie ständig, dass andere Sie ausnutzen oder Ihnen schaden wollen?
  - Fällt es Ihnen schwer, anderen zu verzeihen, wenn sie Sie gekränkt haben?

- **Cluster B Persönlichkeitsstörungen (Auswahl)**
- Borderline-Persönlichkeitsstörung
  - Neigen Sie zu großen Schwankungen in Ihrer Stimmung, Ihren Beziehungen und Ihrem Selbstbild?
  - Sind Sie außergewöhnlich impulsiv?
  - Haben Sie häufig den Drang, sich selbst zu verletzen?

- **Cluster C Persönlichkeitsstörungen**
- Zwanghafte Persönlichkeitsstörung
  - Legen Sie besonders großen Wert auf Ordnung?
  - Neigen Sie dazu, andere zu kontrollieren?
  - Hindert Ihr Perfektionismus Sie daran, Dinge rechtzeitig zu Ende zu bringen?
- Vermeidend-selbstunsichere Persönlichkeitsstörung
  - Neigen Sie dazu, sich minderwertig zu fühlen?
  - Sind Sie im Kontakt mit anderen Menschen sehr unsicher?
  - Sind Sie sehr empfindlich gegenüber negativer Beurteilung?
- Dependente Persönlichkeitsstörung
  - Haben Sie ein besonders großes Bedürfnis, von anderen umsorgt zu werden?
  - Neigen Sie dazu, sich unterwürfig zu verhalten?
  - Haben Sie Angst davor, von anderen Menschen verlassen zu werden?

Nachdem die Kriterien der spezifischen Persönlichkeitsstörung erfragt wurden, muss man immer auch überprüfen, ob die *allgemeinen Kriterien der Persönlichkeitsstörung* erfüllt sind:
- Überdauerndes Muster: Treten diese Probleme nur in bestimmten Situationen auf oder in vielen verschiedenen Zusammenhängen immer wieder?
- Beeinträchtigung: Welche Schwierigkeiten treten in Ihrem Leben vor dem Hintergrund dieser Probleme auf?
- Zeitliche Stabilität: Ziehen sich diese Probleme wie ein roter Faden durch Ihr Leben und hatten Sie diese bereits als junger Mensch?

26.4 Therapie

Für die Behandlung der Borderline-Persönlichkeitsstörung sind stark spezialisierte Behandlungskonzepte nötig. Diese werden in ▶ Abschn. 27.4.3 erläutert. Die dort beschriebenen Strategien können auch bei intermittierend explosibler Störung eingesetzt werden.

Die Behandlung der anderen Persönlichkeitsstörungen steht, insbesondere bei der akuten Behandlung, meist nicht im Mittelpunkt der Therapie. Es kann jedoch für den Erfolg einer Behandlung entscheidend sein, Persönlichkeitseigenschaften in der Gestaltung einer Behandlung zu integrieren. Daher wird in diesem Kapitel zusammenfassend beschrieben, worauf bei der psychotherapeutischen Behandlung anderer Erkrankungen geachtet werden muss, wenn komorbide Persönlichkeitsstörungen vorliegen. Zur Erarbeitung des Störungsmodells von Menschen mit Persönlichkeitsstörungen eignet sich das Modusmodell (siehe ▶ Abschn. 6.3.3).

26.4.1 Motivorientierte Beziehungsgestaltung

Die Darstellung des Umgangs mit Menschen mit Persönlichkeitsstörungen orientiert sich an den Prinzipien der **motivorientierten Beziehungsgestaltung** (siehe ▶ Abschn. 6.2.3). Diese geht grob zusammengefasst davon aus, dass bei Menschen mit Persönlichkeitsstörungen in der Vergangenheit bestimmte Motive (**Grundbedürfnisse**) nicht ausreichend erfüllt worden sind und sie demzufolge problematische **Selbst- und Beziehungsschema** entwickelt haben, die es ihnen in der Gegenwart erschweren, sich auf der **Motivebene** authentisch und transparent für ihre Bedürfnisse einzusetzen. Stattdessen greifen sie auf der sogenannten **Spielebene** zu **Bewältigungsstilen**, die zu Problemen führen können (Sachse 2014).

Das Ziel der motivorientierten Beziehungsgestaltung ist es, die Bedürfnisse des Patienten auf der Motivebene zu befriedigen und die Bewältigungsstile auf der Spielebene zu modifizieren. Diese beiden Ziele stehen in einem Wechselspiel. Das bedeutet, dass der Therapeut beim Patienten durch Interventionen, die die Bedürfnisse des Patienten befriedigen, einen Kredit auf dem Konto des Vertrauens erwirbt (*Beziehungskredit*). Diesen braucht er, um die Verhaltensweisen auf der Spielebene zu modifizieren, denn diese Veränderung kostet den Patienten Kraft und Überwindung.

In ◻ Tab. 26.3 wird für ausgesuchte Persönlichkeitsstörungen beschrieben, wie diese im Rahmen der motivorientierten Beziehungsgestaltung konzeptualisiert werden können und welche therapeutischen Strategien sich daraus ableiten.

Beim Umgang mit dieser Tabelle sollte man beachten, dass man nicht einfach bei bestimmten Persönlichkeitsstörungen unkritisch Strategien einsetzen sollte, die scheinbar zu dieser Störung passen (z. B. einen Menschen mit narzisstischen Eigenschaften immer zu loben). Vielmehr sollte man sich bei problematischem Interaktionsverhalten des Patienten immer zunächst fragen, welche Schemata gerade bei diesem Patienten aktiviert sein könnten und welche Motive möglicherweise gerade nicht ausreichend befriedigt sind. Die dann ausgewählte Strategie sollte dann geeignet sein, das Bedürfnis zu befriedigen (oder besser noch: die angemessene Äußerung dieser Bedürfnisse zu fördern), um auf diese Weise den Strategien auf der Spielebene die Grundlage zu entziehen.

26

◼ **Tab. 26.3** Konzeptualisierung von ausgesuchten Persönlichkeitsstörungen nach der motivorientierten Beziehungsgestaltung und die sich daraus ableitenden Strategien für die Gestaltung der therapeutischen Beziehung. (adaptiert nach Sachse 2014)

Persönlichkeitsstörung	Konzeptualisierung in der motivorientierten Beziehungsgestaltung			Therapeutische Strategien
	Schemaebene: Selbst- und Beziehungsschema	*Motivebene*: Bedürfnisse	*Spielebene*: Bewältigungsstile	
Cluster A				
Paranoid (F60.0)	Andere wollen mir schaden. Wenn ich mich nicht wehre, dann werde ich ausgenutzt.	- Grenzen - Autonomie - Anerkennung - Solidarität	Wenig Vertrauen, sich nichts gefallen lassen, Abschreckung und Einschüchterung der anderen Menschen	Wenn der Patient von erfahrenem Unrecht berichtet, sollte der Therapeut loyal sein, ohne dabei die Realitätswahrnehmung des Patienten („Die Welt ist gefährlich"), weiter zu festigen (Sicht des Patienten als seine Sicht akzeptieren, nicht aber als Realität).
Schizoid (F60.1)	Ich bin ohnehin immer allein. Von anderen habe ich nichts zu erwarten.	- Anerkennung - Wichtigkeit - Verlässlichkeit - Solidarität	Andere auf Distanz halten durch Reduktion des nonverbalen Verhaltens (z. B. wenig lächeln)	Der Therapeut bietet dem Patienten dosiert eine Beziehung an, indem er viele Fragen stellt und dem Patienten aufmerksam zuhört (auch wenn der Patient keine Signale zur Kontaktaufnahme aussendet).
Cluster B				
Histrionisch (F60.4)	Ich bin nicht wichtig. Ich werde nicht ernst genommen.	- Wichtigkeit - Solidarität - Verlässlichkeit	Dramatik („aus einer Mücke einen Elefanten machen") und Grenzen überschreiten	Der Therapeut signalisiert, dass er für den Patienten da ist (der Patient darf klagen und jammern), ohne dabei die dramatische Realitätssicht des Patienten zu bestätigen oder die Regeln der Therapie aufzuweichen (z. B. durch Sondertermine).
Narzisstisch (F60.8)	Ich bin entweder großartig oder ein Niemand. Ich darf daher keine Schwäche zeigen.	- Anerkennung - Wichtigkeit - Solidarität - Autonomie	Respekt durch andere einfordern, sich unangreifbar machen, im sozialen Vergleich der Beste sein	Der Therapeut achtet darauf, den Patienten *niemals* als defizitär zu definieren. Er lässt sehr viel Raum für Selbstdarstellung, gibt sehr viel Anerkennung und exploriert dennoch auch vorsichtig angemessene Äußerungen von Verletzlichkeit.

Cluster C

Zwanghaft (F60.5)	Ich bin nicht in Ordnung. Ich kann nichts selbst bestimmen.	- Autonomie - Solidarität - Anerkennung - Wichtigkeit	Auf Regeln und Normen beharren, Bedürfnisse und Gefühle ausblenden	Der Therapeut respektiert die Regeln und Normen als Sichtweise des Patienten (ohne sie zu bestätigen). Er thematisiert die Probleme, welche die Normen und Regeln mit sich bringen, und überlässt dem Patienten, ob er diese verändern will.
Selbst-unsicher (F60.6)	Ich bin für andere Menschen nicht interessant.	- Anerkennung - Wichtigkeit	Sich zurückziehen und Aufmerksamkeit vermeiden	Der Therapeut signalisiert Verständnis für den Patienten und dessen Probleme und thematisiert, dass das vermeidende Verhalten wie eine selbsterfüllende Prophezeiung dazu beiträgt, dass der Patient von anderen kaum wahrgenommen wird.
Dependent (F60.7)	Ich kann nicht allein leben und befürchte, aus heiterem Himmel plötzlich verlassen zu werden.	- Verlässlich-keit - Solidarität	Sich unentbehrlich machen, sich unterordnen, vermeiden von Auseinandersetzungen	Bei unterwürfigem Verhalten des Patienten achtet der Therapeut darauf, „seinen" Teil der Verantwortung zu übernehmen („Ich helfe Ihnen…") und gleichzeitig den Patienten bei der selbstständigen Erarbeitung der Lösung zu unterstützen („…selbst eine Entscheidung zu treffen").

Borderline-Persönlich- keitsstörung

Inhaltsverzeichnis

© Der/die Autor(en), exklusiv lizenziert an Springer-Verlag GmbH, DE,
ein Teil von Springer Nature 2025
J. P. Klein, E. M. Klein, *Psychiatrie, Psychosomatik und Psychotherapie*,
https://doi.org/10.1007/978-3-662-71440-9_27

27.1 Epidemiologie

- Angaben zur Prävalenz schwanken zwischen 0,7 % und 2,7 % (Torgersen et al. 2001; Trull et al. 2010).
- Langzeitbeobachtung: Die weit überwiegende Mehrheit der Patienten ist nach 10 Jahren remittiert (Zanarini et al. 2010).

27.2 Kriterien der Borderline-Persönlichkeitsstörung (F60.31)

Neben den bereits beschriebenen allgemeinen Kriterien der Persönlichkeitsstörung (siehe ▶ Abschn. 26.2) müssen für die Diagnose einer Borderline-Persönlichkeitsstörung (BPS) 5 der folgenden Kriterien erfüllt sein (American Psychiatric Association 2013):

- verzweifeltes Bemühen, tatsächliches oder vermutetes Verlassenwerden zu vermeiden,
- Muster instabiler Beziehungen mit Wechsel zwischen den Extremen der Idealisierung und Entwertung,
- instabiles Selbstbild (häufig genügen kleine Anlässe, um sich selbst und die eigenen Pläne radikal in Frage zu stellen),
- Impulsivität in mindestens 2 potenziell selbstschädigenden Bereichen (z. B. ungeschützter sexueller Kontakt, exzessiver Alkohol- oder Drogenkonsum, rücksichtsloses Autofahren oder unkontrolliertes Essen; hier werden keine suizidalen oder selbstverletzenden Handlungen berücksichtigt),
- wiederholte suizidale Handlungen, Suizidandeutungen oder -drohungen oder Selbstverletzungsverhalten,
- ausgeprägte Instabilität der Stimmung (z. B. hochgradige Reizbarkeit, Dysphorie oder Angst, wobei diese Verstimmung eher Stunden als Tage anhält),
- chronisches Gefühl der inneren Leere,
- unangemessen heftige Wut und Schwierigkeiten, diese zu kontrollieren,
- vorübergehende und durch Belastung hervorgerufene dissoziative oder paranoide Symptome.

27.3 Anamnese

Der Verdacht auf eine BPS ergibt sich häufig bei Patienten, die über starke Stimmungsschwankungen berichten oder wegen selbstschädigenden Verhaltens in Behandlung kommen. In Bezug auf die Emotionalität ist die BPS charakterisiert durch folgende Eigenschaften:

- Bereits geringe äußere Reize rufen sehr intensive emotionale Reaktion hervor (emotionale Instabilität).
- Diese Emotionen werden jedoch nicht differenziert, sondern als diffuse Anspannung wahrgenommen.

— Diese Anspannungszustände sind häufig langanhaltend und für die Betroffenen nur schwer zu regulieren.

Viele dysfunktionale Verhaltensweisen von Patienten mit einer BPS können aufgefasst werden als Versuche, die massive Anspannung zu regulieren. Zu diesen *dysfunktionalen Anspannungsregulationsstrategien* zählen zahlreiche impulsive Verhaltensweisen:

— Eigengefährdung
  – Suizidversuche und Fassen von Suizidplänen,
  – Selbstverletzungen, z. B. durch Schnittverletzungen, aber auch Verätzungen, Schlucken oder Einführen von scharfen Gegenständen etc.,
  – Substanzmissbrauch,
  – Essanfälle.
— Fremdgefährdung
  – rücksichtsloses Fahren,
  – Impulsdurchbrüche, z. B. Zerstörung von Gegenständen.

Bei Patienten, die über diese Symptome berichten, sollten die Kriterien der BPS überprüft werden.

27.4 Therapie

27.4.1 Allgemeine Prinzipien

In der Leitlinie wird Psychotherapie als Mittel der Wahl in der Behandlung der BPS empfohlen (DGPPN e.V. 2022). Den höchsten Evidenzgrad hat die dialektisch behaviorale Therapie (DBT). Psychopharmaka sollten nach der Leitlinie hingegen nur nach sorgfältiger Abwägung eingesetzt werden.

27.4.2 Psychopharmakotherapie

Psychopharmaka sind in der Behandlung der BPS in mehreren randomisierten Studien untersucht worden. Es gibt kein Medikament, mit dem das Gesamtbild der BPS erfolgreich behandelt werden kann. Psychopharmaka sollten daher syndromorientiert eingesetzt werden (z. B. selektive Serotonin-Reuptake-Hemmer bei komorbider depressiver Störung oder Antipsychotika bei starkem paranoidem Misstrauen). Allerdings ist bei Patienten mit einer BPS die Festlegung auf ein zentrales Syndrom oft schwer, sodass häufig eine Mehrfachkombination an Medikamenten gegeben wird. Solche Mehrfachkombinationen sollten nach Möglichkeit vermieden werden, indem gemeinsam mit dem Patienten Schwerpunkte gesetzt werden.

27.4.3 Psychotherapie

— Gestaltung der therapeutischen Beziehung: Dialektische Strategien (siehe
  ► Abschn. 6.2.2) und ggf. Einsatz von Motivationsstrategien, wenn Veränderung besonders schwerfällt (siehe ► Kap. 7).
— Verhaltensanalyse (siehe ► Abschn. 6.3.1): Fokussierung auf Verhaltensmuster, das angesichts einer dynamischen Hierarchisierung der Therapieziele
  aktuell im Mittelpunkt steht (siehe ► Abschn. 6.1.3).
— Zu Beginn der Behandlung werden meist Verhaltensmuster bearbeitet, die weit
  oben in der Hierarchie stehen (z. B. Selbstverletzungen und Suizidalität), in dieser Phase ist das Erlernen von Fertigkeiten der Stresstoleranz und ggf. Erstellung eines Nichtsuizidentschlusses besonders wichtig (siehe ► Abschn. 7.3.2).
— Daneben müssen auch die häufigen komorbiden Störungen im Verlauf der Behandlung behandelt werden:
  – Dissoziative Symptome und eine komplexe posttraumatische Belastungs-
    störung sollten möglichst früh im Verlauf der Behandlung durch eine
    traumafokussierte Behandlung adressiert werden (siehe ► Kap. 21 und
    ► Abschn. 20.4.2).
  – Danach folgen beispielsweise Expositionsbehandlung bei angstgetriebenem
    Vermeidungsverhalten (siehe ► Abschn. 7.3.3) oder Verhaltensaktivierung
    bei depressivem Syndrom (siehe ► Abschn. 7.4.2).

27

Geschlechtsidentität und Geschlechtsdysphorie

Inhaltsverzeichnis

© Der/die Autor(en), exklusiv lizenziert an Springer-Verlag GmbH, DE,
ein Teil von Springer Nature 2025
J. P. Klein, E. M. Klein, *Psychiatrie, Psychosomatik und Psychotherapie*,
https://doi.org/10.1007/978-3-662-71440-9_28

28.1 Epidemiologie

— Ein bedeutsamer Teil von Menschen mit Geschlechtsdysphorie hat keine psychische Störung (Nieder and Strauß 2019).
— Die Diagnose einer psychischen Störung bei Menschen mit einer Geschlechtsdysphorie schließt die Diagnose einer Geschlechtsdysphorie keinesfalls aus.

28.2 Kriterien der Geschlechtsdysphorie (F64.2)

Ein seit mindestens 6 Monaten bestehender klinisch relevanter Leidensdruck, der sich ergibt aus einer Diskrepanz zwischen Gender und Zuweisungsgeschlecht (American Psychiatric Association 2013). Mindestens 2 der folgenden Kriterien müssen erfüllt sein:
— ausgeprägte Diskrepanz zwischen Gender und den primären und/oder sekundären Geschlechtsmerkmalen (oder, bei Jugendlichen, den erwarteten sekundären Geschlechtsmerkmalen),
— ausgeprägtes Verlangen, die eigenen primären und/oder sekundären Geschlechtsmerkmale loszuwerden (oder, bei Jugendlichen, das Verlangen, die Entwicklung der erwarteten sekundären Geschlechtsmerkmale zu verhindern),
— ausgeprägtes Verlangen nach den primären und/oder sekundären Geschlechtsmerkmalen des anderen Geschlechts,
— ausgeprägtes Verlangen, dem anderen Geschlecht anzugehören (oder einem alternativen Gender, das sich vom Zuweisungsgeschlecht unterscheidet),
— ausgeprägtes Verlangen danach, wie das andere Geschlecht behandelt zu werden (oder wie ein alternatives Gender, das sich vom Zuweisungsgeschlecht unterscheidet),
— ausgeprägte Überzeugung, die typischen Gefühle und Reaktionsweisen des anderen Geschlechts aufzuweisen (oder die eines alternativen Gender, das sich vom Zuweisungsgeschlecht unterscheidet).

28

❯ **Definitionen**
— **Geschlecht (engl. „sex"):** Biologische Merkmale zur Unterscheidung von männlich und weiblich im Sinne der Reproduktionsfähigkeit.
— **Geschlechtszuweisung:** erste Bestimmung des Geschlechts bei der Geburt.
— **Gender:** Öffentliche Rolle als Junge oder Mädchen, Mann oder Frau (psychosoziales Geschlecht, Geschlechterrolle). **Geschlechtsidentität:** Individuelle Identifikation einer Person als männlich, weiblich oder andere Kategorie.
— **Geschlechtsinkongruenz:** Die biologischen körperlichen Geschlechtsmerkmale entsprechen nicht der eigenen Geschlechtsidentität.
— **Geschlechtsdysphorie:** Relevanter Leidensdruck, weil Geschlechtsidentität und Geschlechtszuweisung nicht übereinstimmen.
— **trans*:** Überbegriff für Menschen, die sich nicht oder nur teilweise ihrem Zuweisungsgeschlecht zugehörig fühlen. trans* Personen nutzen verschiedene

Begriffe zur Selbstbezeichnung wie beispielsweise transgender, transsexuell, transident, non-binär(enby), agender, genderfluid.

- **Transition (Geschlechtsangleichung):** Weg eines trans* Menschen, das Zuweisungsgeschlecht der eigenen Geschlechtsidentität anzugleichen. Dazu zählen u. a. folgende Schritte:
  - Coming-out,
  - Wahl von Rufnamen und/oder Pronomen,
  - juristische Änderung des Personenstandes,
  - medizinische Interventionen:
    - Hormonbehandlung,
    - chirurgische Eingriffe.

28.3 Anamnese

Die Anamnese sollte nach den Empfehlungen der geltenden S3-Leitlinie folgende Punkte umfassen (Nieder and Strauß 2019):
- präpubertäre Geschlechtsidentität,
- Pubertätsentwicklung, Partnerschaften,
- gegenwärtige Geschlechtsidentität, Selbstbezeichnungen, Coming-out,
- familiäre und gesellschaftliche Einflüsse,
- selbst angestrebte Maßnahmen zur Reduktion der Geschlechtsdysphorie.

28.4 Therapie

28.4.1 Allgemeine Prinzipien

- Änderungen des Geschlechtseintrages im Personenstandsregister sind durch eine einfache Erklärung beim Standesamt möglich, diese muss 3 Monate im Voraus angemeldet werden.
- Eine erneute Änderung ist frühestens nach einem Jahr möglich (Selbstbestimmungsgesetz, April 2024[1]:

28.4.2 Psychotherapie

Psychotherapie kann jedoch beitragen zu (Nieder and Strauß 2019):
- Förderung der Selbstakzeptanz;
- Unterstützung der Entscheidung für eine Geschlechterrolle und das Leben dieser Rolle;
- Reflexion und Bearbeitung von Konflikten in der Geschlechterrolle;
- Umgang mit Reaktionen anderer (z. B. mit ablehnenden Reaktionen):

---

1 Ein psychiatrisches Gutachten und ein gerichtliches Verfahren sind nicht notwendig.

28.4.3 Körpermodifizierende Behandlung

Das Vorgehen bei der Planung von körpermodifizierenden Behandlungen richtet sich nach den S3-Leitlinien (Nieder and Strauß 2019) und der Begutachtungsanleitung des GKV-Spitzenverbandes, die eine verbindliche Grundlage für die Begutachtung durch den MDK darstellt.

■ S3-Leitlinie
- Modifizierende Behandlungen körperlicher Geschlechtsmerkmale sind für trans* Personen, die diese Behandlungen in Anspruch nehmen wollen, die **Therapie der 1. Wahl** (Nieder and Strauß 2019)
- Es steht eine Reihe von körpermodifizierenden Behandlungen zur Verfügung (Details im Leitfaden Trans* Gesundheit des Bundesverband Trans*, BVT*):
  - **Genitalangleichende Operationen**
    - Mann-zu-Frau: Entfernung der Hoden sowie von Teilen des Penis und Schaffung einer Neoklitoris und einer Neovagina.
    - Frau-zu-Mann: Entfernung von Gebärmutter, Eileiter und Ovar und Vagina.
  - **Weitere geschlechtsangleichende Maßnahmen**
    - Hormonbehandlung,
    - Epilation der Gesichtsbehaarung,
    - Mastektomie bzw. Mammaplastik,
    - phonochirurgischer Eingriff etc.
- **Alltagserfahrung** mit dem Wechsel von der bisherigen Geschlechterrolle in die gewünschte Rolle können aufschlussreich sein für die Entscheidung für oder gegen eine körpermodifizierende Behandlung und ihren Zeitpunkt.
- Weder Alltagserfahrung noch **Psychotherapie** ist eine notwendige Voraussetzung für eine körpermodifizierende Behandlung.
- **Menschen mit einer psychotischen Störung** sollten zunächst adäquat behandelt werden, bevor eine Geschlechtsdysphorie diagnostiziert wird; bei nicht ausreichend behandelten psychotischen Störungen kann es dazu kommen, dass die körpermodifizierende Behandlung bedauert wird (Nieder and Strauß 2019).

■ Begutachtungsanleitung
- Voraussetzung für die Durchführung einer körpermodifizierenden Behandlung ist unter anderem eine **psychiatrisch/psychotherapeutische Indikationsstellung**. Diese sollte folgende Punkte beinhalten:
  - Sicherung der Diagnose Geschlechtsdysphorie und deren Konsistenz, inklusive Alltagserfahrungen mit dem Wechsel und erfolgte psychiatrische bzw. psychotherapeutische Behandlung (siehe unten).
  - Ausschluss bzw. Stabilität von psychischen Erkrankungen.
  - Empfohlene körpermodifizierende Behandlung und deren Eignung, den sich aus der Geschlechtsdysphorie ergebenden Leidensdruck zu mindern.
  - Informiertheit zu Diagnosen, Behandlung und Alternativen der Behandlung und Fähigkeit der Person zur realistischen Einschätzung von Risiken und Grenzen der Behandlung.

28

- Um die Wahrscheinlichkeit des Behandlungserfolgs zu erhöhen und damit das Risiko einer Retransition zu senken, wird eine **Alltagserfahrung** gefordert, bei genitalangleichenden Operationen 12 Monate. Die anderen geschlechtsangleichenden Maßnahmen können schon zu einem früheren Zeitpunkt der Alltagserfahrung erforderlich sein, zum Beispiel wenn Bartschatten oder Brustprofil das alte Zuweisungsgeschlecht „verraten" und so die Transition erschweren. Die Alltagserfahrung sollte therapeutisch begleitet werden, beispielsweise um positive Erfahrungen und auch Diskriminierungserfahrungen zu reflektieren. Diese und andere Abweichungen von den 12 Monaten Alltagserfahrungen müssen begründet werden.
- Streng genommen kann eine körpermodifizierende Behandlung nur durchgeführt werden, wenn der sich aus der Geschlechtsdysphorie ergebende Leidensdruck nicht ausreichend durch eine **psychiatrische oder psychotherapeutische Behandlung** gelindert werden kann. Diese sollte mindestens 12 Sitzung von je 50 min umfassen und inklusive der Diagnostik 6 Monate nicht unterschreiten.

Paraphilie und paraphile Störungen

Inhaltsverzeichnis

© Der/die Autor(en), exklusiv lizenziert an Springer-Verlag GmbH, DE,
ein Teil von Springer Nature 2025
J. P. Klein, E. M. Klein, *Psychiatrie, Psychosomatik und Psychotherapie*,
https://doi.org/10.1007/978-3-662-71440-9_29

29.1   Epidemiologie

Die Paraphilie mit der größten gesellschaftlichen Bedeutung ist die Pädophilie. Sexueller Kindesmissbrauch geht allerdings meist von Menschen aus, die eigentlich auf sexuell erwachsene Sexualpartner ausgerichtet sind. Nur die Minderheit der Taten geht auf eine pädophile Sexualpräferenz zurück.

29.2   Diagnostische Kriterien

Zunächst einmal muss unterschieden werden zwischen Paraphilie und paraphiler Störung:
- **Paraphilie:** Intensives und anhaltendes sexuelles Interesse (mindestens 6 Monate), das kein Interesse an genitaler Stimulation oder an sexuellen Handlungen mit phänotypisch gesunden, körperlich erwachsenen, menschlichen Partnern darstellt. Sie kann sich äußern in:
  - Fantasien,
  - dranghaften Bedürfnissen,
  - Verhaltensweisen.

Paraphilien können eingeteilt werden in Bezug auf (häufig treten bei einer Person auch mehrere Paraphilien auf):
- Wahl der sexuellen Objekte:
  - **Pädophilie**: sexuelle Ausrichtung auf präpubertäre Kinder; ausschließlich bzw. nicht ausschließlich, Jungen und/oder Mädchen, beschränkt oder nicht beschränkt auf Inzest,
  - **Hebephilie**: sexuelle Ausrichtung auf pubertäres Körperschema,
  - **Fetischismus**: Gebrauch unbelebter Objekte oder spezifisches Interesse an nicht genitalen Körperteilen.
- Wahl der sexuellen Praktiken:
  - Werbeverhalten
    - **Exhibitionismus**: Zurschaustellung der Genitalien gegenüber präpubertären Kindern und/oder Erwachsenen,
    - **Frotteurismus**: Berühren oder Sich-Reiben an nicht einwilligenden Personen,
    - **Voyeurismus**: Beobachtung anderer Menschen bei intimen Handlungen.
  - Algolagnische Praktiken (wörtlich „sexuelle Erregung durch Schmerz") mit oder ohne Asphyxiophilie (sexuelle Erregung durch Atmungseinschränkung):
    - sich Demütigung, Unterwerfung und Leiden unterziehen (**Masochismus**),
    - zufügen von Demütigung, Unterwerfung und Leiden (**Sadismus**).

29.2.1   Kriterien der paraphilen Störungen (F65)

Paraphilie hat mindestens eine der folgenden Eigenschaften (man spricht dann auch von Störungen der sexuellen Präferenz):

- Paraphilie führt zum Leiden beim Betroffenen.
- Dissexualität: Befriedigung der Paraphilie führt zum Schaden beim Betroffenen und/oder zum Risiko der Schädigung anderer.

Paraphile Störungen werden als **vollremittiert** bezeichnet, wenn die Kriterien für eine Störung seit mindestens 5 Jahren in ungeschützter Umgebung nicht erfüllt gewesen sind.

Einteilung paraphiler Störungen
- Störungen der Wahl der sexuellen Objekte
  - **pädophile Störung (F65.4)**
  - **fetischistische Störung (F65.0)**
- Störungen des Werbeverhaltens
  - **frotteuristische Störung (F65.81)**
  - **exhibitionistische Störung (F65.2)**
  - **voyeuristische Störung** (F65.3)
- algolagnischte Störungen
  - **sexuell masochistische Störung (F65.51)**
  - **sexuell sadistische Störung (F65.52)**

> **Sexueller Missbrauch von Kindern und Jugendlichen**
> Im Strafgesetzbuch (§ 176) sind folgende Handlungen als **sexueller Kindesmissbrauch** definiert (als Kinder gelten Personen unter 14 Jahren):
> - sexuelle Handlungen an Kindern,
> - sexuelle Handlungen vor Kindern,
> - Veranlassung sexueller Handlungen eines Kindes
>   - an sich selbst,
>   - an einer dritten Person,
> - Aufnahmen von sexuellen Handlungen von Kindern (z. B. Fotos oder Videos)
>   - Herstellung,
>   - Bereitstellung,
>   - Nutzung,
> - Vorzeigen pornografischer Abbildungen oder Darstellungen vor Kindern.
>
> Im Strafgesetzbuch (§ 182) werden darüber hinaus bestimmte der oben genannten **sexuellen Handlungen an Jugendlichen** (14–17 Jahre) unter Strafe gestellt, und zwar unter folgenden Bedingungen:
> - sexuelle Handlungen zwischen Personen über 21 Jahren und Jugendlichen unter 16 Jahren unter **Ausnutzung der fehlenden Fähigkeit des Jugendlichen zur sexuellen Selbstbestimmung** (z. B. durch das große Altersgefälle),
> - sexuelle Handlungen zwischen Personen über 18 Jahren und Jugendlichen unter **Ausnutzung einer Zwangslage** (z. B. wirtschaftliche Not oder psychische Belastung) oder **gegen Entgelt** (z. B. Geld, aber auch Wohnungsgewährung oder Einladung zu Freizeitaktivitäten).

29.3 Anamnese

Sexuelle Präferenzen beschreiben die individuellen sexuellen Vorlieben eines Menschen. Diese setzen sich zusammen aus verschiedenen Eigenschaften des Sexualpartners, den man als sexuell erregend empfindet:

- Geschlecht (gleichgeschlechtlich, gegengeschlechtlich etc.),
- Entwicklungsstadium (kindlich, jugendlich, erwachsen etc.),
- sexuelle Praktiken (genitale Stimulation, nicht genitale Stimulation, Stimulation durch nicht belebte Objekte),
- Ausschließlichkeit (monogam, offene Beziehung, polyamorös etc.).

Die sexuelle Präferenz lässt sich am besten **erschließen aus** den Fantasien, die ein Mensch vor dem Orgasmus hat. Sexuelle Präferenzen können unterschiedlich exklusiv ausgebildet sein (d. h. ein Mensch kann ein oder mehrere Stimuli als sexuell erregend empfinden).

Paraphile sexuelle Präferenzen müssen nicht unbedingt in die Tat umgesetzt werden, und das Ausmaß der Umsetzung kann von gelegentlichem, überwiegendem oder ausschließlichem **paraphilem Verhalten** reichen.

29.4 Therapie

29

Wir beschränken uns im Folgenden auf die allgemeinen Prinzipien, denn insbesondere Menschen mit einer pädophilen Sexualpräferenz brauchen spezialisierte Behandlungsangebote.

- Ziele der Behandlung:
  - **Unterstützung im Umgang mit der eigenen Sexualität**, sodass die eigene sexuelle Präferenz akzeptiert und in ein zufriedenes Leben integriert werden kann.
  - **Verzicht auf dissexuelles Verhalten**, also Verhalten, das zum Schaden beim Betroffenen und/oder zum Risiko der Schädigung anderer führt.
- Vorgehen:
  - Wahrnehmung und angemessene Bewertung der eigenen sexuellen Bedürfnisse.
  - Identifikation und Bewältigung von eigen- oder fremdgefährdenden Verhaltensimpulsen.
  - Verhinderung von gefährdendem Verhalten (sexuelle Verhaltenskontrolle)
    - Übernahme von Verantwortung für das eigene Handeln,
    - Verbesserung der Empathie für das Opfer,
    - Aufbau von Kompensationsmechanismen.
- Gegebenenfalls kann auch eine **medikamentöse Unterstützung** zur Dämpfung des sexuellen Verlangens eingesetzt werden:
  - Behandlung mit SSRIs (selektive Serotonin-Reuptake-Hemmer; siehe ▶ Abschn. 3.1.12),
  - Testosteronantagonisten (Cyproteronacetat).

— Anlaufstellen
  – Das Angebot „**Kein Täter werden**" richtet sich an Menschen, die bisher keine Straftaten begangen haben oder deren Taten den Behörden nicht bekannt sind, sowie an diejenigen, die ihre Strafen bereits vollständig verbüßt haben (▶ https://kein-taeter-werden.de/); hier kann die Behandlung **auch anonym** erfolgen, und es gilt die **Schweigepflicht**.
  – Darüber hinaus bieten **forensische Ambulanzen** Angebote für Menschen **während laufender Strafverfahren** als auch für **verurteilte Straftäter** an. Hier gibt es allerdings kein Zeugnisverweigerungsrecht und unter Umständen sogar Berichtspflichten an Gerichte oder Bewährungshelfer.

Aufmerksamkeitsdefizits- und Hyperaktivitätssyndrom (ADHS)

Inhaltsverzeichnis

© Der/die Autor(en), exklusiv lizenziert an Springer-Verlag GmbH, DE,
ein Teil von Springer Nature 2025
J. P. Klein, E. M. Klein, *Psychiatrie, Psychosomatik und Psychotherapie*,
https://doi.org/10.1007/978-3-662-71440-9_30

30.1 Kriterien des Aufmerksamkeitsdefizits- und Hyperaktivitätssyndrom (ADHS) (F90)

Ein ADHS wird diagnostiziert, wenn ein durchgehendes Muster besteht von Unaufmerksamkeit und/oder Hyperaktivität/Impulsivität (American Psychiatric Association 2013). Dieses Muster ist gekennzeichnet durch folgende Eigenschaften:
- Es ist während der letzten 6 Monate beständig aufgetreten.
- Es trat bereits vor dem 12. Lebensjahr auf.
- Es besteht in 2 oder mehr Lebensbereichen (z. B. Schule/Arbeit, zu Hause, mit Freunden oder Verwandten, bei anderen Aktivitäten).
- Es wirkt sich direkt negativ auf soziale und schulische/berufliche Aktivitäten aus.

Unaufmerksamkeit Während der letzten 6 Monate sind 5 (oder mehr) der folgenden Symptome beständig aufgetreten und wirken sich direkt negativ auf soziale und schulische/berufliche Aktivitäten aus:
- Die Person beachtet häufig Einzelheiten nicht oder macht Flüchtigkeitsfehler bei der Arbeit oder bei anderen Tätigkeiten (z. B.: übersieht Einzelheiten oder lässt sie aus; arbeitet ungenau).
- Die Person hat oft Schwierigkeiten, längere Zeit die Aufmerksamkeit bei Aufgaben oder beim Spielen aufrechtzuerhalten (z. B.: hat während Vorträgen, Unterhaltungen oder längerem Lesen Schwierigkeiten, konzentriert zu bleiben).
- Die Person scheint häufig nicht zuzuhören, wenn andere ihn bzw. sie ansprechen (z. B.: scheint mit den Gedanken anderswo zu sein, auch ohne ersichtliche Ablenkungen).
- Die Person führt häufig Anweisungen anderer nicht vollständig durch und bringt Arbeiten oder Pflichten am Arbeitsplatz nicht zu Ende (z. B.: beginnt mit Aufgaben, verliert jedoch schnell den Fokus und ist leicht abgelenkt).
- Die Person hat häufig Schwierigkeiten, Aufgaben und Aktivitäten zu organisieren (z. B.: hat Probleme, sequenziell aufeinander folgende Aufgaben zu bewältigen; Schwierigkeiten, Materialien und eigene Sachen in Ordnung zu halten; unordentliches, planlos-desorganisiertes Arbeiten; schlechtes Zeitmanagement; hält Termine und Fristen nicht ein).
- Die Person vermeidet häufig, hat eine Abneigung gegen oder beschäftigt sich nur widerwillig mit Aufgaben, die länger andauernde geistige Anstrengungen erfordern (z. B. Mitarbeit im Unterricht oder Hausaufgaben; bei älteren Jugendlichen und Erwachsenen: Ausarbeiten von Berichten, Ausfüllen von Formularen, Bearbeiten längerer Texte).
- Die Person verliert häufig Gegenstände, die für bestimmte Aufgaben oder Aktivitäten benötigt werden (z. B. Stifte, Bücher, Werkzeug, Geldbörsen, Schlüssel, Arbeitspapiere, Brillen, Mobiltelefone).
- Die Person lässt sich oft durch äußere Reize (oder durch mit der aktuellen Situation nicht in Zusammenhang stehende Gedanken) leicht ablenken.
- Die Person ist bei Alltagstätigkeiten häufig vergesslich (z. B. bei der Erledigung von häuslichen Pflichten oder Besorgungen; vergisst, Telefonrückrufe zu tätigen, Rechnungen zu bezahlen, Verabredungen einzuhalten).

30

Hyperaktivität und Impulsivität   Während der letzten 6 Monate sind 5 (oder mehr) der folgenden Symptome beständig aufgetreten und wirken sich direkt negativ auf soziale und schulische/berufliche Aktivitäten aus:

- Die Person zappelt häufig mit Händen und Füßen oder rutscht auf dem Stuhl herum.
- Die Person steht oft in Situationen auf, in denen Sitzenbleiben erwartet wird (z. B.: verlässt den eigenen Stuhl im Klassenraum, im Büro oder an einem anderen Arbeitsplatz oder in anderen Situationen, die es erfordern, am Platz zu bleiben)
- Die Person läuft häufig herum oder klettert exzessiv in Situationen, in denen dies unpassend ist (Beachte: Bei älteren Jugendlichen und Erwachsenen kann dies auf ein subjektives Unruhegefühl beschränkt bleiben).
- Die Person hat häufig Schwierigkeiten, ruhig zu spielen oder sich mit Freizeitaktivitäten ruhig zu beschäftigen.
- Die Person ist häufig „auf dem Sprung" oder handelt oftmals, als wäre er bzw. sie „getrieben" (z. B.: kann nicht über eine längere Zeit hinweg ruhig an einem Platz bleiben bzw. fühlt sich dabei sehr unwohl, z. B. in Restaurants, bei Besprechungen; dies kann von anderen als Ruhelosigkeit oder als Schwierigkeit erlebt werden, mit dem Betreffenden Schritt zu halten).
- Die Person redet häufig übermäßig viel.
- Die Person platzt häufig mit den Antworten heraus, bevor die Frage zu Ende gestellt ist (z. B.: beendet die Sätze anderer; kann in Unterhaltungen nicht abwarten, bis er bzw. sie mit Reden an der Reihe ist).
- Die Person kann häufig nur schwer warten, bis er bzw. sie an der Reihe ist (z. B. beim Warten in einer Schlange).
- Die Person unterbricht oder stört andere häufig (z. B.: platzt in Gespräche, Spiele oder andere Aktivitäten hinein; benutzt die Gegenstände aus dem Besitz anderer Personen, ohne vorher zu fragen oder ohne Erlaubnis; bei älteren Jugendlichen und Erwachsenen: unterbricht oder übernimmt Aktivitäten anderer).

30.2   Anamnese

Die Diagnose eines ADHS basiert auf (Banaschewski et al. 2018):
- umfassenden Exploration, um sicherzustellen, dass die oben genannten Kriterien erfüllt sind,
- Verhaltensbeobachtung; diese umfasst:
  - Beobachtung in der Untersuchungssituation,
  - Einsatz von Fragebogenverfahren zur Erhebung von Beobachtungen des Patienten und seiner Angehörigen im Alltag; die Diagnose sollte aber nicht nur auf Grundlage der Ergebnisse von Fragebögen gestellt werden,
  - Einholen von Schulzeugnissen zur Berücksichtigung der Beobachtungen von Lehrkräften (auch bei erwachsenen Patienten, deren Schulzeit bereits längere Zeit zurückliegt, um zu überprüfen, ob Symptomatik auch bereits in der Kindheit aufgetreten ist).

30.3   Therapie

30.3.1   Allgemeine Prinzipien

Die Gewichtung von psychosozialen Therapien (inkl. Psychotherapie) und psycho-pharmakologischer Behandlung des ADHS ist abhängig vom Schweregrad (Bana-schewski et al. 2018). Eine weitere wichtige Behandlungsstrategie ist Ausdauer-sport bzw. Krafttraining (siehe ◘ Tab. 30.1).

30.3.2   Psychopharmakotherapie

- Zur Behandlung eines ADHS stehen Stimulanzien und Nichtstimulanzien zur Verfügung.
  - Stimulanzien:
    - Methylphenidat: beginnend mit 10 mg/d, wöchentlich aufdosieren um 10 mg/d, bis eine ausreichende Wirksamkeit erreicht ist, Höchstdosis 80 mg/d^z bzw. 1 mg/kg Körpergewicht.
    - Lisdexamfetamin ("number needet to treat", NNT 1,6): beginnend mit 30 mg/d, ggf. 1 Woche später aufdosieren auf 30 mg/d, Höchstdosis 70 mg/d^z.
  - Nichtstimulanzien:
    - Atomoxetin (NNT 5): Beginn mit 10 mg oder 18 mg, 1 Woche später auf-dosieren auf 40 mg/d und ggf. auf 80 mg/d, Höchstdosis 100 mg/d^z.
    - Guanfacin: Beginn mit 1 mg/d, Dosissteigerung um 1 mg/Woche, Höchst-dosis 7 mg/d.
    - Antidepressiva, welche noradrenerg und ggf. auch dopaminerg wirken (z. B. Bupropion, hier allerdings schlechtere Evidenzlage).

30

◘ **Tab. 30.1**   Gewichtung von psychosozialen Therapien (inkl. Psychotherapie) und psycho-pharmakologischer Behandlung des ADHS

	Definition	Therapie
Leicht	- Diagnostische Kriterien so gerade er-füllt; keine darüber hinausgehenden Symptome - Geringfügige Beeinträchtigung	- Primär psychosozial - Pharmakologische Behandlung nur, wenn nach psychosozialer Therapie weiterhin behandlungsbedürftige ADHS-Symptomatik
Mittel-gradig	- Ausprägung liegt zwischen leicht und schwer	- Entweder psychosoziale oder pharmakologische Behandlung
Schwer	- Symptome übersteigen die zur Diagnosestellung erforderliche Anzahl deutlich in Anzahl oder Schwere - Erhebliche Beeinträchtigung	- Primär psychopharmakologische Be-handlung - Psychosoziale Therapie kann parallel integriert werden

— Stimulanzien stehen in kurzwirksamer und langwirksamer Form zur Verfügung (Beispiele in ▸ Tab. 4.6). Folgende Punkte können bei der Entscheidung zwischen kurzwirksamer und langwirksamer Form helfen:
  – Kurzwirksam: genauere Dosisanpassung, z. B. in der Aufdosierungsphase oder in Situationen, wo besondere Anforderungen an Aufmerksamkeit gestellt werden.
  – Langwirksam: einfachere Einnahme und weniger stark ausgeprägter Wirkungsabfall bzw. Rebound der Symptome im Verlauf des Tages (längste Wirkdauer unter Lisdexamfetamin).
— Auswahl der Substanz
  – Wenn ein ADHS ohne relevante Komorbiditäten besteht, dann sind Stimulanzien, insbesondere Methylphenidat, das Mittel der 1. Wahl.[1]
  – Wenn neben dem ADHS beispielsweise auch eine komorbide Angststörung oder Tic-Störung besteht, dann sollte neben Stimulanzien auch eine Behandlung Nichtstimulanzien erwogen werden, weil Stimulanzien die Symptomatik dieser Störungen verstärken können.
  – Wenn neben dem ADHS eine Substanzkonsumstörung mit erhöhtem Risiko für nicht bestimmungsgemäßem Gebrauch besteht, dann sollte mit Nichtstimulanzien oder langwirksamen Stimulanzien behandelt werden.
— Vorgehen bei Nichtansprechen
  – Aufdosierung auf die maximal tolerierbare Dosis.
  – Wechsel auf eine andere Substanz.
  – Kombination verschiedener Wirkstoffe (z. B. Stimulans Methylphenidat mit Nichtstimulans Guanfacin) (Butterfield et al. 2016).
— Dauer der Behandlung
  – Viele Patienten berichten eine anhaltende Besserung der Symptomatik auch nach Absetzen der Medikation. Daher sollte alle 6 Monate überprüft werden, ob eine weitere Verordnung indiziert ist, ggf. kann eine behandlungsfreie Zeit zur Überprüfung der Indikation versucht werden.

30.3.3 Psychotherapie

■ **Das Ziel der Psychotherapie ist die Reduktion des Einflusses der ADHS-Symptomatik auf die Alltagsfunktion der Betroffenen (Banaschewski et al. 2018; Philipsen et al. 2007).**

— Psychoedukation
  – ADHS kann betrachtet werden als eine Ausprägung an Eigenschaften, welche früher, als wir noch Jäger und Sammler waren, überlebenswichtig waren (für die Jäger). Die heutigen Anforderungen beim Lernen in Schulen und Universitäten und Arbeiten in Büros werden von den „Sammlern" besser bewältigt als von den „Jägern" (◻ Tab. 30.2).

---

1   Wegen der höheren Tagestherapiekosten von Lisdexamfetamin sollte dessen Einsatz auf die Behandlung von Menschen beschränkt werden, die unter Methylphenidat keine bzw. eine nicht ausreichende Wirksamkeit oder medizinisch relevante Nebenwirkungen hatten.

⬛ Tab. 30.2   Jäger-und-Sammler-Konzept von Thom Hartmann

	Jäger	Sammler
Aufmerksamkeit	Immer auf der Suche nach Beute	Vorausplanend und berechnend
Impulsivität	Risikobereitschaft	Vorsichtig
Hyperaktivität	Unermüdlich, wenn auf heißer Spur	Gutes Durchhaltevermögen

⬛ Tab. 30.3   „Eisenhower-Matrix" zur Verbesserung der Organisationsfertigkeiten

	Wichtig	Nicht wichtig
Dringlich		
Nicht dringlich		

— Funktionelle Verhaltensanalyse (siehe ▶ Abschn. 6.3), diese sollte fokussiert werden auf Probleme, die üblicherweise im Rahmen eines ADHS auftreten, zum Beispiel:
  - zu viele Bälle gleichzeitig in der Luft haben,
  - etwas bis auf den letzten Drücker aufschieben,
  - usw.
— Ausgehend von der funktionellen Verhaltensanalyse dynamische Auswahl des therapeutischen Schwerpunktes. Beispiele:
  - Fertigkeiten zur Reduktion von Ablenkbarkeit (z. B. Achtsamkeitsfertigkeiten, siehe ▶ Abschn. 7.2),
  - Emotionsregulationsfertigkeiten (siehe ▶ Abschn. 7.3),
  - Problemlösefertigkeiten:
    - Anpassung von Aufgaben an die Aufmerksamkeitsspanne: Aufgaben in Teilschritte zerlegen, deren Dauer zur eigenen Aufmerksamkeitsspanne passt, dann die Dauer beibehalten oder ggf. schrittweise steigern (siehe auch ▶ Abschn. 7.4.3).
    - Organisationsfertigkeiten: z. B. jeden Abend einen Plan für den folgenden Tag machen, dabei die Aufgaben nach Dringlichkeit und Wichtigkeit sortieren („Eisenhower-Matrix"); diese Planung an einem Ort behalten (d. h. „Zettelwirtschaft" vermeiden) (⬛ Tab. 30.3).

Autismus-Spektrum-Störung

Inhaltsverzeichnis

© Der/die Autor(en), exklusiv lizenziert an Springer-Verlag GmbH, DE,
ein Teil von Springer Nature 2025
J. P. Klein, E. M. Klein, *Psychiatrie, Psychosomatik und Psychotherapie*,
https://doi.org/10.1007/978-3-662-71440-9_31

31.1 Epidemiologie

Hohe Variabilität in den Prävalenzangaben, globale Prävalenz liegt bei ca. 0,3 %
(Solmi et al. 2022), etwa ein Drittel der Betroffenen hat eine Intelligenzminderung.
In den USA sind die Prävalenzangaben deutlich steigend und auch deutlich höher
als in Europa (möglicherweise auch mit bedingt durch gesetzliche Besserstellung
von Menschen mit der Diagnose „Autismus" im Sozialsystem).

31.2 Kriterien der Autismus-Spektrum-Störung (F84.0)

Für die Diagnose einer Autismus-Spektrum-Störung müssen die beiden folgenden
Hauptmerkmale bereits seit einer frühen Entwicklungsphase vorhanden sein
(American Psychiatric Association 2013):

1. Tiefgreifende, deutlich zu erkennende und anhaltende Defizite in der sozialen
   Kommunikation und sozialen Interaktion über verschiedene Kontexte hinweg.
   Diese manifestieren sich in folgenden aktuell oder in der Vergangenheit erfüllten Merkmalen:
   a. Defizite in der sozial-emotionalen Gegenseitigkeit. Diese reichen z. B. von
      einer abnormen sozialen Kontaktaufnahme und dem Fehlen von normaler
      wechselseitiger Konversation sowie einem verminderten Austausch von In-
      teressen, Gefühlen oder Affekten bis hin zum Unvermögen, auf soziale
      Interaktion zu reagieren bzw. diese zu initiieren.
   b. Defizite im nonverbalen Kommunikationsverhalten, das in sozialen Inter-
      aktionen eingesetzt wird Diese reichen z. B. von einer schlecht aufeinander
      abgestimmten verbalen und nonverbalen Kommunikation bis zu abnormem
      Blickkontakt und abnormer Körpersprache oder von Defiziten im Verständ-
      nis und Gebrauch von Gestik bis hin zu einem vollständigen Fehlen von
      Mimik und nonverbaler Kommunikation.
   c. Defizite in der Aufnahme, Aufrechterhaltung und dem Verständnis von Be-
      ziehungen Diese reichen z. B. von Schwierigkeiten, das eigene Verhalten an
      verschiedene soziale Kontexte anzupassen, über Schwierigkeiten, sich in
      Rollenspielen auszutauschen oder Freundschaften zu schließen, bis hin zum
      vollständigen Fehlen von Interesse an Gleichaltrigen.
2. Eingeschränkte, repetitive Verhaltensmuster, Interessen oder Aktivitäten, die
   sich in mindestens 2 der folgenden aktuell oder in der Vergangenheit erfüllten
   Merkmalen manifestieren:
   a. Stereotype oder repetitive motorische Bewegungsabläufe, stereotyper oder
      repetitiver Gebrauch von Objekten oder von Sprache (z. B. einfache moto-
      rische Stereotypien, Aufreihen von Spielzeug oder das Hin- und Herbewegen
      von Objekten, Echolalie, idiosynkratrischer Sprachgebrauch).
   b. Festhalten an Gleichbleibendem, unflexibles Festhalten an Routinen oder
      an ritualisierten Mustern verbalen oder nonverbalen Verhaltens (z. B. extre-
      mes Unbehagen bei kleinen Veränderungen, Schwierigkeiten bei Über-
      gängen, rigide Denkmuster oder Begrüßungsrituale, Bedürfnis, täglich den
      gleichen Weg zu gehen oder das gleiche Essen zu sich zu nehmen).

31

c. Hochgradig begrenzte, fixierte Interessen, die in ihrer Intensität oder ihrem Inhalt abnorm sind (z. B. starke Bindung an oder Beschäftigen mit ungewöhnlichen Objekten, extrem umschriebene oder perseverierende Interessen).

d. Hyper- oder Hyporeaktivität auf sensorische Reize oder ungewöhnliches Interesse an Umweltreizen (z. B. scheinbare Gleichgültigkeit gegenüber Schmerz/Temperatur, ablehnende Reaktion auf spezifische Geräusche, Strukturen oder Oberflächen, exzessives Beriechen oder Berühren von Objekten, visuelle Faszination für Licht oder Bewegungen).

Im DSM-IV wurde unterschieden zwischen:

- **frühkindlichem Autismus**: allgemeine Verzögerung der Entwicklung von Sprache, kognitiven und intellektuellen Fertigkeiten sowie des Sozialverhaltens bereits ab dem Säuglingsalter,

- **Asperger-Syndrom**: normale Entwicklung in den ersten 3 Lebensjahren, die Symptomatik entwickelt sich im Laufe des Kindesalters (nicht erst in der Jugend oder im Erwachsenenalter).

Diese Störungen sind jetzt in der Autismus-Spektrum-Störung zusammengefasst.

31.3 Anamnese

Die Diagnose einer Autismus-Spektrum-Störung basiert nicht allein auf den Selbstauskünften des Patienten, sondern auch auf:

- **Fremdbeurteilung:** Hier finden sich unter anderem in Schulzeugnissen wichtige Hinweise auf das Vorliegen von Defiziten in der sozialen Interaktion wie zum Beispiel *„Obwohl andere Kinder sich bemühen, ihn/sie einzubeziehen, scheitern sie häufig daran. Das Verhalten dieser Person irritiert andere Kinder"*).

- **Beobachtung** des **nonverbalen Verhaltens:** Beispielsweise fehlende Fertigkeit, durch Blickkontakt die Interaktion mit andern zu steuern, zu beginnen oder zu beenden; konkret beim Wechseln eines Themas Blickkontakt aufnehmen, um sicherzustellen, dass die andere Person einem folgt.

- **Beobachtung** des **verbalen Verhaltens:** Es gibt beispielsweise Anhaltspunkte für fehlende sozio-emotionale Gegenseitigkeit oder fehlende Empathie im Gespräch; konkret: Kein Nachfragen bei der Äußerung des Untersuchers wie „Ich erinnere mich noch wie gestern, das ist schon fünf Jahre her, da ist mir was Schlimmes passiert" (kognitive Empathie) oder kein Mitgefühl, wenn der Untersucher dann berichtet „Da bin ich in die Brennnesseln gefallen" (emotionale Empathie).

Weitere Informationen zur Diagnostik einer Autismus-Spektrum-Störung kann man auch hier finden: ▶ https://www.autismus-lotse.de/.

Darüber hinaus sollten immer auch Differenzialdiagnosen und komorbide Störungen erwogen werden, welche die Symptomatik auch oder besser erklären können, z. B. Aufmerksamkeitsdefizits- und Hyperaktivitätssyndrom (ADHS), Persönlichkeitsstörungen (v. a. ängstlich-vermeidend), soziale Angststörung, Zwangs-störung.

Ein Verdacht auf eine Autismus-Spektrum-Störung sollte in darauf speziali-sierten Zentren mittels strukturierter Diagnostik bestätigt werden (DGKJP und DGPPN 2016).

31.4 Therapie

— Bei falscher Diagnose Autismus-Spektrum-Störung oder einseitiger Fokussie-rung auf diese Diagnose droht die Chronifizierung der eigentlichen/komorbi-den Störung; diese sollte immer ebenfalls behandelt werden (z. B. Psychothera-pie der sozialen Phobie, siehe ▶ Abschn. 18.5.3).

— Für die Behandlung der Autismus-Spektrum-Störung wird eine den individuel-len Fertigkeiten angepasste verhaltenstherapeutisch-übende Behandlung emp-fohlen. Dabei können beispielsweise Fertigkeiten der sozialen Kompetenz und im Umgang mit Stress im Mittelpunkt stehen. Daneben können auch die Res-sourcen und Stärken der Betroffenen unterstützt und genutzt werden (z. B. of-fene Kommunikation ohne versteckte Andeutungen und Wertschätzung von Details). Die Psychotherapie sollte gut strukturiert und an klar vereinbarten Zielen orientiert werden und auf einer individuellen Verhaltensanalyse basieren.

31

Postpartale psychische Störungen

Inhaltsverzeichnis

© Der/die Autor(en), exklusiv lizenziert an Springer-Verlag GmbH, DE,
ein Teil von Springer Nature 2025
J. P. Klein, E. M. Klein, *Psychiatrie, Psychosomatik und Psychotherapie*,
https://doi.org/10.1007/978-3-662-71440-9_32

32.1 Epidemiologie

Während der Schwangerschaft und der Postpartalperiode können jegliche Formen von psychischen Störungen auftreten. Die Auftretenswahrscheinlichkeit von bestimmten psychischen Störungen ist vor allem in der postpartalen Phase erhöht. So werden beispielsweise bei Frauen mit affektiven Störungen in der postpartalen Phase etwa 3,5× so häufig affektive Episoden (v. a. depressive Episoden) beobachtet wie in der Schwangerschaft (Viguera et al. 2011). Insgesamt kommt es bei etwa 5 % aller Lebendgeburten zu depressiven Störungen. Deutlich seltener kommt es zu postpartalen Psychosen (1–2/1000 Lebendgeburten), diese treten vor allem bei Patientinnen mit bipolaren Störungen auf, aber auch bei Patientinnen mit einer Schizophrenie (Spinelli 2009). Etwa 4 % aller Frauen mit einer postpartalen Psychose töten ihr Kind (Spinelli 2009). Daher ist es wichtig, bei einer postpartalen Psychose immer nach evtl. vorhandenen Gedanken bezüglich Kindstötung zu fragen.

32.2 Anamnese

Im Vordergrund steht der übliche Ablauf der Anamnese, wie er auch bei anderen psychischen Störungen durchgeführt wird. Eine Besonderheit sollte jedoch beachtet werden: Manchmal hegen Mütter (und auch Väter) den Gedanken, ihr Kind zu schädigen. Manchmal treten aber auch Gedanken an Kindstötung auf. Dabei muss unterschieden werden zwischen:

- Gedanken, welche in erster Linie Ausdruck eines **Überforderungserlebens** sind, beispielsweise im Rahmen einer postpartalen Depression.
- Gedanken an Kindstötung, die eher Eigenschaften von **Zwangsgedanken** haben (z. B. das Kind aus dem Fenster zu werfen; diese werden als ungewollt erlebt und lösen starke Angst aus; die Mutter versucht, diese zu unterdrücken). Diese Gedanken treten bei etwa der Hälfte aller Mütter auf (Spinelli 2009). In einem solchen Fall ist es wichtig, den Müttern deutlich zu machen, dass es einen Unterschied gibt zwischen Gedanken und Handlung, dass also keine Gefahr besteht, dass der Gedanke automatisch zur Handlung führt. Das Beste ist, diesem Gedanken nicht so viel Bedeutung zu schenken.
- **Wahnhafte Gedanken an Kindstötung** (z. B. das Kind muss getötet werden, weil die Familie in großer Gefahr ist, von fremden Mächten beherrscht zu werden); wenn diese Gedanken wahnhaft ausgeprägt sind, also einer Realitätstestung nicht mehr zugänglich sind, muss dringend gehandelt werden. Es handelt sich dann um einen psychiatrischen Notfall.
- Kindstötung kann auch im Zusammenhang mit einer **verleugneten Schwangerschaft** (beispielsweise im Zusammenhang mit einer dissoziativen Störung, siehe ▶ Kap. 21) auftreten. Dabei werden zum Teil bis zum Eintreten der Wehen von der Schwangeren keine Schwangerschaftszeichen wahrgenommen (Spinelli 2001; Sablone et al. 2023). Eine verleugnete Schwangerschaft ist selten (1/475 bis zur 20. Schwangerschaftswoche, 1/2455 bis zur Geburt).

32

32.3 Diagnostik

Bei der Diagnose einer depressiven Episode oder einer manischen Episode kann kodiert werden, wenn sie um die Geburt herum aufgetreten sind („mit peripartalem Beginn"). Bei der Diagnose einer kurzen psychotischen Störung ist dies ebenfalls möglich („mit postpartalem Beginn"). Für die diagnostischen Kriterien dieser Störungen siehe ▶ Abschn. 17.2 (depressive Episode) ▶ Abschn. 16.2 (manische Episode) und ▶ Abschn. 15.2 (kurze psychotische Störung).

32.4 Therapie

- Die allgemeinen Prinzipien der Behandlung postpartaler psychischer Störungen finden sich in den jeweiligen störungsorientierten Abschnitten (siehe oben), zu Besonderheiten zur **Pharmakotherapie in Schwangerschaft und Stillzeit** siehe ▶ Abschn. 3.4
- Darüber hinaus gibt es sogenannte **frühe Hilfen:**
  - Sie richten sich an Familien in belasteten Lebenslagen mit Kindern bis zu 3 Jahren, ab der Schwangerschaft.
  - Sie dienen der Stärkung der Beziehungs- und Versorgungskompetenz, um Kindern eine gesunde Entwicklung und ein gewaltfreies Aufwachsen zu ermöglichen.
  - Sie werden angeboten durch lokale Netzwerke aus dem Bereich der Kinder- und Jugendhilfe, dem Gesundheitswesen, der Frühförderung und der Schwangerschaftsberatung.
  - **Weitere Informationen für Eltern**: ▶ https://www.elternsein.info/ bzw. direkt zu den lokalen Anbietern für frühe Hilfen: ▶ https://www.elternsein.info/fruehe-hilfen/suche-fruehe-hilfen/.

Serviceteil

© Der/die Herausgeber bzw. der/die Autor(en), exklusiv lizenziert an Springer-Verlag GmbH, DE,
ein Teil von Springer Nature 2025
J. P. Klein, E. M. Klein, *Psychiatrie, Psychosomatik und Psychotherapie*,
https://doi.org/10.1007/978-3-662-71440-9

Anhang

Mini Mental Status Test (MMST) (◻ Tab. A.1)

◻ Tab. A.1   Mini Mental Status Test Auswertung: siehe ▶ Abschn. 12.3.1

1. Frage nach Jahr, Monat, Wochentag, Tag, Jahreszeit	**(für jedes 1 Punkt, maximal 5 Punkte)**
2. Frage nach dem aktuellen Aufenthaltsort (nicht dem Wohnort) und ergänzendes Nachfragen bzgl. Bundesland, Stadt oder Landkreis, Ort oder Stadtteil, Name des Krankenhauses (o. ä.), Stockwerk oder Station	**(für jedes 1 Punkt, maximal 5 Punkte)**
3. Aufgabe, sich 3 Begriffe (Apfel, Pfennig, Tisch) zu merken und nachzusprechen	**(für jeden 1 Punkt, maximal 3 Punkte)**
4. Aufgabe, von 100 7 zu subtrahieren und vom Ergebnis ebenso und so fort, 5-mal (für jedes richtige Zwischenergebnis 1 Punkt, auch wenn vorhergehendes Ergebnis falsch war, aber wiederum richtig sieben subtrahiert wurde) (93, 86, 79, 72, 65)	**(für jedes richtige Zwischenergebnis 1 Punkt, maximal 5 Punkte)**
5. Aufgabe, die 3 gemerkten Begriffe von Aufgabe 3 zu wiederholen	**(für jeden 1 Punkt, maximal 3 Punkte)**
6. Aufgabe, einen Stift und eine Armbanduhr, die gezeigt werden, richtig zu benennen	**(für jedes 1 Punkt, maximal 2 Punkte)**
7. Aufgabe, die Phrase „kein Wenn und Aber" richtig nachzusprechen	**(1 Punkt)**
8. Aufgabe, die 3 Anweisungen richtig zu befolgen: ein Blatt Papier zu nehmen, es zu falten, es auf den Boden zu legen	**(für jede 1 Punkt, maximal 3 Punkte)**
9. Aufgabe, die Aufforderung „AUGEN ZU" von einem Blatt zu lesen und zu befolgen	**(1 Punkt)**
10. Aufgabe, irgendeinen Satz zu formulieren und aufzuschreiben. Richtige Orthografie und Grammatik sind nicht gefordert, jedoch muss der Satz mindestens ein Subjekt und ein Prädikat enthalten und ohne Vorgabe spontan erdacht werden	**(1 Punkt)**
11. Aufgabe, 2 Fünfecke zu zeichnen, die sich überschneiden; eine Vorlage wird angeboten	**(1 Punkt)**

SUMME

Verzeichnis der ICD-Codes

In ◻ Tab. A.2 finden Sie alle im Buch verwendeten ICD-Codes – die dazugehörigen Abschnittsverweise führen Sie an die Stelle im Buch, auf der Sie die diagnostischen Kriterien finden. Neben den ICD-10 Codes finden Sie hier auch die Codes nach ICD-11. Diese werden ab 2022 zur Verschlüsselung von Todesursachen verwendet werden. Der Übergang von ICD-10 zu ICD-11 bei der Verschlüsselung von Krankheiten (z. B. im Rahmen der Abrechnung mit den Krankenkassen) wird wohl noch mehrere Jahre in Anspruch nehmen.

◻ **Tab. A.2** ICD-Codes

ICD-10 Code	Name der Erkrankung	ICD-11 Code	Abschnitt im Buch
F00	Alzheimer-Demenz	6D80	▶ Abschn. 12.2
F01	Vaskuläre Demenz	6D81	▶ Abschn. 12.2
F02.0	Frontotemporale Demenz	6D83	▶ Abschn. 12.2
F02.0	Primär Progressive Aphasie	6D83	
F03	Demenz (NNB)	6D8Z	
F05	Delir	6D70	
F05.1	Delir bei Demenz	6D70.1	
F06.0	Organische Halluzinose	6E61.2	
F06.1	Katatonie	6E69	
F06.2	Organische wahnhafte Störung	6E61.1	
F06.3	Organische affektive Störung	GE62	
F06.4	Organische Angststörung	6E63	
F06.5	Organische dissoziative Störung	6E65	
F06.8	Organisch bedingte Zwangsstörung	6E64	
F07.0	Organische Persönlichkeitsstörung	6E68	
F10	Störung im Zusammenhang mit Alkohol	6C40	
F11	Störung im Zusammenhang mit Opioiden	6C43	

(Fortsetzung)

◻ **Tab. A.2**   (Fortsetzung)

ICD-10 Code	Name der Erkrankung	ICD-11 Code	Abschnitt im Buch
F12	Störung im Zusammenhang mit Cannabinoiden	6C41	
F13	Störung im Zusammenhang mit Sedativa und Hypnotika	6C44	
F14	Störung im Zusammenhang mit Kokain	6C45	
F15	Störung im Zusammenhang mit Stimulanzien	6C46	
F16	Störung im Zusammenhang mit Halluzinogenen	GC49	
F1X.0	Substanzintoxikation	6C4X.3	
F1X.1	Leichte Substanzkonsumstörung (DSM-5)	6C4X.1	
F1X.2	Mittelgradige oder schwere Substanzkonsumstörung (DSM-5)	6C4X.2	
F1X.2	Substanzabhängigkeit (DSM-IV)	6C4X.2	
F1X.3	Substanzentzug	6C4X.4	
F1X.4	Substanzentzug mit Delir	6C4X.5	
F1X.5	Substanzinduzierte psychotische Störung	6C4X.6	
F1X.6	Substanzinduziertes amnestisches Syndrom	6D72.0	
F20	Schizophrenie	6A20	
F20.8	Schizophreniforme Störung	6A23	
F21	Schizotype Persönlichkeitsstörung	6A22	
F22	Anhaltend wahnhafte Störung	6A24	
F23	Kurze psychotische Störung	6A23	
F25	Schizoaffektive Störung	6A21	
F31.0	Hypomane Episode (Bipolar II)	6A61.0	
F31.0	Hypomane Episode (Bipolar I)	6A60.2	
F31.1	Manische Episode ohne psychotische Symptomen	6A60.0	
F31.2	Manische Episode mit psychotischen Symptomen	6A60.1	

◻ **Tab. A.2** (Fortsetzung)

ICD-10 Code	Name der Erkrankung	ICD-11 Code	Abschnitt im Buch
F31.4	Depressive Episode ohne psychotische Symptome (bipolar)		
	Leicht	6A61.3	
	Mittelgradig	6A61.4	
	Schwer	6A61.6	
F31.5	Depressive Episode mit psychotischen Symptomen (bipolar)		
	Mittelgradig	6A61.5	
	Schwer	6A61.7	
F32	Einzelne depressive Episode	6A70	
F33	Rezidivierende depressive Störung	6A71	
F3X.0	Leicht	6A7X.0	
F3X.1	Mittelgradig	6A7X.1	
F3X.2	Schwer	6A7X.3	
F3X.3	Mit psychotischen Symptomen		
	Mit psychotischen Symptomen mittelgradig	6A7X.2	
	Mit psychotischen Symptomen schwer	6A7X.4	
F34.1	Dysthymie/persistierende depressive Störung	6A72	
F40.0	Agoraphobie	6B02	
F40.00	Agoraphobie ohne Panikstörung		
F40.01	Agoraphobie mit Panikstörung		
F40.1	Soziale Phobie	6B04	
F40.2	Spezifische Phobie	6B03	
F41.0	Panikstörung	6B01	
F41.1	Generalisierte Angststörung	6B00	
F41.2	Angst und depressive Störung, gemischt	6A73	
F41.3	Gemischte Angststörung		
F42	Zwangsstörung	6B20	
F42.0	Vorwiegend Zwangsgedanken	entfällt	

(Fortsetzung)

□ Tab. A.2 (Fortsetzung)

ICD-10 Code	Name der Erkrankung	ICD-11 Code	Abschnitt im Buch
F42.1	Vorwiegend Zwangshandlungen	entfällt	
F42.2	Zwangsstörung, gemischt	entfällt	
	Mit guter Einsicht	6B20.0	
	Mit wenig/fehlender Einsicht	6B20.1	
F43.0	Akute Belastungsreaktion	QE84	
F43.1	Posttraumatische Belastungsstörung	6B40	
F43.2	Anpassungsstörung	6B43	
F44.0	Dissoziative Amnesie	6B61	
F44.4	Funktionelle Bewegungsstörung, motorische Symptome	6B60.6	
F44.5	Funktionelle Bewegungsstörung, Krämpfe oder Anfälle	6B60.4	
F44.6	Funktionelle Bewegungsstörung, sensorische Symptome	6B60.3	
F44.7	Funktionelle Bewegungsstörung, gemischtes Bild		
F45.0	Somatische Belastungsstörung	6C20	
F45.2	Krankheitsangststörung	6B23	
F45.3	Körperdysmorphe Störung	6B21	
	Mit guter Einsicht	6B2X.0	
	Mit wenig/fehlender Einsicht	6B2X.1	
F45.4	Somatische Belastungsstörung mit überwiegendem Schmerz		
F48.1	Dissoziative Identitätsstörung	6B64	
F50.0	Anorexia nervosa	6B80	
	BMI < 18,5	6B80.0	
	BMI < 14	6B80.1	
F50.01	Restriktiver Typ	6B80.X0	
F50.02	Binge-Eating/Purging-Typ	6B80.X1	
F50.1	Atypische Anorexie		

⬛ Tab. A.2 (Fortsetzung)

ICD-10 Code	Name der Erkrankung	ICD-11 Code	Abschnitt im Buch
F50.2	Bulimia nervosa	6B81	
F50.8	Binge-Eating-Störung	6B82	
F50.8	Störung mit Vermeidung oder Einschränkung der Nahrungsaufnahme	6B83	
F98.21	Ruminationsstörung	6B85	
F52.0	Störung des sexuellen Interesses	HA00	
F52.2	Störungen der sexuellen Erregung	HA01	
F52.3	Orgasmusstörungen	HA02	
F52.4	Vorzeitige Ejakulation	HA03	
F52.6	Schmerzstörungen (Dyspareunie/Vaginismus)	HA20	
F52.8	Zwanghaftes sexuelles Verhalten	6C72	
F54	Psychologische oder Verhaltensfaktoren bei anderenorts klassifizierten Krankheiten		
F60	Persönlichkeitsstörungen	6D10	
F60.0	Paranoide Persönlichkeitsstörung	entfällt	
F60.1	Schizoide Persönlichkeitsstörung	entfällt	
F60.2	Antisoziale Persönlichkeitsstörung	entfällt	
F60.31	Borderline-Persönlichkeitsstörung	6D11.5	
F60.31	Narzisstische Persönlichkeitsstörung	entfällt	
F60.4	Histrionische Persönlichkeitsstörung	entfällt	
F60.5	Zwanghafte Persönlichkeitsstörung	entfällt	
F60.6	Vermeidend-selbstunsichere Persönlichkeitsstörung	entfällt	
F60.7	Dependente Persönlichkeitsstörung	entfällt	
F64.2	Geschlechtsdysphorie	HA60	
F65	Paraphile Störung	6D3	
F65.0	Fetischistische Störung		

(Fortsetzung)

☐ Tab. A.2 (Fortsetzung)

ICD-10 Code	Name der Erkrankung	ICD-11 Code	Abschnitt im Buch
F65.2	Exhibitionistische Störung	6D30	
F65.3	Voyeuristische Störung	6D31	
F65.4	Pädophile Störung	6D32	
F65.51	Sexuell masochistische Störung		
F65.52	Sexuell sadistische Störung	6D33	
F68.1	Vorgetäuschte Störung	6D50	
F84.0	Autismus-Spektrum-Störung	6A02	
F90	Aufmerksamkeitsdefizits- und Hyperaktivitätssyndrom (ADHS)	6A05	
F93.0	Trennungsangststörung	6B05	
F94.0	Selektiver Mutismus	6B06	
G31.82	Lewy-Körperchen-Demenz	6D82	
G44.2	Spannungskopfschmerz	8A81	
G93.3	Chronic Fatigue Syndrome	8E49	
K07.6	Kraniomandibuläre Dysfunktion	8A84.Y	
K59	Reizdarmsyndrom	DD91	
M79.90	Fibromyalgie	MG30.01	
Z03.2	Beobachtung bei V. a. psychischer Störung		
Z76.5	Simulation	QC30	

Achtung: Das „X" in den Codes ist ein Platzhalter, er steht für das Suchtmittel bei den Substanzkonsumstörungen. Dieser Platzhalter wurde von den Autoren des Buches gewählt, um die Tabelle übersichtlich zu gestalten (er ist nicht allgemein üblich)

Checklisten

(☐ Abb. A.1)
  (☐ Abb. A.2)
  (☐ Abb. A.3)
  (☐ Abb. A.4)
  (☐ Abb. A.5)

Lebensbereich	Füllen sie diese spalten bitte jeweils bezogen auf den letzten monat aus!			
	Wichtigkeitdieses Lebensbereichs für mich[1]	Was sind meine Werte in diesem Bereich? Das bedeutet: wie Möchte Ich in diesem bereich sein?	Wie ist dieser wert gegenwärtig in Meinem leben verankert? Welche meiner Handlungen passen zu diesen werten?	Passen meine Handlungen zu meinen werten?[2]
Partnerschaft, Intime beziehung				
Familie				
Freundschaft / Soziale kontakte				
Arbeit / Ausbildung				
Freizeit				
Spiritualität				
Politik / Engagement				
Körperliches Wohlbefinden				

[1] 10 – Sehr wichtig, 0 – nicht wichtig
[2] 10 – Vollkommen, 0 – überhaupt nicht

Abb. A.1 Arbeitsblatt zur Erhebung der Werte des Patienten und deren gegenwärtiger Verankerung in ihrem Leben (adaptiert nach Fassbinder et al. 2015). Beachten Sie: Es muss in dieser Tabelle nicht jedes Feld ausgefüllt werden. Das Entscheidende bei dieser Übung ist, dass der Patient sich daran orientiert, was ihm wichtig ist in seinem Leben

■ **Abb. A.2** Vordruck für eine Angsthierarchie. Das Vermeidungsverhalten und die daraus entstehende Belastung sollte auf einer Skala von 0–10 eingeschätzt werden. Vermeidung: 0 – kann die Situation ohne Probleme aufsuchen, 10 – sucht die Situation niemals auf. Belastung: 0 – die Vermeidung dieser Situation schränkt mein Leben gar nicht ein, 10 – durch die Vermeidung dieser Situation ist mein Leben extrem stark eingeschränkt

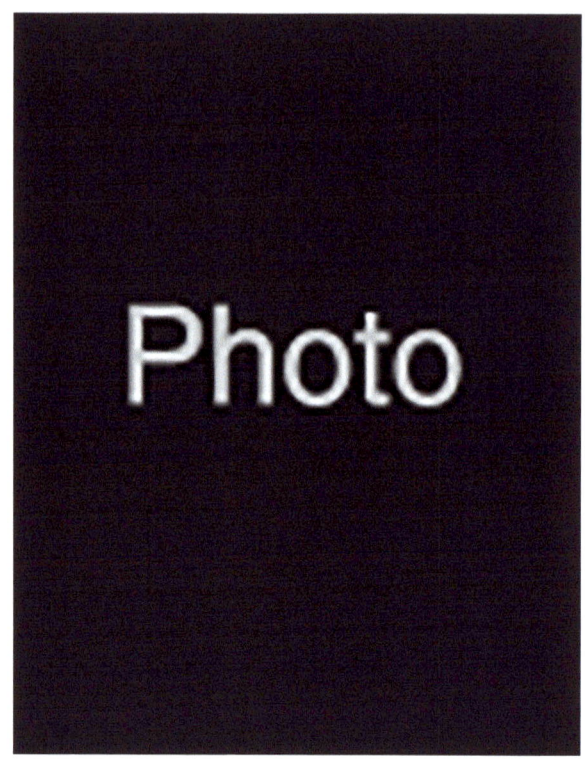

Wochentag	Montag	Dienstag	Mittwoch	Donnerstag	Freitag	Samstag	Sonntag
Aufstehzeit							
8:00 – 10:00							
10:00 – 12:00							
12:00 – 14:00							
14:00 – 16:00							
16:00 – 18:00							
18:00 – 20:00							
20:00 – 22:00							
Bettzeit							

■ **Abb. A.3** Wochenplan

	Zielzeit	Datum: Montag	Dienstag	Mittwoch	Donnerstag	Freitag	Samstag	Sonntag
Aufstehen								
Arbeitsbeginn								
Abendbrot								
Bettzeit								
Stimmung -5 bis +5								

Abb. A.4 Wochenstrukturplan zur Stabilisierung der sozialen Rhythmik

Uhrzeit	Emotion, z.B. ängstlich, freudig	Handlungs-tendenz: Was würden Sie am liebsten tun?	Essen und Trinken: Was und wieviel haben Sie gegessen?	Emotion nach dem Essen	Handlungen: Was haben Sie nach dem Essen getan?

Abb. A.5 Essprotokoll

Literatur

Albertsen LN, Lauridsen JK (2022) A review electroconvulsive therapy in cochlear implant patients. J ECT 38:10–12. https://doi.org/10.1097/YCT.0000000000000803

Albus C, Petrak F (2020) Psychodiabetologie. PSYCH up2date 14:503–520. https://doi.org/10.1055/a-1028-3679

American Psychiatric Association (2013) Diagnostic and statistical manual of mental disorders: DSM-5, 5. Aufl. American Psychiatric Association, Arlington

Amsterdam JD, Brunswick DJ (2003) Antidepressant monotherapy for bipolar type II major depression. Bipolar Disord 5:388–395. https://doi.org/10.1046/j.1399-5618.2003.00066.x

Andresen-Streichert H, Müller A, Glahn A et al (2018) Alcohol biomarkers in clinical and forensic contexts. Dtsch Arztebl Int 115:309–315. https://doi.org/10.3238/arztebl.2018.0309

Arbeitskreis OPD (2006) Operationalisierte Psychodynamische Diagnostik (OPD-2). Das Manual für Diagnostik und Therapieplanung. Huber, Bern

Bach B, First MB (2018) Application of the ICD-11 classification of personality disorders. BMC Psychiatry 18:1–14. https://doi.org/10.1186/s12888-018-1908-3

Banaschewski T, Hohmann S, Millenet S, et al (2018) Langfassung der interdisziplinären und konsensbasierten (S3) Leitlinie Aufmerksamkeitsdefizit-/Hyperaktivitätsstörung des Kindes-, Jugend- und Erwachsenenalters

Bandelow B, Lichte T, Rudolf S et al (2014) Diagnostik und therapieempfehlungen bei angststörungen. Dtsch Arztebl Int 111:473–480. https://doi.org/10.3238/arztebl.2014.0473

Baumeister H, Hutter N, Bengel J (2014) Psychological and pharmacological interventions for depression in patients with diabetes mellitus: an abridged Cochrane review. Diabet Med 31:773–786. https://doi.org/10.1111/dme.12452

Beesdo-Baum K, Zaudig M, Wittchen H-U (2019) SCID-5-PD. Strukturiertes Klinisches Interview für DSM-5® – Persönlichkeitsstörungen. Hogrefe - Verlag für Psychologie, Göttingen

Benkert O, Hippius H (2017) Kompendium der Psychiatrischen Pharmakotherapie. Springer, Berlin/Heidelberg

Benkert O, Hippius H (Hrsg) (2023) Kompendium der Psychiatrischen Pharmakotherapie. Springer, Berlin/Heidelberg

Bisson JI, Brayne M, Ochberg FM, Everly GS (2007) Early psychosocial intervention following traumatic events. Am J Psychiatry 164:1016–1019. https://doi.org/10.1176/ajp.2007.164.7.1016

Bohus M (2009) Borderline-Persönlichkeitsstörung. In: Margraf J, Schneider S (Hrsg) Lehrbuch der Verhaltenstherapie. Springer, Heidelberg, S 533–562

Bohus M (2018) Borderline-Persönlichkeitsstörung. In: Margraf J, Schneider S (Hrsg) Lehrbuch der Verhaltenstherapie. Springer, Heidelberg, S 471–505

Borbé R, Hornung WP, Buchkremer G (2011) Psychoedukation und Angehörigenarbeit. 1035–1049. https://doi.org/10.1007/978-3-642-03637-8

Bradbury M, Hutton B, Beltran-Bless A-A et al (2022) Time to update evidence-based guideline recommendations about concurrent tamoxifen and antidepressant use? A systematic review. Clin Breast Cancer 22:e362–e373. https://doi.org/10.1016/j.clbc.2021.10.003

Bründl S, Fuss J (2021) Impulse control disorders in the ICD-11. Forensische Psychiatr Psychol Kriminologie 15:20–29. https://doi.org/10.1007/s11757-020-00649-2

Brunoni AR, Chaimani A, Moffa AH et al (2017) Repetitive transcranial magnetic stimulation for the acute treatment of major depressive episodes. JAMA Psychiatry 74:143. https://doi.org/10.1001/jamapsychiatry.2016.3644

Bryan CJ, Mintz J, Clemans TA et al (2017) Effect of crisis response planning vs. contracts for safety on suicide risk in U.S. Army Soldiers: a randomized clinical trial. J Affect Disord 212:64–72. https://doi.org/10.1016/j.jad.2017.01.028

Bundesärztekammer (BÄK), Kassenärztliche Bundesvereinigung (KBV), Arbeitsgemeinschaft der Medizinischen Fachgesellschaften (AWMF) (2022) Nationale VersorgungsLeitlinie Unipolare Depression – Langfassung, Version 3.0

Burry LD, Cheng W, Williamson DR et al (2021) Pharmacological and non-pharmacological interventions to prevent delirium in critically ill patients: a systematic review and network meta-analysis. Intensive Care Med. https://doi.org/10.1007/s00134-021-06490-3

Butterfield ME, Saal J, Young B, Young JL (2016) Supplementary guanfacine hydrochloride as a treatment of attention deficit hyperactivity disorder in adults: a double blind, placebo-controlled study. Psychiatry Res 236:136–141. https://doi.org/10.1016/j.psychres.2015.12.017

Cabaniss DL, Cherry S, Douglas CJ, Schwartz A (2011) Psychodynamic Psychotherapy

Cahill SP, Pontoski K (2005) Post-traumatic stress disorder and acute stress disorder I: their nature and assessment considerations. Psychiatry (Edgmont) 2:14–25

Caspar F (2018) Beziehungen und Probleme verstehen. Hogrefe, Bern

Caspi A, Sugden K, Moffitt TE et al (2003) Influence of life stress on depression: moderation by a polymorphism in the 5-HTT gene. Science 301:386–389. https://doi.org/10.1126/science.1083968

Caspi A, Moffitt TE, Cannon M et al (2005) Moderation of the effect of adolescent-onset cannabis use on adult psychosis by a functional polymorphism in the catechol-O-methyltransferase gene: longitudinal evidence of a gene X environment interaction. Biol Psychiatry 57:1117–1127. https://doi.org/10.1016/j.biopsych.2005.01.026

Castro VM, Clements CC, Murphy SN et al (2013) QT interval and antidepressant use: a cross sectional study of electronic health records. BMJ 346:f288–f288. https://doi.org/10.1136/bmj.f288

Cato V, Holländare F, Nordenskjöld A, Sellin T (2019) Association between benzodiazepines and suicide risk: a matched case-control study. BMC Psychiatry 19:317. https://doi.org/10.1186/s12888-019-2312-3

Chatterton ML, Stockings E, Berk M, et al (2017) Psychosocial therapies for the adjunctive treatment of bipolar disorder in adults: network meta-analysis. 333–341. https://doi.org/10.1192/bjp.bp.116.195321

Cipriani A, Barbui C, Salanti G et al (2011) Comparative effi cacy and acceptability of antimanic drugs in acute mania: a multiple-treatments meta-analysis. Lancet 378:1306–1315. https://doi.org/10.1016/S0140-6736(11)60873-8

Cipriani A, Furukawa TA, Salanti G et al (2018) Comparative efficacy and acceptability of 21 antidepressant drugs for the acute treatment of adults with major depressive disorder: a systematic review and network meta-analysis. Lancet 391:1357–1366. https://doi.org/10.1016/S0140-6736(17)32802-7

Clayton EW (2015) Beyond myalgic encephalomyelitis/chronic fatigue syndrome. JAMA 313:1101. https://doi.org/10.1001/jama.2015.1346

Colles SL, Dixon JB, O'Brien PE (2008) Grazing and loss of control related to eating: two high-risk factors following bariatric surgery. Obesity 16:615–622. https://doi.org/10.1038/oby.2007.101

Craske MG, Treanor M, Conway CC et al (2014) Maximizing exposure therapy: an inhibitory learning approach. Behav Res Ther 58:10–23. https://doi.org/10.1016/j.brat.2014.04.006

Creed FH, Davies I, Jackson J et al (2012) The epidemiology of multiple somatic symptoms. J Psychosom Res 72:311–317. https://doi.org/10.1016/j.jpsychores.2012.01.009

Cuijpers P, Driessen E, Hollon SD et al (2012) The efficacy of non-directive supportive therapy for adult depression: a meta-analysis. Clin Psychol Rev 32:280–291. https://doi.org/10.1016/j.cpr.2012.01.003

Czarnecki K, Thompson JM, Seime R et al (2012) Functional movement disorders: successful treatment with a physical therapy rehabilitation protocol. Parkinsonism Relat Disord 18:247–251. https://doi.org/10.1016/j.parkreldis.2011.10.011

Dalal PK, Kar SK, Agarwal SK (2022) Management of psychiatric disorders in patients with chronic kidney diseases. Indian J Psychiatry 64:S394–S401. https://doi.org/10.4103/indianjpsychiatry.indianjpsychiatry_1016_21

Davies HTO, Crombie IK, Tavakoli M (1998) When can odds ratios mislead? Bmj 316:989–991. https://doi.org/10.1136/bmj.316.7136.989

Davies SJ, Burhan AM, Kim D et al (2018) Sequential drug treatment algorithm for agitation and aggression in Alzheimer's and mixed dementia. J Psychopharmacol 32:509–523. https://doi.org/10.1177/0269881117744996

AQDeGPT, DGPM, DKPM (2009) Diagnostik und Behandlung von akuten Folgen psychischer Traumatisierung. 1–8

Deuschle G, Maier W (2016) S3-Leitlinie Demenzen. In: Deutsche Gesellschaft für Neurologie (Hrsg) Leitlinien für Diagnostik und Therapie in der Neurologie. www.dgn.org/leitlinien

Devlin JW, Skrobik Y, Gélinas C et al (2018) Clinical practice guidelines for the prevention and management of pain, agitation/sedation, delirium, immobility, and sleep disruption in adult patients in the ICU. Crit Care Med 46:e825–e873. https://doi.org/10.1097/CCM.0000000000003299

DGBS e.V., DGPPN e.V. (2019) S3-Leitlinie zur Diagnostik und Therapie Bipolarer Störungen Langversion

DGKJP, DGPPN (2016) S3-Leitlinie Autismus-Spektrum-Störungen im Kindes-, Jugend- und Erwachsenenalter, Teil 1: Diagnostik

DGPPN e.V. (Hrsg) für die Leitliniengruppe (2019) S3-Leitlinie Schizophrenie. Version 1.0. https://www.awmf.org/leitlinien/detail/ll/038-009.html

DGPPN e.V. (Hrsg) (2022) S3-Leitlinie Borderline Persönlichkeitsstörung

DGPPN, KBÄ, VKB et al (2015) S3-Leitlinie/Nationale Versorgungsleitlinie Unipolare Depression Langfassung. Berlin, Düsseldorf. www.depression.versorgungsleitlinien.de. Zugegriffen am 21.01.2016

Die Eins-zu-Eins-Betreuung als materielle Voraussetzung der Genehmigung einer betreuungsrechtlichen Fixierung: Auswirkungen des BVerfG-Fixierungsurteils auf die aktuelle Rechtsprechung, insbesondere im Betreuungsrecht (2021) Medizinrecht 39:266–267. https://doi.org/10.1007/s00350-021-5827-9

DiMatteo MR, Haskard-Zolnierek KB (2010) Impact of depression on treatment adherence and survival from cancer. In: Depression and cancer. John Wiley & Sons, Ltd, Chichester, S 101–124

Ebert D (2011) Psychiatrie systematisch. Uni-Med-Verlag, Bremen

Eich W, Bär K-J, Bernateck M et al (2017) Definition, Klassifikation, klinische Diagnose und Prognose des Fibromyalgiesyndroms. Der Schmerz 31:231–238. https://doi.org/10.1007/s00482-017-0200-7

Enning F, Schmahl C (2022) Behandlung dissoziativer Symptome mit Nalmefen bei Patienten mit Borderline-Persönlichkeitsstörung und komplexer posttraumatischer Belastungsstörung. Nervenarzt 93:503–505. https://doi.org/10.1007/s00115-021-01239-1

Escamilla I, Juan N, Peñalva C et al (2023) Treatment of dissociative symptoms with opioid antagonists: a systematic review. Eur J Psychotraumatol 14. https://doi.org/10.1080/20008066.2023.2265184

Faller H, Schuler M, Richard M et al (2013) Effects of psycho-oncologic interventions on emotional distress and quality of life in adult patients with cancer: systematic review and meta-analysis. J Clin Oncol 31:782–793. https://doi.org/10.1200/JCO.2011.40.8922

Fassbinder E, Klein JP, Sipos V, Schweiger U (2015) Therapie-tools depression. Beltz Verlag, Weinheim, Basel

Fassbinder E, Assmann N, Schaich A, Arntz A (2023) Schematherapie – Eine praxisorientierte Einführung. Verhal Verhal 44:286–301

Fineberg NA, Roberts A (2001) Obsessive compulsive disorder: a twenty-first century perspective. In: Fineberg NA, Marazziti D, Stein D (Hrsg) Obsessive compulsive disorder: a practical guide. Martin Dunitz, London, S 1–13

Flint AJ, Meyers BS, Rothschild AJ et al (2019) Effect of continuing Olanzapine vs Placebo on relapse among patients with psychotic depression in remission: the STOP-PD II randomized clinical trial. JAMA 322:622–631. https://doi.org/10.1001/jama.2019.10517

Folkerts H, Remschmidt H, Saß H et al (2003) Bekanntmachungen: Stellungnahme zur Elektrokrampftherapie (EKT) als psychiatrische Behandlungsmaßnahme. Dtsch Arztebl 100:A-504

Fornaro M, Mondin AM, Billeci M et al (2023) Psychopharmacology of eating disorders: systematic review and meta-analysis of randomized controlled trials. J Affect Disord 338:526–545. https://doi.org/10.1016/j.jad.2023.06.068

Fountoulakis KN, Saitis A, Schatzberg AF (2025) Esketamine treatment for depression in adults: a PRISMA systematic review and meta-analysis. Am J Psychiatry 182:259–275. https://doi.org/10.1176/appi.ajp.20240515

Frank E, Gonzalez JM, Fagiolini A (2006) The importance of routine for preventing recurrence in bipolar disorder. Am J Psychiatry 163:981–985. https://doi.org/10.1176/ajp.2006.163.6.981

Fritzsche K, Wirsching M (Hrsg) (2020) Basiswissen Psychosomatische Medizin und Psychotherapie. Springer, Berlin/Heidelberg

Furukawa TA, Salanti G, Cowen PJ et al (2020) No benefit from flexible titration above minimum licensed dose in prescribing antidepressants for major depression: systematic review. Acta Psychiatr Scand 141:401–409. https://doi.org/10.1111/acps.13145

Furukawa Y, Sakata M, Yamamoto R et al (2024) Components and delivery formats of cognitive behavioral therapy for chronic insomnia in adults. JAMA Psychiatry. https://doi.org/10.1001/jamapsychiatry.2023.5060

Gaebel W, Jänner M, Frommann N et al (2002) First vs multiple episode schizophrenia: two-year outcome of intermittent and maintenance medication strategies. Schizophr Res 53:145–159. https://doi.org/10.1016/S0920-9964(01)00182-7

Gill H, Gill B, El-Halabi S et al (2020) Antidepressant medications and weight change: a narrative review. Obesity (Silver Spring) 28:2064–2072. https://doi.org/10.1002/oby.22969

Glassman AH (2002) Sertraline treatment of major depression in patients with acute MI or unstable angina. JAMA 288:701. https://doi.org/10.1001/jama.288.6.701

Glaus A, Stolz-Baskett P (2016) Erfassung psychosozialer Belastungen in der onkologischen Routine-Praxis. Der Onkol 22:622–630. https://doi.org/10.1007/s00761-016-0056-y

Görß D, Kilimann I, Dyrba M et al (2021) LATE: Nicht jede Demenz ist Alzheimer – Diskussion einer neuen Krankheitsentität am Fallbeispiel. Nervenarzt 92:18–26. https://doi.org/10.1007/s00115-020-00922-z

Grözinger M, Conca A, Nickl-Jockschat T, Di Pauli J (Hrsg) (2013) Elektrokonvulsionstherapie kompakt. Springer, Berlin/Heidelberg

Haaf R, Vock P, Wächtershäuser N, et al (2024) Wirksamkeit in Deutschland verfügbarer internetbasierter Interventionen für Depressionen – ein systematisches Review mit Metaanalyse. 1–8. https://doi.org/10.1007/s00115-023-01587-0

Hallett M, Aybek S, Dworetzky BA et al (2022) Functional neurological disorder: new subtypes and shared mechanisms. Lancet Neurol 21:537–550. https://doi.org/10.1016/S1474-4422(21)00422-1

Hamel AM (2018) Hochwirksame Antikonvulsion mit Eindosierung von Levetiracetam in der Alkoholentzugsbehandlung. Suchttherapie 19:46–49

Han Y, Yang J, Zhong R et al (2022) Side effects of long-term oral anti-seizure drugs on thyroid hormones in patients with epilepsy: a systematic review and network meta-analysis. Neurol Sci 43:5217–5227. https://doi.org/10.1007/s10072-022-06120-w

Hand I (1993) Exposition und Konfrontation. Verhaltenstherapiemanual:155–164

Harris R, Eder C, Brandenburg P (2020) ACT leicht gemacht: Der Leitfaden für die Praxis der Akzeptanz- und Commitment-Therapie. Arbor, Freiburg im Breisgau

Hasan A, Leucht S (2022) Erkennen und behandeln von Antipsychotika-Nebenwirkungen. InFo Neurol + Psychiatr 24:43–55. https://doi.org/10.1007/s15005-022-2424-z

Häuser W, Bock F, Hüppe M et al (2020) Empfehlungen der zweiten Aktualisierung der Leitlinie LONTS. Der Schmerz 34:204–244. https://doi.org/10.1007/s00482-020-00472-y

Hautzinger M (2007) Verhaltenstherapie und kognitiv Therapie. In: Reimer C, Eckert J, Hautzinger M, Wilke E (Hrsg) Psychotherapie. Springer, Berlin/Heidelberg, S 167–225

Hay P, Touyz S (2018) Classification challenges in the field of eating disorders: can severe and enduring anorexia nervosa be better defined? J Eat Disord 6:41. https://doi.org/10.1186/s40337-018-0229-8

Hayes SC, Levin ME, Plumb-Vilardaga J et al (2013) Acceptance and commitment therapy and contextual behavioral science: examining the progress of a distinctive model of behavioral and cognitive therapy. Behav Ther 44:180–198. https://doi.org/10.1016/j.beth.2009.08.002

Hecker T, Maercker A (2015) Komplexe posttraumatische Belastungsstörung nach ICD-11. Psychotherapeut 60:547–562. https://doi.org/10.1007/s00278-015-0066-z

Henningsen P (2018) Management of somatic symptom disorder. Dialogues Clin Neurosci 20:23–31

Henningsen P, Gündel H, Kop WJ et al (2018) Persistent physical symptoms as perceptual dysregulation: a neuropsychobehavioral model and its clinical implications. Psychosom Med 80:422–431. https://doi.org/10.1097/PSY.0000000000000588

Henssler J, Heinz A, Brandt L, Bschor T (2019) Antidepressant withdrawal and rebound phenomena. Dtsch Aerzteblatt. https://doi.org/10.3238/arztebl.2019.0355

Herrmann-Lingen C (2019) Psychokardiologie 2018 – aktuelle Leitlinien und klinische Realität. PSYCH up2date 13:59–74. https://doi.org/10.1055/a-0657-5264

Hohagen F, Klein JP, Stieglitz R-D et al (2015a) Psychotherapie. In: Berger M (Hrsg) Psychische Erkrankungen: Klinik und Therapie. Elsevier, S 105–170

Hohagen F, Wahl-Kordon A, Lotz-Rambaldi W, Muche-Borowski C (2015b) S3-Leitlinie Zwangsstörungen. Springer-Verlag, Heidelberg

Houy-Schäfer S, Grotemeyer K-H (2004) Spannungskopfschmerz. Der Schmerz 18:104–108. https://doi.org/10.1007/s00482-003-0280-4

Huang Y-Z, Edwards MJ, Rounis E et al (2005) Theta burst stimulation of the human motor cortex. Neuron 45:201–206. https://doi.org/10.1016/j.neuron.2004.12.033

Huhn M, Nikolakopoulou A, Schneider-Thoma J et al (2019) Comparative efficacy and tolerability of 32 oral antipsychotics for the acute treatment of adults with multi-episode schizophrenia: a systematic review and network meta-analysis. Lancet 394:939–951. https://doi.org/10.1016/s0140-6736(19)31135-3

Huntjens RJC, Rijkeboer MM, Arntz A (2019) Schema therapy for Dissociative Identity Disorder (DID): rationale and study protocol. Eur J Psychotraumatol 10. https://doi.org/10.1080/2000819 8.2019.1571377

Isbister GK, Whyte IM (2003) Adverse reactions to mirtazapine are unlikely to be serotonin toxicity. Clin Neuropharmacol 26:287–288. https://doi.org/10.1097/00002826-200311000-00002

Jack CR, Bennett DA, Blennow K et al (2018) NIA-AA research framework: toward a biological definition of Alzheimer's disease. Alzheimer's Dement 14:535–562. https://doi.org/10.1016/j.jalz.2018.02.018

Jacobi F, Höfler M, Strehle J et al (2014) Mental disorders in the general population: study on the health of adults in Germany and the additional module mental health (DEGS1-MH). Nervenarzt 85:77–87. https://doi.org/10.1007/s00115-013-3961-y

Jasiak NM, Bostwick JR (2014) Risk of QT/QTc prolongation among newer non-SSRI antidepressants. Ann Pharmacother 48:1620–1628. https://doi.org/10.1177/1060028014550645

Jessen F, Dodel R (2023) S3-Leitlinie Demenzen Langfassung, Version: 4.0, AWMF-Register Nr. 038-013. AWMF, Berlin

Jürgens G, Andersen SE, Rasmussen HB et al (2020) Effect of routine cytochrome P450 2D6 and 2C19 genotyping on antipsychotic drug persistence in patients with schizophrenia. JAMA Netw Open 3:e2027909. https://doi.org/10.1001/jamanetworkopen.2020.27909

Kamal RM, van Noorden MS, Wannet W et al (2017) Pharmacological treatment in γ-Hydroxybutyrate (GHB) and γ-Butyrolactone (GBL) dependence: detoxification and relapse prevention. CNS Drugs 31:51–64. https://doi.org/10.1007/s40263-016-0402-z

Kato T, Furukawa TA, Mantani A, et al (2018) Optimising first- and second-line treatment strategies for untreated major depressive disorder—the SUN☺D study: a pragmatic, multi-centre, assessor-blinded randomised controlled trial. BMC Med 16:103. https://doi.org/10.1186/s12916-018-1096-5

Kayser S, Bewernick BH, Conca A et al (2013) Sicherheits- und Nebenwirkungsprofil der EKT. In: Elektrokonvulsionstherapie kompakt. Springer, Berlin/Heidelberg, S 81–95

Kiefer F, Schuster R (2017) Alkoholabhängigkeit. In: Psychiatrie, Psychosomatik, Psychotherapie. Springer, Berlin/Heidelberg, S 1489–1519

Kishi T, Ikuta T, Sakuma K et al (2023) Antidepressants for the treatment of adults with major depressive disorder in the maintenance phase: a systematic review and network meta-analysis. Mol Psychiatry 28:402–409. https://doi.org/10.1038/s41380-022-01824-z

Klein JP, Belz M (2023) Psychotherapie chronischer Depression. Praxisleitfaden CBASP, 2. Aufl. Hogrefe, Göttingen

Klein JP, Burian R (2024) Ratgeber Akzeptanz- und Commitment-Therapie (ACT) Wege zu einem sinnerfüllten und lebendigen Leben. Hogrefe, Göttingen

Klein JP, Klein EM (2021) Mein Leitfaden Psychiatrie. Springer, Berlin/Heidelberg

Klein JP, Petit M (2013) Psychisch Kranke: Zwangsbehandlung mit richterlicher Genehmigung wieder möglich. Dtsch Arztebl 110:A377–A399

Klein JP, Berger T, Hautzinger M et al (2019) Selbstmanagement Interventionen in der Behandlung depressiver Störungen: reif für die klinische Praxis? Fortschritte der Neurol Psychiatr 87:172–180. https://doi.org/10.1055/a-0849-9838

Klein JP, Gloster A, Burian R (2021) Akzeptanz- und Commitment-Therapie (ACT): eine praxisorientierte Einführung. PSYCH up2date 15:339–356. https://doi.org/10.1055/a-1289-1280

Klein JP, Rozental A, Sürig S, Moritz S (2024a) Adverse events of psychological interventions: definitions, assessment, current state of the research and implications for research and clinical practice. Psychother Psychosom:1–8. https://doi.org/10.1159/000540212

Klein JP, Willenborg B, Klein EM (2024b) Mein erster Dienst - psychiatrische Notfälle, 3. Aufl. Springer, Heidelberg

Klingberg S, Wittorf A (2012) Evidenzbasierte Psychotherapie bei schizophrenen Psychosen. Nervenarzt 83:907–918. https://doi.org/10.1007/s00115-012-3553-2

Koerner T, Haas V, Heese J et al (2020) Outcomes of an accelerated inpatient refeeding protocol in 103 extremely underweight adults with anorexia nervosa at a specialized clinic in Prien, Germany. J Clin Med 9:1535. https://doi.org/10.3390/jcm9051535

Kraemer HC, Kupfer DJ (2006) Size of treatment effects and their importance to clinical research and practice. Biol Psychiatry 59:990–996. https://doi.org/10.1016/j.biopsych.2005.09.014

Kroenke K (2003) Patients presenting with somatic complaints: epidemiology, psychiatric comorbidity and management. Int J Methods Psychiatr Res 12:34–43. https://doi.org/10.1002/mpr.140

Lacy B, Patel N (2017) Rome criteria and a diagnostic approach to irritable bowel syndrome. J Clin Med 6:99. https://doi.org/10.3390/jcm6110099

Lambert MJ (1992) Psychotherapy outcome research: implications for integrative and eclectical therapists. In: Norcross JC, Goldfried MR (Hrsg) Handbook of psychotherapy integration. Basic Books, New York, S 94–129

Lammers C-H (2017) Therapeutische Beziehung und Gesprächsführung. Beltz, Weinheim, Basel

Laoutidis ZG, Mathiak K (2013) Antidepressants in the treatment of depression/depressive symptoms in cancer patients: a systematic review and meta-analysis. BMC Psychiatry 13:140. https://doi.org/10.1186/1471-244X-13-140

Laporte S, Chapelle C, Caillet P et al (2017) Bleeding risk under selective serotonin reuptake inhibitor (SSRI) antidepressants: a meta-analysis of observational studies. Pharmacol Res 118:19–32. https://doi.org/10.1016/j.phrs.2016.08.017

Leucht S, Hierl S, Kissling W et al (2012) Putting the efficacy of psychiatric and general medicine medication into perspective: review of meta-analyses. Br J Psychiatry 200:97–106. https://doi.org/10.1192/bjp.bp.111.096594

Leucht S, Cipriani A, Spineli L et al (2013) Comparative efficacy and tolerability of 15 antipsychotic drugs in schizophrenia: a multiple-treatments meta-analysis. Lancet (London, England) 382:951–962. https://doi.org/10.1016/S0140-6736(13)60733-3

Leucht S, Samara M, Heres S et al (2014) Dose equivalents for second-generation antipsychotics: the minimum effective dose method. Schizophr Bull 40:314–326. https://doi.org/10.1093/schbul/sbu001

Leucht S, Crippa A, Siafis S et al (2020) Dose-response meta-analysis of antipsychotic drugs for acute schizophrenia. Am J Psychiatry 177:342–353. https://doi.org/10.1176/appi.ajp.2019.19010034

Leucht S, Bauer S, Siafis S et al (2021) Examination of dosing of antipsychotic drugs for relapse prevention in patients with stable schizophrenia. JAMA Psychiatry. https://doi.org/10.1001/jamapsychiatry.2021.2130

Linden M, Hautzinger M (Hrsg) (2011) Verhaltenstherapiemanual. Springer, Berlin/Heidelberg

Lissner A, Dobmeier M (2006) Psychopharmaka induzierte Hautveränderungen. NeuroTransmitter 3:40–54

Lohmann B (2004) Effiziente Supervision. Praxisorientierter Leitfaden für Einzel- und Gruppensupervision. Schneider, Baltmannsweiler

Longmore RJ, Worrell M (2007) Do we need to challenge thoughts in cognitive behavior therapy? Clin Psychol Rev 27:173–187. https://doi.org/10.1016/j.cpr.2006.08.001

Losert-Bruggner B, Hülse M, Hülse R (2021) Muskuloskeletale Erkrankungen und die kraniomandibuläre Dysfunktion – eine mögliche Ursache für nichterholsamen Schlaf. Man Medizin 59:187–195. https://doi.org/10.1007/s00337-021-00794-7

Luan S, Wan H, Zhang L, Zhao H (2018) Efficacy, acceptability, and safety of adjunctive aripiprazole in treatment-resistant depression: a meta-analysis of randomized controlled trials. Neuropsychiatr Dis Treat 14:467–477. https://doi.org/10.2147/NDT.S156619

Manu P, Sarpal D, Muir O et al (2012) When can patients with potentially life-threatening adverse effects be rechallenged with clozapine? A systematic review of the published literature. Schizophr Res 134:180–186. https://doi.org/10.1016/j.schres.2011.10.014

Margraf J, Schneider S (Hrsg) (2018) Lehrbuch der Verhaltenstherapie, Bd 2. Springer, Berlin/Heidelberg

Margraf J, Schneider S Lehrbuch der Verhaltenstherapie: Band 1: Grundlagen, Diagnostik, Verfahren, Rahmenbedingungen

Martell CR, Dimidjian S, Hermann-Dunn R (2010) Behavioral activation for depression. Guilford Press, New York

McKnight RF, Adida M, Budge K et al (2012) Lithium toxicity profile: a systematic review and meta-analysis. Lancet 379:721 728. https://doi.org/10.1016/S0140-6736(11)61516-X

Mehnert A, Lehmann-Laue A (2018) Psychoonkologie. PSYCH up2date 12:287–302. https://doi.org/10.1055/a-0498-3443

Mehnert A, Müller D, Lehmann C, Koch U (2006) Die deutsche Version des NCCN Distress-Thermometers. Z Psychiatr Psychol Psychother 54:213–223. https://doi.org/10.1024/1661-4747.54.3.213

Melartin TK, Rytsälä HJ, Leskelä US et al (2002) Current comorbidity of psychiatric disorders among DSM-IV major depressive disorder patients in psychiatric care in the Vantaa Depression Study. J Clin Psychiatry 63:126–134

Melrose S (2015) Seasonal affective disorder: an overview of assessment and treatment approaches. Depress Res Treat 2015:1–6. https://doi.org/10.1155/2015/178564

Micali N, Hagberg KW, Petersen I, Treasure JL (2013) The incidence of eating disorders in the UK in 2000–2009: findings from the General Practice Research Database. BMJ Open 3:e002646. https://doi.org/10.1136/bmjopen-2013-002646

Mizuno Y, Suzuki T, Nakagawa A et al (2014) Pharmacological strategies to counteract antipsychotic-induced weight gain and metabolic adverse effects in schizophrenia: a systematic review and meta-analysis. Schizophr Bull 40:1385–1403. https://doi.org/10.1093/schbul/sbu030

Nasterlack M, Kraus T, Wrbitzky R (2002) Multiple Chemical Sensitivity: Eine Darstellung des wissenschaftlichen Kenntnisstandes aus arbeitsmedizinischer und umweltmedizinischer Sicht. Dtsch Arztebl 99:A-24742

Navarro VJ, Senior JR, Hepatotoxicity D (2010) Drug-Related Hepatotoxicity. N Engl J Med 354:731–739

Nelson J, Klumparendt A, Doebler P, Ehring T (2017) Childhood maltreatment and characteristics of adult depression: meta-analysis. Br J Psychiatry 210:96–104. https://doi.org/10.1192/bjp.bp.115.180752

Nieder TO, Strauß B (2019) S3-Leitlinie zur Diagnostik, Beratung und Behandlung im Kontext von Geschlechtsinkongruenz, Geschlechtsdysphorie und Trans-Gesundheit. Zeitschrift für Sex 32:70–79. https://doi.org/10.1055/a-0895-8176

Orlova Y, Rizzoli P, Loder E (2018) Association of coprescription of triptan antimigraine drugs and selective serotonin reuptake inhibitor or selective norepinephrine reuptake inhibitor antidepressants with serotonin syndrome. JAMA Neurol 75:566. https://doi.org/10.1001/jamaneurol.2017.5144

Patil V, Gupta R, Verma R, Singh Balhara YP (2016) Neuroleptic malignant syndrome associated with lithium toxicity. Oman Med J 31:309–311. https://doi.org/10.5001/omj.2016.59

Payne LA, Ellard KK, Farchione T et al (2014) Emotional disorders. A unified transdiagnostic protocol. In: Barlow DH (Hrsg) Clinical handbook of psychological disorders: a step-by-step treatment manual. The Guilford Press, New York, S 237–274

Petersen MW, Schröder A, Jørgensen T et al (2020) Irritable bowel, chronic widespread pain, chronic fatigue and related syndromes are prevalent and highly overlapping in the general population: DanFunD. Sci Rep 10:3273. https://doi.org/10.1038/s41598-020-60318-6

Pfäffli M, Oswald F, Weinmann W (2013) Urinschnelltests (Immunoassays) auf Drogen und Medikamente. Swiss Med Forum 13:318–322. https://doi.org/10.4414/smf.2013.01491

Philipsen A, Richter H, Peters J et al (2007) Structured group psychotherapy in adults with attention deficit hyperactivity disorder. J Nerv Ment Dis 195:1013–1019. https://doi.org/10.1097/NMD.0b013e31815c088b

Pillinger T, McCutcheon RA, Vano L et al (2020) Comparative effects of 18 antipsychotics on metabolic function in patients with schizophrenia, predictors of metabolic dysregulation, and association with psychopathology: a systematic review and network meta-analysis. Lancet Psychiatry 7:64–77. https://doi.org/10.1016/S2215-0366(19)30416-X

Rahman T, Sahrmann JM, Olsen MA et al (2022) Risk of breast cancer with prolactin elevating antipsychotic drugs. J Clin Psychopharmacol 42:7–16. https://doi.org/10.1097/JCP.0000000000001513

Reimer C, Rüger U (2012) Psychodynamische Psychotherapien. Springer, Heidelberg

Remington G, Agid O, Foussias G et al (2013) Clozapine's role in the treatment of first-episode schizophrenia. Am J Psychiatry 170:146–151. https://doi.org/10.1176/appi.ajp.2012.12060778

Riecher-Rössler A, Schmid C, Bleuer S, Birkhäuser M (2009) Antipsychotics and hyperpolactinaemia: pathophysiology, clinical relevance, diagnosis and therapy. Neuropsychiatr Klin Diagnostik Ther Rehabil 23:71–83

Rogers JP, Oldham MA, Fricchione G, et al (2023) Evidence-based consensus guidelines for the management of catatonia: recommendations from the British Association for Psychopharmacology. J Psychopharmacol 37:327–369. https://doi.org/10.1177/02698811231158232

Roniger A, Späth C, Schweiger U, Klein JP (2015) A psychometric evaluation of the German version of the Quick Inventory of Depressive Symptomatology (QIDS-SR16) in outpatients with depression. Fortschritte Neurol Psychiatr 83:e17–e22. https://doi.org/10.1055/s-0041-110203

Rothschild AJ (2013) Challenges in the treatment of major depressive disorder with psychotic features. Schizophr Bull 39:787–796. https://doi.org/10.1093/schbul/sbt046

Rumpf H-J, Mann K (2015) ICD-11: Was können wir für Suchtforschung und Suchttherapie erwarten? SUCHT 61:123–126. https://doi.org/10.1024/0939-5911.a000364

Sablone S, Margari A, Introna F et al (2023) Denial of pregnancy and neonaticide: a historical overview and case report. J Forensic Sci 68:688–695. https://doi.org/10.1111/1556-4029.15202

Sachse R (2014) Persönlichkeitsstörungen verstehen. Zum Umgang mit schwierigen Klienten. Psychiatrie Verlag, Köln

Schaefert R, Hausteiner-Wiehle C, Häuser W et al (2012) Non-specific, functional, and somatoform bodily complaints. Dtsch Aerzteblatt. https://doi.org/10.3238/arztebl.2012.0803

Schiffman E, Ohrbach R, Truelove E et al (2014) Diagnostic Criteria for Temporomandibular Disorders (DC/TMD) for clinical and research applications: recommendations of the international RDC/TMD consortium network and Orofacial pain special interest group. J Oral Facial Pain Headache 28:6–27. https://doi.org/10.11607/jop.1151

Seifert J, Letmaier M, Greiner T et al (2021) Psychotropic drug-induced hyponatremia: results from a drug surveillance program–an update. J Neural Transm 128:1249–1264. https://doi.org/10.1007/s00702-021-02369-1

Semple D, David M., Smyth R (2013) Oxford handbook of psychiatry. Oxford University Press

Serretti A, Chiesa A (2009) Treatment-emergent sexual dysfunction related to antidepressants. J Clin Psychopharmacol 29:259–266. https://doi.org/10.1097/JCP.0b013e3181a5233f

Serretti A, Mandelli L (2010) Antidepressants and body weight: a comprehensive review and meta-analysis. J Clin Psychiatry 71:1259–1272. https://doi.org/10.4088/JCP.09r05346blu

Shelton RC (2019) Serotonin and norepinephrine reuptake inhibitors. Handb Exp Pharmacol 250:145–180. https://doi.org/10.1007/164_2018_164

Shin J, Park M, Lee SH et al (2015) Risk of intracranial haemorrhage in antidepressant users with concurrent use of non-steroidal anti-inflammatory drugs: nationwide propensity score matched study. https://doi.org/10.1136/bmj.h3517

Sipos V, Schweiger U (2011) Therapie der Essstörung durch Emotionsregulation. Kohlhammer, Stuttgart

Siskind D, Hahn M, Correll CU et al (2019) Glucagon-like peptide-1 receptor agonists for antipsychotic-associated cardio-metabolic risk factors: a systematic review and individual participant data meta-analysis. Diabetes Obes Metab 21:293–302. https://doi.org/10.1111/dom.13522

Sjöström L, Narbro K, Sjöström CD et al (2007) Effects of bariatric surgery on mortality in Swedish obese subjects. N Engl J Med 357:741–752. https://doi.org/10.1056/NEJMoa066254

Smith C, Koola MM (2016) Evidence for using doxazosin in the treatment of posttraumatic stress disorder. Psychiatr Ann 46:553–555. https://doi.org/10.3928/00485713-20160728-01

Solmi M, Song M, Yon DK et al (2022) Incidence, prevalence, and global burden of autism spectrum disorder from 1990 to 2019 across 204 countries. Mol Psychiatry 27:4172–4180. https://doi.org/10.1038/s41380-022-01630-7

Souery D, Serretti A, Calati R et al (2011) Citalopram versus desipramine in treatment resistant depression: effect of continuation or switching strategies. A randomized open study. World J Biol Psychiatry 12:364–375. https://doi.org/10.3109/15622975.2011.590225

Soyka M (2006) Alkoholhalluzinose und Eifersuchtswahn. Fortschritte Neurol Psychiatr 74:346–357. https://doi.org/10.1055/s-2005-915641

Soyka M (2017) Treatment of benzodiazepine dependence. N Engl J Med 376:1147–1157. https://doi.org/10.1056/NEJMra1611832

Spinclli MG (2001) A systematic investigation of 16 cases of neonaticide. Am J Psychiatry 158:811–813. https://doi.org/10.1176/appi.ajp.158.5.811

Spinelli MG (2009) Postpartum psychosis: detection of risk and management. Am J Psychiatry 166:405–408. https://doi.org/10.1176/appi.ajp.2008.08121899

Strawn JR, Keck PE, Caroff SN (2007) Neuroleptic malignant syndrome. Am J Psychiatry 164:870–876. https://doi.org/10.1176/ajp.2007.164.6.870

Sutar R, Sahu S (2019) Pharmacotherapy for dissociative disorders: a systematic review. Psychiatry Res 281:112529. https://doi.org/10.1016/j.psychres.2019.112529

Telles-Correia D, Barbosa A, Cortez-Pinto H et al (2017) Psychotropic drugs and liver disease: a critical review of pharmacokinetics and liver toxicity. World J Gastrointest Pharmacol Ther 8:26. https://doi.org/10.4292/wjgpt.v8.i1.26

Thomson AD, Guerrini I, Marshall EJ (2012) The evolution and treatment of Korsakoff's syndrome out of sight, out of mind? 81–92. https://doi.org/10.1007/s11065-012-9196-z

Tiihonen J, Ph D, Tanskanen A, et al (2014) 20-year nationwide follow-up study on discontinuation of antipsychotic treatment in first-episode schizophrenia. 1–9. https://doi.org/10.1176/appi.ajp.2018.17091001

Tolin DF, Grasso D, Boness CL et al (2024) A proposed definition of psychological treatment and its relation to empirically supported treatments. Clin Psychol Sci Pract. https://doi.org/10.1037/cps0000220

Torgersen S, Kringlen E, Cramer V (2001) The prevalence of personality disorders in a community sample. Arch Gen Psychiatry 58:590–596. https://doi.org/10.1001/archpsyc.58.6.590

Tournier M, Bénard-Laribière A, Jollant F et al (2023) Risk of suicide attempt and suicide associated with benzodiazepine: a nationwide case crossover study. Acta Psychiatr Scand 148:233–241. https://doi.org/10.1111/acps.13582

Toussaint A, Murray AM, Voigt K et al (2016) Development and Validation of the Somatic Symptom Disorder–B Criteria Scale (SSD-12). Psychosom Med 78:5–12. https://doi.org/10.1097/PSY.0000000000000240

Treasure J, Claudino AM, Zucker N (2009) Eating disorders 6736:1–11. https://doi.org/10.1016/S0140-6736(09)61748-7

Trull TJ, Jahng S, Tomko RL et al (2010) Revised NESARC personality disorder diagnoses: gender, prevalence, and comorbidity with substance dependence disorders. J Pers Disord 24:412–426. https://doi.org/10.1521/pedi.2010.24.4.412

Tveit K, Hermann M, Nilsen RM et al (2024) Age of onset for increased dose-adjusted serum concentrations of antidepressants and association with sex and genotype: an observational study of 34,777 individuals. Eur J Clin Pharmacol 80:435–444. https://doi.org/10.1007/s00228-023-03611-3

Tyrer P, Mulder R, Kim Y-R, Crawford MJ (2019) The development of the ICD-11 classification of personality disorders: an Amalgam of science, pragmatism, and politics. Annu Rev Clin Psychol 15:481–502. https://doi.org/10.1146/annurev-clinpsy-050718-095736

Viguera AC, Tondo L, Koukopoulos AE et al (2011) Episodes of mood disorders in 2,252 pregnancies and postpartum periods. Am J Psychiatry 168:1179–1185. https://doi.org/10.1176/appi.ajp.2011.11010148

Voigt N, Ort K, Sossalla S (2019) Arzneimittelinteraktionen, die man kennen muss! Pneumologie 73:306–318. https://doi.org/10.1055/a-0863-6242

de Vries U, Reif K, Stuhldreher N et al (2009) Tumorbedingte Fatigue. Z Gesundheitspsychol 17:170–184. https://doi.org/10.1026/0943-8149.17.4.170

Wagner JC, Tergeist M, Kruse B, Sappok T (2020) Fetale Alkoholspektrumstörungen bei Erwachsenen. Nervenarzt 91:1069–1079. https://doi.org/10.1007/s00115-020-01015-7

Wampold B (2001) The great psychotherapy debate: models, methods, and findings. Lawrence Erlbaum Associates Publishers, Mahwah

Wang Y-P, Chen Y, Tsai C et al (2014) Short-term use of serotonin reuptake inhibitors and risk of upper gastrointestinal bleeding. Am J Psychiatry 171:54–61. https://doi.org/10.1176/appi.ajp.2013.12111467

Westermair AL, Buchman DZ, Levitt S et al (2022) Palliative psychiatry in a narrow and in a broad sense: a concept clarification. Aust New Zeal J Psychiatry 56:1535–1541. https://doi.org/10.1177/00048674221114784

Wietelmann D (2021) Stellenwert einer antidepressiven Behandlung bei Poststroke-Depression. NeuroTransmitter 32:52–61. https://doi.org/10.1007/s15016-020-9040-2

Wiltfang J, Trost S, Hampel H (2017) Demenz. In: Müller H-J, Laux G, Kapfhammer H-P (Hrsg) Psychiatrie, Psychosomatik, Psychotherapie. Springer, Heidelberg, S 1377–1465

van der Worp HB (2019) Fluoxetine and recovery after stroke. Lancet 393:206–207. https://doi.org/10.1016/S0140-6736(18)32983-0

Wu H, Siafis S, Hamza T et al (2022) Antipsychotic-induced weight gain: dose-response meta-analysis of randomized controlled trials. Schizophr Bull 48:643–654. https://doi.org/10.1093/schbul/sbac001

Xiong GL, Pinkhasov A, Mangal JP et al (2020) QTc monitoring in adults with medical and psychiatric comorbidities: expert consensus from the Association of Medicine and Psychiatry. J Psychosom Res 135:110138. https://doi.org/10.1016/j.jpsychores.2020.110138

Xu L, Li L, Wang Q et al (2024) Effect of pharmacogenomic testing on the clinical treatment of patients with depressive disorder: a randomized clinical trial. J Affect Disord 359:117–124. https://doi.org/10.1016/j.jad.2024.05.063

Yim SH, Lorenz H, Salkovskis P (2024) The effectiveness and feasibility of psychological interventions for populations under ongoing threat: a systematic review. Trauma Violence Abuse 25:577–592. https://doi.org/10.1177/15248380231156198

Zanarini MC, Frankenburg FR, Reich DB, Fitzmaurice G (2010) Recovery from borderline personality disorder and stability of recovery. Am J Psychiatry 167:663–667. https://doi.org/10.1176/appi.ajp.2009.09081130

Zimmer D (2009) Supervision in der Verhaltenstherapie. In: Margraf J, Schneider S (Hrsg) Lehrbuch der Verhaltenstherapie. Springer, Berlin/Heidelberg, S 925–936

Stichwortverzeichnis

MIX
Papier aus verantwortungsvollen Quellen
Paper from responsible sources
FSC® C105338

If you have any concerns about our products,
you can contact us on
ProductSafety@springernature.com

In case Publisher is established outside the EU,
the EU authorized representative is:
Springer Nature Customer Service Center GmbH
Europaplatz 3, 69115 Heidelberg, Germany

Printed by Libri Plureos GmbH
in Hamburg, Germany